U0189041

A Practical Guide to Skin Cancer

皮肤癌实用指南

原著 〔美〕Allison Hanlon

主译 何 黎 陈 翔

中国科学技术出版社

·北 京·

图书在版编目（CIP）数据

皮肤癌实用指南 / (美) 艾莉森·汉伦 (Allison Hanlon) 原著; 何黎, 陈翔主译 . — 北京：中国科学技术出版社, 2022.1

书名原文：A Practical Guide to Skin Cancer

ISBN 978-7-5046-9225-2

Ⅰ . ①皮… Ⅱ . ①艾… ②何… ③陈… Ⅲ . ①皮肤肿瘤—诊疗—指南 Ⅳ . ① R739.5–62

中国版本图书馆 CIP 数据核字 (2021) 第 197234 号

著作权合同登记号：01–2021–6237

策划编辑	靳　婷　延　锦
责任编辑	靳　婷
文字编辑	张　龙
装帧设计	佳木水轩
责任印制	李晓霖

出　　版	中国科学技术出版社
发　　行	中国科学技术出版社有限公司发行部
地　　址	北京市海淀区中关村南大街 16 号
邮　　编	100081
发行电话	010-62173865
传　　真	010-62179148
网　　址	http://www.cspbooks.com.cn

开　　本	889mm×1194mm　1/16
字　　数	303 千字
印　　张	13.5
版　　次	2022 年 1 月第 1 版
印　　次	2022 年 1 月第 1 次印刷
印　　刷	天津翔远印刷有限公司
书　　号	ISBN 978-7-5046-9225-2 / R·2820
定　　价	138.00 元

（凡购买本社图书，如有缺页、倒页、脱页者，本社发行部负责调换）

译校者名单

主　译　何　黎　昆明医科大学第一附属医院 / 云南省皮肤病医院
　　　　陈　翔　中南大学湘雅医院

副主译　徐　丹　昆明医科大学第一附属医院 / 云南省皮肤病医院
　　　　粟　娟　中南大学湘雅医院

译校者（以姓氏笔画为序）

刘彤云　昆明医科大学第一附属医院 / 云南省皮肤病医院

汤　諝　昆明医科大学第一附属医院 / 云南省皮肤病医院

纪　超　福建医科大学附属第一医院

肖芷珣　福建医科大学附属第一医院

邹丹丹　昆明医科大学第一附属医院 / 云南省皮肤病医院

张　娟　昆明医科大学第一附属医院 / 云南省皮肤病医院

张　雅　中南大学湘雅医院

张　韡　中国医学科学院皮肤病医院

赵维佳　昆明医科大学第一附属医院 / 云南省皮肤病医院

起　珏　昆明医科大学第一附属医院 / 云南省皮肤病医院

耿雯瑾　昆明医科大学第一附属医院 / 云南省皮肤病医院

曹　灿　昆明医科大学第一附属医院 / 云南省皮肤病医院

内容提要

　　本书引自国际知名的 Springer 出版社，由美国皮肤病学专家 Allison Hanlon 教授精心编著。全书共有 12 章，对临床中常见的皮肤癌进行了详细论述，包括非黑色素瘤性皮肤癌、黑色素瘤、附属器肿瘤和皮肤淋巴瘤等，每种疾病独立成章，从流行病学、发病机制、临床表现、诊断、鉴别诊断和治疗等方面进行了系统描述，同时配有总结性的表格和丰富的图片，帮助读者快速掌握疾病的相关知识与治疗方法。书中所述引用了大量文献，以支持相关数据和观点，可为读者提供全面且深入的视角，对想要进一步深入学习和研究皮肤癌的临床一线皮肤科医师或从事皮肤癌治疗的医师有重要参考价值。

主译简介

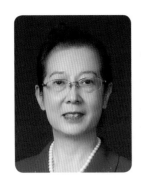

何　黎　博士，博士生导师，国家二级教授，昆明医科大学第一附属医院/云南省皮肤病医院执行院长。国家卫生计生突出贡献中青年专家，享受国务院特殊津贴专家，教育部创新团队带头人、教育部省部共建协同创新中心负责人、国家临床重点专科负责人、全国痤疮研究中心首席专家、全国光医学及皮肤屏障研究中心负责人，云南省科技领军人才等。担任亚太皮肤屏障研究会副主席、中华医学会皮肤性病学分会副主任委员、中国中西医结合学会皮肤科分会副主任委员、中国整形美容协会功效性化妆品分会会长，《中华皮肤科杂志》《中国皮肤性病学杂志》《临床皮肤科杂志》等10余个国家级期刊编委。在光损伤性皮肤病诊疗及功效性护肤品研究领域做出重要贡献，近5年主持国家基金重点等项目20余项，在 Nature Communications、JID 等杂志发表论文300余篇。主编出版专著及教材10部，主持或参与制定诊疗指南、专家共识10项，牵头制定功效性护肤品行业评价标准6项，获国家发明专利13项。获何梁何利奖、全国教书育人十大楷模、全国劳动模范、国之名医、兴滇人才等荣誉称号。

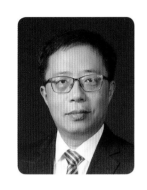

陈 翔 主任医师、教授，博士研究生导师，中南大学副校长，湘雅医学院院长。"长江学者"特聘教授，中华医学会皮肤性病学分会十五届委员会常委，中华医学会皮肤性病学会肿瘤研究中心首席科学家，皮肤科医师分会皮肤肿瘤专业委员会主任委员，湖南省医学会皮肤病学专业委员会主任委员，教育部医学教育专家委员会委员，教育部临床实践教学指导分委员会副主任委员，教育部临床医学专业认证工作委员会副主任委员。获得国家自然科学基金杰出青年基金、宝钢优秀教师特等奖、国家首批"万人计划"和"2019年度吴阶平医药创新奖"。20余年来，始终围绕皮肤肿瘤和免疫性皮肤疾病的基础/转化领域开展科学研究，不断拓展皮肤疾病的大数据库建设和诊疗新领域，开展中国人群皮肤疾病公共卫生学研究。承担省部级以上科研项目20余项，获省部级学术奖励多项。长期从事医院管理、医学和本科生教育等工作，带领团队连续6年获得"全国高等医学院校大学生临床技能大赛"特等奖，获国家级教学成果二等奖、省级教学成果特等奖和一等奖。在 *Cancer Cell*、*J Hepatol*、*Advanced Science*、*Nat Commun*、*J Allergy Clin Immun*、*Genome Med*、*Cancer Res* 等权威期刊发表SCI收载论文200余篇，出版教材和专著6本，在编3本，发表教学改革相关论文20余篇。

译者前言

随着人口老龄化和诱发因素增加，我国皮肤癌的发病率逐年增多。基底细胞癌是最常见的皮肤癌，在白种人和高原地区人群的发病率较其他地区高，在东亚的发病率为（15~16.5）/10万，而排第二位的鳞状细胞癌，尽管发病率低于基底细胞癌，但恶性程度相对要高，约40%光线性角化病转化的鳞状细胞癌可向淋巴结等转移，病死率最高可达18%。对于恶性程度最高的黑色素瘤，2000年抽样研究其发病率约为2/100万，2004年发病率增加到1/10万，4年增长了5倍。早期黑色素瘤通过手术切除，预后较好。晚期黑色素瘤预后差，中位生存期6~9个月，严重危害人民健康乃至生命安全。

尽管发病率和危害性增加，但皮肤癌在中国癌症学科中仍属小学科，重视程度不够，关于皮肤恶性肿瘤的实用性专著较少，且大多内容陈旧。通过皮肤癌的实用性专著，系统规范临床诊治流程和提高诊疗水平对提高皮肤癌防治水平有重要意义。

美国皮肤病学专家 Allison Hanlon 教授编著的 *A Practical Guide to Skin Cancer*，对临床中最常见的皮肤癌进行了详细论述，每种疾病独立成章，系统阐述了流行病学、发病机制、临床表现、诊断、鉴别诊断和治疗方法，兼具逻辑性与可操作性。书中配有丰富的图表，能帮助读者快速掌握疾病相关内容。本书的最大特点是通过文献论证相关数据及观点，可为读者提供全面且深入的视角，如果读者想进一步对皮肤癌进行研究，亦可将本书作为重要的参考资料。

为更好地服务于广大皮肤科临床医生，我们组织国内同行共同翻译了本书，以期进一步推动我国皮肤癌防治的发展。科学技术发展日新月异，书中所述恐有不完善之处，恳请广大同道不吝指正。

昆明医科大学第一附属医院/云南省皮肤病医院　何黎

中南大学湘雅医院　陈翔

目　录

第1章 皮肤肿瘤的高危人群与预防
Skin Cancer: At-Risk Populations and Prevention

Claire Noell　Saud Aleissa　Bichchau Michelle Nguyen　著

刘彤云　耿雯瑾　何 黎 **译**　汤 諻 **校**

摘要：皮肤癌是全球最常见的恶性肿瘤。遗传和环境因素会增加患皮肤癌的风险。识别高危个体在皮肤癌的诊断和治疗中很重要。本章详细讨论了皮肤肿瘤的危险因素、高危人群和预防。

关键词：基底细胞癌；鳞状细胞癌；黑色素瘤；皮肤癌；预防；高危人群；危险因素

缩略语

AIDS	acquired immunodeficiency syndrome	获得性免疫缺陷综合征
ART	antiretroviral therapy	抗逆转录病毒疗法
BAP	BRCA1 associated protein-1	BRCA1 相关蛋白 -1
BCC	basal cell carcinoma	基底细胞癌
BCNS	basal cell nevus syndrome	基底细胞痣综合征
BRAF	B-Raf proto-oncogene	B-Raf 原癌基因
BRCA	breast cancer susceptibility gene	乳腺癌易感基因
CDK	cyclin-dependent kinase	细胞周期蛋白依赖性激酶
CDKN	cyclin-dependent kinase inhibitor	细胞周期蛋白依赖性激酶抑制药
CLL	chronic lymphocytic leukemia	慢性淋巴细胞性白血病
DNA	deoxyribonucleic acid	脱氧核糖核酸
EVER	epidermodysplasia verruciformis gene	疣状表皮增生症基因
HAART	highly active antiretroviral therapy	高活性抗逆转录病毒疗法
HIV	human immunodeficiency virus	人类免疫缺陷病毒

MAPK	mitogen-activated protein kinase	丝裂原活化蛋白激酶
MC1R	melanocortin-1 receptor	黑皮质素 1 受体
MITF	microphthalmia-associated transcription factor	小眼畸形相关转录因子
NMSC	non-melanoma skin cancer	非黑色素瘤性皮肤癌
OCA	oculocutaneous albinism	眼皮肤白化病
PTEN	phosphatase and tensin homolog	磷酸酶和张力蛋白同源物
PUVA	psoralen and ultraviolet A	PUVA
RR	relative risk	相对危险度
SCC	squamous cell carcinoma	鳞状细胞癌
SHH	sonic hedgehog	音猬因子
TNF	tumor necrosis factor	肿瘤坏死因子
UV	ultraviolet	紫外线

一、非黑色素瘤性皮肤癌的危险因素、高危人群与预防

基底细胞癌和皮肤鳞状细胞癌是美国最常见的肿瘤[1]。这些肿瘤的确切发病率尚不清楚，因为通常不会向癌症登记处报告。据美国癌症协会的最新数据显示，2012 年有 330 万人被诊断出患有非黑色素瘤性皮肤癌，其中基底细胞癌占 80%[2]。

（一）危险因素

1. 紫外线辐射

众所周知，紫外线（ultraviolet，UV）是非黑色素瘤性皮肤癌发生的危险因素（表 1-1）。紫外线的波长为 100～400nm，可分为长波紫外线（ultraviolet A，UVA）、中波紫外线（ultraviolet B，UVB）和短波紫外线（ultraviolet C，UVC）。紫外线暴露由 95% 的 UVA 和 5% 的 UVB 组成，因为 UVC 被臭氧层完全过滤掉了[3]。一项关于马里兰州海员非黑色素瘤性皮肤癌与 UVB 暴露关系的研究发现，鳞状细胞癌与 UVB 辐射累积量显著相关，随着紫外线暴露水平的升高，患鳞状细胞癌的风险会进一步增加，但其与基底细胞癌的关系尚不清楚[4]。

室内美黑（主要由 UVA 组成）作为一项可避免的危险因素，会显著增加皮肤癌的风险。一项关于室内美黑和非黑色素瘤性皮肤癌的 Meta 分析，评估比较了曾经使用过和从未使用过室内美黑种人群的研究，结果表明曾经使用晒黑床的患者发生鳞状细胞癌和基底细胞癌的相对危险

度分别为 1.67 和 1.29，该报道进一步指出在 25 岁之前使用晒黑床的患者相对风险可增加至 2.02 和 1.40 [5]。

表 1-1　危险因素

- 环境
  - 紫外线辐射
  - 室内美黑
  - 电离辐射
  - 补骨脂素长波紫外线（PUVA）治疗

- 化学暴露
  - 砷
  - 多环芳烃

- 慢性皮肤炎症

- 免疫抑制

- 浅肤色表型

- 既往皮肤癌病史

相比之下，非黑色素瘤性皮肤癌与窄谱 UVB 治疗的关系尚不清楚，几项小型研究发现两者存在不同程度的关联，而一项大型的回顾性研究回顾了苏格兰癌症登记处 3867 例患者的记录，这些患者平均接受了 29 次窄谱 UVB 治疗，结果表明使用 UVB 与皮肤癌的发生没有显著相关性，该研究的显著局限性在于研究中只有少部分患者（352 例）接受了超过 100 次治疗 [6]。

补骨脂素（一种光毒性药物）长波紫外线（PUVA）治疗是一种治疗银屑病的有效方式，但由于其皮肤致癌作用，使其长期应用受到限制。Stern 进行的一项为期 30 年的前瞻性队列研究，追踪了 1380 例接受 PUVA 治疗的银屑病患者发生活检证实的非黑色素瘤性皮肤癌，其中 25% 的患者发生了 2973 个鳞癌皮损。与接受少于 50 次治疗的患者相比，接受 351～450 次和 450 次以上治疗的患者，发生鳞状细胞癌的风险分别增加了 6 倍和 35 倍，表明了 PUVA 引发鳞癌具有剂量依赖性关系。而基底细胞癌的发生和 PUVA 治疗无明显关联 [7]。

2. 电离辐射

虽然电离辐射在历史上被用于治疗良性疾病（如痤疮），但它增加了非黑色素瘤性皮肤癌的风险。一项在新罕布什尔州进行的病例对照研究评估了接受电离辐射治疗后发生非黑色素瘤性皮肤癌的相对风险，与老年人群相比，在 20 岁之前首次接受治疗的患者发生非黑色素瘤性皮肤癌的风险显著增加。接受痤疮治疗的患者发生基底细胞癌和鳞状细胞癌的风险最高，接受肿瘤放疗的患者发生基底细胞癌的风险增加了 2 倍，发生鳞状细胞癌的风险只在浅色皮肤类型患者中增加 [8]。

接受放射治疗的恶性肿瘤患儿罹患非黑色素瘤性皮肤癌的风险增加，一项针对 13 132 名 5 岁儿童癌症存活者的调查显示，放射治疗使非黑色素瘤性皮肤癌的风险增加了 6 倍以上。213 例患者发生了 615 个非黑色素瘤性皮肤癌皮损（97% 的基底细胞癌和 1% 的鳞状细胞癌），46% 的患者患有多发性皮肤癌，平均发病年龄为 31 岁 [9]。

3. 药物

伏立康唑（Voriconazole）是一种有效的抗真菌药物，通常用于治疗真菌感染或免疫抑制患者的预防，已经被证实与光敏性和鳞状细胞癌有关。在 3 个学术中心的回顾性研究分析中，8 例长期使用伏立康唑的儿童和成人患者发生了 51 个鳞状细胞癌皮损 [10]。最近一项大型的单机构研究，评估了肺移植患者鳞状细胞癌的发生率与长期预防性抗真菌治疗的关系，结果表明不受其他危险因素影响，接受伏立康唑单药治疗的患者，鳞状细胞癌的发生风险显著增加。此外，伏立康唑累积量增加了鳞状细胞癌复发的风险 [11]。

在用 BRAF（B-Raf 原癌基因）抑制药治疗的黑色素瘤患者中，发生鳞状细胞癌和角化棘皮瘤非常常见。分子机制分析表明，这些恶性肿瘤中有相当一部分出现 Ras 基因突变，其机制是有丝分裂激活的蛋白激酶（MAPK）信号的异常激活导致过度增殖 [12]。

4. 化学致癌物

在美国及发展中国家或地区，已明确了砷污染的饮用水与多种恶性肿瘤发病（包括非黑色素瘤性皮肤癌在内）的关系。有学者用中国台湾癌症登记中心数据进行的一项回顾性研究，评估了非黑色素瘤性皮肤癌在台湾黑脚病（由含砷水井引起的疾病）流行地区与在其他地区的发病率，1979—2007 年期间，共确诊鳞状细胞癌 11 191 例，基底细胞癌 13 684 例。相比之下，黑脚病流行地区鳞状细胞癌风险增加了 4～6 倍，基底细胞癌风险增加了 3～4 倍 [13]。在美国，通过私人水井摄入砷也会增加患皮肤癌的风险。一项 Meta 分析评估了美国境内砷水平和皮肤癌之前的关系，结果表明即使砷浓度低于环境保护署所允许的最高水平，也可能增加风险 [14]。

在生产和使用杀虫剂、除草剂和抗真菌药时，可能会接触砷和其他致癌物，导致鳞状细胞癌的风险增加。煤、钢、铁制造过程中和柴油机废气的副产品是多环芳烃，长期与其接触增加了鳞状细胞癌的风险，但不增加基底细胞癌的风险 [15]。

5. 既往病灶和疾病

慢性炎症如未愈合的伤口 / 溃疡、烧伤、静脉淤滞、盘状红斑狼疮、硬化性苔藓和扁平苔藓等慢性炎症可刺激恶变，通常可发展成鳞状细胞癌。"Marjolin 溃疡" 通常指在烧伤瘢痕中形成的鳞状细胞癌，在一项对 21 例 Marjolin 溃疡患者的随访中发现，有 16 例发展为鳞状细胞癌，4 例发展为基底细胞癌，1 例发展为基底鳞状细胞癌，可在数周至数十年发生恶性转变，平均间隔时间为 19 年 [16]。盘状红斑狼疮相关的鳞状细胞癌往往发生较早，常发生于日光暴露部位，嘴唇最为常见 [17]。过度角化和糜烂型扁平苔藓具有恶变的可能，需要定期随访，据报道口腔扁平苔藓的恶变率为 0.4%～1.5% [18]。外阴硬化性苔藓也具有恶变潜能，20 年后外阴鳞状细胞癌的风险高达 6.7% [19]。

汗孔角化症包括几种亚型，是一种具有层状角化不全（cornoid lamella）、成角度的角化过度性隆起边缘为特征的角化异常性疾病。尽管以前认为这是一种良性疾病，但某些亚型患皮肤癌的风险会增加。一篇文献回顾分析了近 30 年的汗孔角化症，线性汗孔角化症患者皮肤癌的风险最高，恶变率为 19%，而点状汗孔角化症和浅表播散型汗孔角化症患者的风险最低（分别为 3.4% 和 0%）[20]。

虽然罕见，但基底细胞癌是由皮脂腺痣（一种先天性良性肿瘤）发展而来的最常见的恶性肿瘤。在一项对 596 例患者的回顾性研究分析中发现 0.8% 的患者有基底细胞癌，乳头状汗管囊腺癌和毛母细胞瘤是最常见的良性肿瘤 [21]。

（二）高危人群

1. 非黑色素瘤性皮肤癌病史

有非黑色素瘤性皮肤癌病史的患者再次发生皮肤癌的风险增加，再次发生鳞状细胞癌的 3 年累积风险为 18%，而再次发生基底细胞癌的风险为 44%，这表明需要对这些患者再次发生皮肤癌进行持续性监测 [22]。

2. 皮肤类型

皮肤类型在某些人群患非黑色素瘤性皮肤癌的风险中起重要作用，如在白种人中，Fitzpatrick Ⅰ 型和 Ⅱ 型皮肤总体上患基底细胞癌和鳞状细胞癌的风险最高 [23]，基底细胞癌是白种人、西班牙人、日本人和中国人最常见的皮肤癌 [24]，鳞状细胞癌是非裔美国人最常见的皮肤癌，非裔美国人的鳞状细胞癌往往更具侵袭性，其病死率较高且总体预后更差 [25]。同样，在亚洲人群中，鳞状细胞癌往往发生在非曝光部位，且转移的风险增加，因为它们通常在确诊时就已经处于晚期 [24]。

3. 免疫抑制人群：器官移植、免疫抑制药、癌症和 HIV

由于需要终身使用免疫抑制药，器官移植患者患皮肤癌的风险增加。一项对 26 个移植中心 10 649 名器官移植患者的队列研究显示，其总发病率以每年 1437/10 万人增加，鳞状细胞癌最常见，占皮肤癌的 94%。移植患者中鳞状细胞癌每年的发病率为 1355/10 万人，而普通人群中每年的发病率为 38/10 万人。该研究还强调了移植后出现皮肤癌的预测因素，包括移植前皮肤癌的病史和由于需要更强的免疫抑制而进行胸腔移植 [26]。免疫抑制药的类型也会影响患皮肤癌的风险，服用抗代谢药物硫唑嘌呤的患者出现鳞状细胞癌的概率可升高 2 倍以上，最近研究发现服用吗替麦考酚酯的风险较低，而硫唑嘌呤与基底细胞癌没有显著相关性 [27]。而西罗莫司恰恰相反，其对移植患者具有预防皮肤癌的作用，从其他免疫抑制药换为西罗莫司治疗的移植患者中，非黑色素瘤性皮肤癌和其他恶性肿瘤的风险最大限度降低 [28]。

用于治疗自身免疫性疾病（如银屑病、炎症性肠病和类风湿关节炎）的免疫调节药和免疫抑制药会增加皮肤癌的风险。用于类风湿关节炎的甲氨蝶呤，增加了患者再次发生非黑色素瘤性皮肤癌的可能性，且肿瘤坏死因子 α（TNF-α）抑制药与甲氨蝶呤联合使用会进一步增加该风险，但还需要更多的研究来证实单一使用 TNF 抑制药是否会增加皮肤癌的风险 [29]。

血液系统恶性肿瘤患者，特别是慢性淋巴细胞性白血病患者（chronic lymphocytic leukemia，CLL）易患皮肤癌，CLL 患者患皮肤癌的风险增加了 8 倍 [30]。此外，这些皮肤癌常常更具侵袭性，研究表明先前接受过 Mohs 显微外科手术治疗的鳞状细胞癌和基底细胞癌患者，肿瘤复发的可能性分别增加了 7 倍和 14 倍 [31, 32]。

最后，人类免疫缺陷病毒 / 获得性免疫缺陷综合征（human immunodeficiency virus/acquired immunodeficiency syndrome，HIV/AIDS）患者免疫功能低下，因此患皮肤癌的风险较高。几项研究表明，HIV/AIDS 患者的非黑色素瘤性皮肤癌发病率增加了近 3 倍，男性患者的发病率增加 3 倍以上。幸运的是，在这些患者中初始抗逆转录病毒治疗（ART）是有保护作用的，与未接受过 ART 治疗的患者相比，接受治疗的患者风险降低 [33]。

4. 遗传性皮肤病增加了基底细胞癌的风险

有几种家族性癌症综合征会增加患皮肤癌的风险（表 1-2），基底细胞痣综合征（basal cell nevus syndrome，BCNS）又称 Gorlin 综合征，是由 PTCH1 的种系失活突变引起的常染色体显性遗传病，导致音猬因子（sonic hedgehog，SHH）信号通路失控和细胞增殖增加。BCNS 患者特征性的临床表现为多发性基底细胞癌，最早可在 20 岁之前出现，中位年龄为 8 岁，尽管有些患者可能患有大于 1000 个的基底细胞癌，他们可能还会罹患多种良性和恶性肿瘤，包括髓母细胞瘤、纤维肉瘤、横纹肌肉瘤、脑膜瘤和牙源性角化囊肿，以及心脏和卵巢纤维瘤。典型的发育缺陷，包括掌跖点状凹陷、颅面畸形，如额部隆起、分叉肋、隐形脊柱裂、胼胝体发育不全、大脑镰钙化和粗糙相 [34]。

表 1-2 相关的皮肤病

- 基底细胞癌
  - 基底细胞痣综合征（Gorlin）
  - Bazex-Dupré-Christol 综合征

- 鳞状细胞癌
  - 着色性干皮病
  - 眼皮肤白化病
  - 疣状表皮发育不良

Bazex-Dupré-Christol 综合征（伴有基底细胞癌的毛囊性皮肤萎缩）是一种 X 染色体连锁

显性疾病，其临床症状包括毛囊性皮肤萎缩、基底细胞癌和毛发稀少，以及一些不常见的症状，如粟丘疹、少汗症、面部色素沉着和毛发上皮瘤。患者通常在十几岁时发生基底细胞癌，可出现不典型的特征 [35]。

最后，Rombo 综合征是另一种常染色体显性遗传综合征，其患基底细胞癌的风险增加。Rombo 综合征的临床表现通常在 10 岁之前出现（比 Bazex–Dupré–Christol 综合征发病晚一些），包括虫蚀状皮肤萎缩、毛细血管扩张症、毛发稀少、粟丘疹和基底细胞癌 [36]。

5. 遗传性皮肤病增加了鳞状细胞癌的风险

着色性干皮病是脱氧核糖核酸（deoxyribonucleic acid，DNA）修复缺陷导致的疾病，患者对紫外线的损伤异常敏感，从而使患皮肤癌的风险增加了 2 万倍以上。这些患者接受日光照射后，在 10 岁之前即可出现非黑色素瘤性皮肤癌 [37, 38]。

眼皮肤白化病（OCA）的特征是基因突变导致黑色素生成缺失或减少，使患者易发生 DNA 损伤从而导致皮肤癌。这些患者可能有不同程度的色素减退，其在没有严格避光的情况下罹患非黑色素瘤性皮肤癌的风险增高，以鳞状细胞癌最常见 [39]。

疣状表皮发育不良是一种罕见的常染色体隐性遗传病，主要是由于疣状表皮发育异常基因 1 或 2（EVER1 或 EVER2）异常，使患者对人类乳头瘤病毒易感。在婴儿期或儿童期，患者四肢出现散在的疣状病变，有 50% 的患者发展为鳞状细胞癌，通常发生在日光暴露部位 [40]。

二、黑色素瘤的危险因素、高危人群与预防

黑色素瘤是一种发病率和病死率均较高的皮肤肿瘤，每年有超过 65 000 人被诊断患有黑色素瘤，每年有超过 9000 人死亡 [41]。黑色素瘤是男性中排名第 5 的肿瘤，在女性中排名第 7。在美国，黑色素瘤的发病率逐渐上升，超过了任何其他潜在可预防癌症的发病率。发病率的增加可能是由于筛查率的增加和更完善的报告系统 [42]。

虽然黑色素瘤仅占所有新诊断皮肤癌的 5%，但大部分与皮肤癌有关的死亡病例，都是黑色素瘤 [43]。除了白种人外，病死率多年来基本没有变化 [44]。

不同种族之间的发病率不同，白种人的发病率约为 18.4/10 万人，西班牙人的发病率是 2.3/10 万人，2008—2012 年，西班牙裔有 6623 例黑色素瘤确诊病例。非裔美国人、美洲印第安人和亚洲人的发病率分别为 0.8、1.6 和 1.0，在这些患者中，下肢和肢端是最常见的发病部位。肢端黑色素瘤的诊断常被延误，导致病情发展至更晚期 [45]。

据 CDC 统计，皮肤癌的治疗费用估计为 17 亿美元，生产力丧失导致 38 亿美元的经济损失 [46]。

（一）危险因素（表 1-3）

表 1-3　危险因素

- 超过 5 次晒伤
- 室内美黑
- 补骨脂素长波紫外线（PUVA）治疗
- 浅肤色表型
- 帕金森病
- 免疫抑制
- 黑色素瘤的个人和（或）家族史

1. 紫外线辐射和晒伤史

大量临床和流行病学研究表明，黑色素瘤的发病率增加与日晒存在相关性。儿童期 5 次及以上严重晒伤史可作为黑色素瘤的危险因素，其相对危险度为 2.02 [47-49]。

黑色素瘤与间歇性阳光照射密切相关 [48]，而在非黑色素瘤性皮肤癌（NMSC）中累积日晒的作用更大，这解释了在阳光暴晒最多的地方，NMSC 的发生率较高的原因 [47]。此外，赤道地区 UVB（波长 290～320nm）辐射最强烈，黑色素瘤的发病率更高。这表明，UVB 可能比 UVA（波长 320～400nm）在黑色素瘤的发生中发挥作用更大 [50, 51]。

2. 室内美黑

室内美黑已成为一种流行趋势，在过去的 50 年中越来越受欢迎，尤其是在 18—25 岁的成年人中，其中一些设备输出的 UVA 可以高达正午阳光的 4 倍 [46]。在过去的 1 年中，多达 1/3 的白种人年轻女性在室内美黑。在这组人群中，黑色素瘤的发病率迅速增加，这表明室内美黑可能是这些差异趋势的驱动因素之一 [52]。

3. PUVA

紫外线照射也可以是医源性的，光疗，尤其是 PUVA 已被用于治疗各种皮肤病。在首次接触 PUVA 约 15 年后，黑色素瘤的风险随着时间的推移而增加（RR 为 2.3），其中接受大于 250 次治疗的患者发生率最高（RR 为 5.5），这些数据提示了对这些患者进行长期随访的重要性 [53, 54]。

4. 痣

一些研究发现，黑色素瘤与痣的数目、大小和类型存在联系，提示出现 25～100 颗痣或 1 颗非典型痣时风险增加。最新的研究（Olsen，2010）表明，这种关系并不像之前认为的那么密切，这提示医生和患者不应依赖于痣的总数作为判断患者风险状态的唯一标准 [55]。

此外，与小、中型的先天性痣相比，大于 20cm 的先天性痣的黑色素瘤风险最大，在一生中黑色素瘤的发病率约为 2% [56, 57]。

5. 表型和雀斑

其他表型特征，如 Fitzpatrick 皮肤表型量表描述了人的晒伤能力、头发颜色、斑点和眼睛的颜色，也会影响个体患皮肤癌的风险。红发人群的黑色素瘤风险比黑发高 3.5 倍，而金发人群则几乎翻倍。浅色眼睛（绿色、淡褐色、蓝色）与深色相比，前者的相对风险约为后者的 1.5 倍。最后，雀斑密度高的个体风险是密度低的个体的 2 倍[58]。

6. 帕金森病

黑色素瘤可与其他共病有关，除乳腺癌和黑色素瘤外，帕金森病总体上降低了患癌症的风险[59]。这些患者的黑色素瘤发病率在统计学上有显著增加，相对风险是普通人群的 2 倍[60]。一些人提出使用左旋多巴治疗帕金森病和黑色素瘤的发展之间存在关系，但发病率的增加通常在神经系统症状出现和治疗开始之前[61]。另外一个机制是黑皮质素 –1 受体（MC1R）基因的突变，因为与对照组相比，它在帕金森病患者身上更容易发生[59]。

（二）高危人群

1. 免疫抑制人群：器官移植、淋巴瘤和 HIV

免疫抑制的人群，包括那些接受免疫抑制药或实体器官移植、血液系统恶性肿瘤或 HIV 感染的人群，其患黑色素瘤的风险更高。在接受免疫抑制治疗的实体器官移植受者中，黑色素瘤的风险是普通人群的 2～5 倍，发病率的增加可能是这些药物的直接致癌作用，也可能是对该人群的筛查增加，实际上他们罹患非黑色素瘤性皮肤癌的风险更高[62]。

恶性黑色素瘤最早于 1973 年在淋巴瘤患者中报道，慢性淋巴细胞性白血病或小淋巴细胞性淋巴瘤患者发生恶性黑色素瘤的风险增加了 2～3 倍[63]。一项大型回顾性队列研究显示，器官移植后黑色素瘤每年的发病率约为 125 例 /10 万人[26]。

据报道，从 20 世纪 80 年代出现 HIV/AIDS，到 20 世纪 90 年代后期引入高活性抗逆转录病毒疗法（HAART）之前，黑色素瘤发病率略有增加。在 HAART 时代，HIV 人群黑色素瘤的发病率仍然高达 50%，但这些风险可能与一些患者的寿命延长和更密切的监测相混淆[64]。

2. 个人皮肤癌病史

有黑色素瘤病史的患者应密切监测，因为再次出现黑色素瘤的风险可能高达 8%[65]，浸润性和原位黑色素瘤患者的风险均增加[66]。

NMSC 的既往病史也会增加黑色素瘤的风险，这可能是两种情况具有相似的风险因素。一些研究报道，有 NMSC 病史的人患黑色素瘤的风险比没有 NMSC 病史的人高 2.80～6.55 倍[58]。一些研究还表明，有基底细胞癌或鳞状细胞癌病史的患者不仅患黑色素瘤的风险增加，而且死亡率也增加[67, 68]。

3. 黑色素瘤家族史

有黑色素瘤家族史的人罹患此病的风险较高，在所有被诊断为有黑色素瘤的患者中，有 8%～12% 的患者具有与任何已知突变无关的家族病史[69, 70]。若一级亲属的家族史阳性，患黑色素瘤的相对风险约增加 1 倍[71]，但如果有两个一级亲属受到影响，则患黑色素瘤的风险会增加 9 倍[60]。

4. 家族综合征

遗传性黑色素瘤综合征（家族性非典型多发性痣综合征）是常染色体显性遗传病，临床上表现为数百个发育不良的痣和黑色素瘤高发[70]。

近年来，许多基因被确定可促进黑色素瘤患病风险的胚系突变（表 1-4）。根据特定的突变，该风险可能为 4～1000 倍[70]。胚系突变约占全球黑色素瘤诊断的 10%[72]。这些突变主要通过 3 种机制起作用，即癌基因的激活、抑癌基因的缺失和染色体的不稳定性[73]。

表 1-4　遗传综合征和与黑色素瘤综合征相关的突变

• 家族性非典型多发痣综合征
• 着色性干皮病 　– PTEN 突变（Cowden 综合征和 Bannayan–Riley–Ruvalcaba 综合征） 　– 眼皮肤白化病 2 型
• 基因突变 　– 小眼畸形相关转录因子（MITF） 　– 黑皮质素 –1 受体（MCR1） 　– CDKN2A 　– CDK4 　– BRCA1 　– BRCA2 　– 葡萄膜黑色素瘤中 BAP1

研究最深入的基因突变是细胞周期蛋白依赖的激酶抑制药 2A（cyclin–dependent kinase inhibitor 2A，CDKN2A）和较不常见的细胞周期蛋白依赖的激酶 4（cyclin–dependent kinase 4，CDK4），它们控制细胞周期在生长阶段（G_1 期）和合成阶段（S_1 期）之间的过渡。基因突变者终生罹患黑色素瘤的风险为 60%～90%，并与胰腺癌有关[70]。建议诊断为黑色素瘤，或者家族史中有 3 例黑色素瘤，或 2 例黑色素瘤和 1 例胰腺癌，或 1 例黑色素瘤和 2 例胰腺癌的患者检测这些突变基因[47, 74]。

携带乳腺癌易感基因 1（breast cancer susceptibility gene 1，BRCA1）或 BRCA2 突变的患者，由于突变影响 DNA 修复和稳定性而使患黑色素瘤风险增加了 2 倍。这些突变还与乳腺癌、卵巢癌、前列腺癌和胰腺癌有关，需要密切随访[70]。

BRCA1 相关蛋白 –1/ 泛素羧基末端水解酶（BRCA1 associated protein–1/ubiquitin carboxy–terminal hydrolase，BAP1）突变与葡萄膜黑色素瘤的关联比皮肤黑色素瘤更常见，它们也与间皮瘤、肾脏、胆囊和脑肿瘤有关 [75]。

小眼畸形相关转录因子（microphthalmia–associated transcription factor，MITF）突变也与黑色素瘤风险增加有关，并且肾细胞癌以多痣为特征 [76]。

黑皮质素 –1 受体（melanocortin–1 receptor，MCR1）突变通过增加类黑色素的生成而增加了黑色素瘤的风险，类黑色素对紫外线辐射的防护作用不及真黑色素。这种不平衡会改变天然肤色，导致红头发和白皙的皮肤 [77]。

着色性干皮病是一种罕见的常染色体显性遗传病，每 25 万婴儿中就约有 1 个人受到影响，其是由负责核苷酸切除修复的 DNA 修复基因突变引起的，该基因通过清除辐射诱导的嘧啶二聚体，在紫外线诱导的 DNA 损伤修复中发挥主要作用，突变导致极端的、早发性的光敏感，且基底细胞癌、鳞状细胞癌和黑色素瘤的发病率显著增加（风险为 600～8000 倍）[38]。

Cowden 和 Bannayan–Riley–Ruvalcaba 综合征是一组与黑色素瘤相关的磷酸酶和张力蛋白同源（phosphatase and tensin homolog，PTEN）错构瘤肿瘤综合征 [78, 79]。

眼皮肤白化病 2 型是白化病最常见的亚型，可增加患黑色素瘤的风险，它是由 OCA2 基因突变引起的，导致黑色素合成缺陷和患黑色素瘤风险增加 [80]。该人群面临的一个重大挑战是他们可能会发生黑色素瘤的无色素型亚型。无色素性黑色素瘤通常缺乏常见的黑色素瘤临床和皮肤镜征象，这通常会导致诊断延迟和预后不良 [81]。

（三）预防和筛查

皮肤肿瘤预防的重点是通过光保护、改变免疫抑制状态和角质形成细胞的增殖来降低危险因素。

为期 1～4 年的随访表明，持续和适当地使用防晒霜可减少癌前病变光化性角化病和鳞状细胞癌的发生 [82-84]。不幸的是，防晒霜对基底细胞癌并没有同样的效果 [84]。防晒霜和预防黑色素瘤的关系尚不清楚，仍需要更多的研究来证实 [85]。这种不一致说明了除防晒霜外还需要其他的光保护措施，包括光防护服，减少在紫外线辐射最强时的室外活动及寻求遮阴。严格遵循防晒措施的患者可能会出现维生素 D 缺乏，所以有必要补充维生素。

实体器官移植接受者免疫抑制的程度和持续时间与皮肤癌的发生率增加有关 [86]。与移植团队合作中，将免疫抑制程度降至可耐受移植物最低水平。在转移性、快速侵袭性或皮肤癌数目增加的患者中，mTOR 抑制药的免疫抑制可能发生了变化 [87, 88]。

维 A 酸类（维生素 A 衍生物）影响角质形成细胞的分化和增殖 [89]。口服阿维 A 酸有利于减少光化性角化病和鳞状细胞癌。一项前瞻性试验表明，口服阿维 A 酸治疗 1 年后的肾移植患者鳞状细胞癌的发生率显著降低，虽然基底细胞癌的发生率也降低了，但差异无统计学意义[90]。在接受不同剂量阿维A酸治疗的肾移植患者中，阿维A酸还降低了近50%的光化性角化病的发病率[91]。关于纵向获益而言，一项对肾移植患者接受阿维A酸治疗1~16年的回顾性研究表明，服用阿维A酸的前3年内鳞状细胞癌的发病率显著降低[92]。一旦停用，阿维A酸不再有效，并且肿瘤复发。口服维A酸类药作为化学预防剂是有益的，而局部运用维A酸类药对于降低鳞状细胞癌的发病率无效[93]。

烟酰胺和维生素B$_3$是烟酰胺腺嘌呤二核苷酸的前体，是产生三磷酸腺苷生产（ATP）必需的辅助因子。紫外线会消耗细胞的ATP并破坏DNA，DNA的修复需要ATP，烟酰胺可补充ATP，从而促进DNA修复[94]。在澳大利亚的一项研究中，口服烟酰胺500mg，每日2次可使高危风险皮肤癌患者的NMSC发生率降低23%，入组前患皮肤癌数量最多的受试者在使用烟酰胺后，皮肤癌数目减少程度最高。重要的是烟酰胺有效而不是烟酸[95]，但仍需要更大规模的随机对照试验来进一步了解烟酰胺在治疗皮肤癌方面的意义。

从理论上讲，皮肤筛检是发现和减轻皮肤癌负担的一个重要措施。美国预防服务工作组最近的一项文献综述评估了皮肤筛检与皮肤癌（尤其是黑色素瘤），却并未显示出筛查对于死亡率的益处。然而，由于纳入标准的缘故，纳入的研究数很少，而且很少有针对美国的研究，说明需要进一步研究[96]。皮肤检查包括皮肤科查体、对患者进行皮肤癌体征和症状的知识普及，以及之后每月进行皮肤自我检查。未愈合、出血或有变化的皮损需要由训练有素的皮肤科医生进行评估会诊。

参考文献

[1] Madan V, Lear JT, Szeimies RM. Non-melanoma skin cancer. Lancet. 2010;375(9715):673–85.

[2] Society AC. Cancer facts & figures 2016. Atlanta: American Cancer Society; 2016.

[3] El Ghissassi F, Baan R, Straif K, Grosse Y, Secretan B, Bouvard V, et al. A review of human carcinogens–part D: radiation. Lancet Oncol. 2009;10(8):751–2.

[4] Vitasa BC, Taylor HR, Strickland PT, Rosenthal FS, West S, Abbey H, et al. Association of nonmelanoma skin cancer and actinic keratosis with cumulative solar ultraviolet exposure in Maryland watermen. Cancer. 1990;65(12):2811–7.

[5] Wehner MR, Shive ML, Chren MM, Han J, Qureshi AA, Linos E. Indoor tanning and non-melanoma skin cancer: systematic review and meta-analysis. BMJ. 2012;345:e5909.

[6] Hearn RM, Kerr AC, Rahim KF, Ferguson J, Dawe RS. Incidence of skin cancers in 3867 patients treated with narrow-band ultraviolet B phototherapy. Br J Dermatol. 2008;159(4):931–5.

[7] Stern RS, Study PF-U. The risk of squamous cell and basal cell cancer associated with psoralen and ultraviolet A 酸 therapy: a 30-year prospective study. J Am Acad Dermatol. 2012;66(4):553–62.

[8] Lichter MD, Karagas MR, Mott LA, Spencer SK, Stukel TA, Greenberg ER. Therapeutic ionizing radiation and the incidence of basal cell carcinoma and squamous cell carcinoma. The New Hampshire Skin Cancer Study Group. Arch Dermatol. 2000;136(8):1007–11.

[9] Perkins JL, Liu Y, Mitby PA, Neglia JP, Hammond S, Stovall M, et al. Nonmelanoma skin cancer in survivors of childhood and adolescent cancer: a report from the childhood cancer survivor study. J Clin Oncol. 2005;23(16):3733–41.

[10] Cowen EW, Nguyen JC, Miller DD, McShane D, Arron ST, Prose NS, et al. Chronic phototoxicity and aggressive squamous cell carcinoma of the skin in children and adults during treatment with voriconazole. J Am Acad Dermatol. 2010;62(1):31–7.

[11] Kolaitis NA, Duffy E, Zhang A, Lo M, Barba DT, Chen M, et al. Voriconazole increases the risk for cutaneous squamous cell carcinoma after lung transplantation. Transpl Int. 2017;30(1):41–8.

[12] Su F, Viros A, Milagre C, Trunzer K, Bollag G, Spleiss

O, et al. RAS mutations in cutaneous squamous–cell carcinomas in patients treated with BRAF inhibitors. N Engl J Med. 2012;366(3):207–15.

[13] Cheng PS, Weng SF, Chiang CH, Lai FJ. Relationship between arsenic–containing drinking water and skin cancers in the arseniasis endemic areas in Taiwan. J Dermatol. 2016;43(2):181–6.

[14] Mayer JE, Goldman RH. Arsenic and skin cancer in the USA: the current evidence regarding arsenic–contaminated drinking water. Int J Dermatol. 2016;55(11):e585–e91.

[15] Gawkrodger DJ. Occupational skin cancers. Occup Med (Lond). 2004;54(7):458–63.

[16] Copcu E, Aktas A, Sişman N, Oztan Y. Thirty–one cases of Marjolin's ulcer. Clin Exp Dermatol. 2003;28(2):138–41.

[17] Tao J, Zhang X, Guo N, Chen S, Huang C, Zheng L, et al. Squamous cell carcinoma complicating discoid lupus erythematosus in Chinese patients: review of the literature, 1964–2010. J Am Acad Dermatol. 2012;66(4):695–6.

[18] Au J, Patel D, Campbell JH. Oral lichen planus. Oral Maxillofac Surg Clin North Am. 2013;25(1):93–100. vii

[19] Bleeker MC, Visser PJ, Overbeek LI, van Beurden M, Berkhof J. Lichen sclerosus: incidence and risk of vulvar squamous cell carcinoma. Cancer Epidemiol Biomarkers Prev. 2016;25(8):1224–30.

[20] Sasson M, Krain AD. Porokeratosis and cutaneous malignancy. A review. Dermatol Surg. 1996;22(4):339–42.

[21] Cribier B, Scrivener Y, Grosshans E. Tumors arising in nevus sebaceus: a study of 596 cases. J Am Acad Dermatol. 2000;42(2 Pt 1):263–8.

[22] Marcil I, Stern RS. Risk of developing a subsequent nonmelanoma skin cancer in patients with a history of nonmelanoma skin cancer: a critical review of the literature and meta–analysis. Arch Dermatol. 2000;136(12):1524–30.

[23] Bradford PT. Skin cancer in skin of color. Dermatol Nurs. 2009;21(4):170–7. 206; quiz 178

[24] Kim GK, Del Rosso JQ, Bellew S. Skin cancer in asians: part 1: nonmelanoma skin cancer. J Clin Aesthet Dermatol. 2009;2(8):39–42.

[25] Byrd–Miles K, Toombs EL, Peck GL. Skin cancer in individuals of African, Asian, Latin–American, and American–Indian descent: differences in incidence, clinical presentation, and survival compared to Caucasians. J Drugs Dermatol. 2007;6(1):10–6.

[26] Garrett GL, Blanc PD, Boscardin J, Lloyd AA, Ahmed RL, Anthony T, et al. Incidence of and risk factors for skin cancer in organ transplant recipients in the United States. JAMA Dermatol. 2017;153(3):296–303.

[27] Coghill AE, Johnson LG, Berg D, Resler AJ, Leca N, Madeleine MM. Immunosuppressive medications and squamous cell skin carcinoma: nested case–control study within the Skin Cancer after Organ Transplant (SCOT) Cohort. Am J Transplant. 2016;16(2):565–73.

[28] Knoll GA, Kokolo MB, Mallick R, Beck A, Buenaventura CD, Ducharme R, et al. Effect of sirolimus on malignancy and survival after kidney transplantation: systematic review and meta–analysis of individual patient data. BMJ. 2014;349:g6679.

[29] Scott FI, Mamtani R, Brensinger CM, Haynes K, Chiesa–Fuxench ZC, Zhang J, et al. Risk of nonmelanoma skin cancer associated with the use of immunosuppressant and biologic agents in patients with a history of autoimmune disease and nonmelanoma skin cancer. JAMA Dermatol. 2016;152(2):164–72.

[30] Greene MH, Hoover RN, Fraumeni JF. Subsequent cancer in patients with chronic lymphocytic leukemia–a possible immunologic mechanism. J Natl Cancer Inst. 1978;61(2):337–40.

[31] Mehrany K, Weenig RH, Pittelkow MR, Roenigk RK, Otley CC. High recurrence rates of basal cell carcinoma after mohs surgery in patients with chronic lymphocytic leukemia. Arch Dermatol. 2004;140(8):985–8.

[32] Mehrany K, Weenig RH, Pittelkow MR, Roenigk RK, Otley CC. High recurrence rates of squamous cell carcinoma after Mohs' surgery in patients with chronic lymphocytic leukemia. Dermatol Surg. 2005;31(1):38–42. discussion

[33] Zhao H, Shu G, Wang S. The risk of non–melanoma skin cancer in HIV–infected patients: new data and meta–analysis. Int J STD AIDS. 2016;27(7):568–75.

[34] Kimonis VE, Goldstein AM, Pastakia B, Yang ML, Kase R, DiGiovanna JJ, et al. Clinical manifestations in 105 persons with nevoid basal cell carcinoma syndrome. Am J Med Genet. 1997;69(3):299–308.

[35] Abuzahra F, Parren LJ, Frank J. Multiple familial and pigmented basal cell carcinomas in early childhood – Bazex–Dupré–Christol syndrome. J Eur Acad Dermatol Venereol. 2012;26(1):117–21.

[36] Michaëlsson G, Olsson E, Westermark P. The Rombo syndrome: a familial disorder with vermiculate atrophoderma, milia, hypotrichosis, trichoepitheliomas, basal cell carcinomas and peripheral vasodilation with cyanosis. Acta Derm Venereol. 1981;61(6):497–503.

[37] Lehmann AR, McGibbon D, Stefanini M. Xeroderma pigmentosum. Orphanet J Rare Dis. 2011;6:70.

[38] Kraemer KH, Lee MM, Scotto J. Xeroderma pigmentosum. Cutaneous, ocular, and neurologic abnormalities in 830 published cases. Arch Dermatol. 1987;123(2):241–50.

[39] Luande J, Henschke CI, Mohammed N. The Tanzanian human albino skin. Natural history. Cancer. 1985;55(8):1823–8.

[40] Burger B, Itin PH. Epidermodysplasia verruciformis. Curr Probl Dermatol. 2014;45:123–31.

[41] Group USCSW. United States cancer statistics: 1999–2013 incidence and mortality web–based report. Atlanta: U.S. Departments of Health and Human Services, Centers for Disease Control and Prevention and National Cancer Institute; 2016.

[42] Kohler BA, Sherman RL, Howlader N, Jemal A, Ryerson AB, Henry KA, et al. Annual report to the Nation on the Status of Cancer, 1975–2011, featuring incidence of breast cancer subtypes by race/ethnicity, poverty, and state. J Natl Cancer Inst. 2015;107(6):djv048.

[43] Nikolaou V, Stratigos AJ. Emerging trends in the epidemiology of melanoma. Br J Dermatol. 2014; 170(1):11–9.

[44] Jemal A, Saraiya M, Patel P, Cherala SS, Barnholtz–Sloan J, Kim J, et al. Recent trends in cutaneous melanoma incidence and death rates in the United States, 1992–2006. J Am Acad Dermatol. 2011;65(5 Suppl 1):S17–25. e1–3

[45] Cormier JN, Xing Y, Ding M, Lee JE, Mansfield PF, Gershenwald JE, et al. Ethnic differences among patients with cutaneous melanoma. Arch Intern Med. 2006;166(17):1907–14.

[46] (CDC) CfDCaP. Use of indoor tanning devices by adults–United States, 2010. MMWR Morb Mortal Wkly Rep. 2012;61(18):323–6.

[47] Gandini S, Sera F, Cattaruzza MS, Pasquini P, Abeni D, Boyle P, et al. Meta–analysis of risk factors for cutaneous melanoma: I. Common and atypical naevi. Eur J Cancer. 2005;41(1):28–44.

[48] Nelemans PJ, Groenendal H, Kiemeney LA, Rampen FH, Ruiter DJ, Verbeek AL. Effect of intermittent exposure to sunlight on melanoma risk among indoor workers and sun–sensitive individuals. Environ Health Perspect. 1993;101(3):252–5.

[49] Wu S, Han J, Laden F, Qureshi AA. Long–term ultraviolet flux, other potential risk factors, and skin cancer risk: a cohort study. Cancer Epidemiol Biomarkers Prev. 2014;23(6):1080–9.

[50] De Fabo EC, Noonan FP, Fears T, Merlino G. Ultraviolet B but not ultraviolet A radiation initiates melanoma. Cancer Res. 2004;64(18):6372–6.

[51] Herman JR. Global increase in UV irradiance during the past 30 years (1979–2008) estimated from satellite data. J Geophys Res Atmos. 2010;115(D4):2156–202.

[52] Lazovich D, Isaksson Vogel R, Weinstock MA, Nelson HH, Ahmed RL, Berwick M. Association between indoor tanning and melanoma in younger men and women. JAMA Dermatol. 2016;152(3):268–75.

[53] Stern RS, Study PFu. The risk of melanoma in association with long–term exposure to PUVA. J Am Acad Dermatol. 2001;44(5):755–61.

[54] Stern RS, Nichols KT, Väkevä LH. Malignant melanoma in patients treated for psoriasis with methoxsalen (psoralen) and ultraviolet A radiation (PUVA). The PUVA follow–up study. N Engl J Med. 1997;336(15):1041–5.

[55] Geller AC, Mayer JE, Sober AJ, Miller DR, Argenziano G, Johnson TM, et al. Total nevi, atypical nevi, and melanoma thickness: an analysis of 566 patients at 2 US Centers. JAMA Dermatol. 2016;152(4):413–8.

[56] Vourc'h–Jourdain M, Martin L, Barbarot S, aRED. Large congenital melanocytic nevi: therapeutic management and melanoma risk: a systematic review. J Am Acad Dermatol. 2013;68(3):493–8. e1–14

[57] Alikhan A, Ibrahimi OA, Eisen DB. Congenital melanocytic nevi: where are we now? Part I. Clinical presentation, epidemiology, pathogenesis, histology, malignant transformation, and neurocutaneous melanosis. J Am Acad Dermatol. 2012;67(4):495.e1–17. quiz 512–4

[58] Gandini S, Sera F, Cattaruzza MS, Pasquini P, Picconi O, Boyle P, et al. Meta–analysis of risk factors for cutaneous melanoma: II. Sun exposure. Eur J Cancer. 2005;41(1):45–60.

[59] Disse M, Reich H, Lee PK, Schram SS. A review of the association between parkinson disease and malignant melanoma. Dermatol Surg. 2016;42(2):141–6.

[60] Hemminki K, Zhang H, Czene K. Familial and attributable risks in cutaneous melanoma: effects of proband and age. J Invest Dermatol. 2003;120(2):217–23.

[61] Olsen JH, Friis S, Frederiksen K, McLaughlin JK, Mellemkjaer L, Møller H. Atypical cancer pattern in patients with Parkinson's disease. Br J Cancer. 2005;92(1):201–5.

[62] Robbins HA, Clarke CA, Arron ST, Tatalovich Z, Kahn AR, Hernandez BY, et al. Melanoma risk and survival among organ transplant recipients. J Invest Dermatol. 2015;135(11):2657–65.

[63] Brewer JD, Shanafelt TD, Call TG, Cerhan JR, Roenigk RK, Weaver AL, et al. Increased incidence of malignant melanoma and other rare cutaneous cancers in the setting of chronic lymphocytic leukemia. Int J Dermatol. 2015;54(8):e287–93.

[64] Olsen CM, Knight LL, Green AC. Risk of melanoma in people with HIV/AIDS in the preand post–HAART eras: a systematic review and meta–analysis of cohort studies. PLoS One. 2014;9(4):e95096.

[65] Stam–Posthuma JJ, van Duinen C, Scheffer E, Vink J, Bergman W. Multiple primary melanomas. J Am Acad Dermatol. 2001;44(1):22–7.

[66] Pomerantz H, Huang D, Weinstock MA. Risk of subsequent melanoma after melanoma in situ and invasive melanoma: a population–based study from 1973 to 2011. J Am Acad Dermatol. 2015;72(5):794–800.

[67] Marghoob AA, Slade J, Salopek TG, Kopf AW, Bart RS, Rigel DS. Basal cell and squamous cell carcinomas are important risk factors for cutaneous malignant melanoma. Screening implications. Cancer. 1995;75(2 Suppl):707–14.

[68] Kahn HS, Tatham LM, Patel AV, Thun MJ, Heath CW. Increased cancer mortality following a history of nonmelanoma skin cancer. JAMA. 1998;280(10):910–2.

[69] Manson JE, Rexrode KM, Garland FC, Garland CF, Weinstock MA. The case for a comprehensive national campaign to prevent melanoma and associated mortality. Epidemiology. 2000;11(6):728–34.

[70] Ransohoff KJ, Jaju PD, Tang JY, Carbone M, Leachman S, Sarin KY. Familial skin cancer syndromes: increased melanoma risk. J Am Acad Dermatol. 2016;74(3):423–34. quiz 35–6

[71] Begg CB, Hummer A, Mujumdar U, Armstrong BK, Kricker A, Marrett LD, et al. Familial aggregation of melanoma risks in a large population–based sample of melanoma cases. Cancer Causes Control. 2004;15(9):957–65.

[72] Goldstein AM. Familial melanoma, pancreatic cancer and germline CDKN2A mutations. Hum Mutat. 2004;23(6):630.

[73] Vogelstein B, Kinzler KW. Cancer genes and the pathways they control. Nat Med. 2004;10(8):789–99.

[74] Leachman SA, Carucci J, Kohlmann W, Banks KC, Asgari MM, Bergman W, et al. Selection criteria for genetic assessment of patients with familial melanoma. J Am Acad Dermatol. 2009;61(4):677.e1–14.

[75] Njauw CN, Kim I, Piris A, Gabree M, Taylor M, Lane AM, et al. Germline BAP1 inactivation is preferentially associated with metastatic ocular melanoma and cutaneous–ocular melanoma families. PLoS One. 2012;7(4):e35295.

[76] Bertolotto C, Lesueur F, Giuliano S, Strub T, de Lichy M, Bille K, et al. A SUMOylation–defective MITF germline mutation predisposes to melanoma and renal carcinoma. Nature. 2011;480(7375):94–8.

[77] Valverde P, Healy E, Jackson I, Rees JL, Thody AJ. Variants of the melanocyte–stimulating hormone receptor gene are associated with red hair and fair skin in humans. Nat Genet. 1995;11(3):328–30.

[78] Gorlin RJ, Cohen MM, Condon LM, Burke BA. Bannayan–Riley–Ruvalcaba syndrome. Am J Med Genet.

1992;44(3):307–14.

[79] Tan MH, Mester JL, Ngeow J, Rybicki LA, Orloff MS, Eng C. Lifetime cancer risks in individuals with germline PTEN mutations. Clin Cancer Res. 2012;18(2):400–7. https://doi.org/10.1158/1078–0432.CCR–11–2283.

[80] Hawkes JE, Cassidy PB, Manga P, Boissy RE, Goldgar D, Cannon–Albright L, et al. Report of a novel OCA2 gene mutation and an investigation of OCA2 variants on melanoma risk in a familial melanoma pedigree. J Dermatol Sci. 2013;69(1):30–7.

[81] De Luca DA, Bollea Garlatti LA, Galimberti GN, Galimberti RL. Amelanotic melanoma in albinism: the power of dermatoscopy. J Eur Acad Dermatol Venereol. 2016;30(8):1422–3.

[82] Thompson SC, Jolley D, Marks R. Reduction of solar keratoses by regular sunscreen use. N Engl J Med. 1993;329(16):1147–51.

[83] Naylor MF, Boyd A, Smith DW, Cameron GS, Hubbard D, Neldner KH. High sun protection factor sunscreens in the suppression of actinic neoplasia. Arch Dermatol. 1995;131(2):170–5.

[84] Green A, Williams G, Neale R, Hart V, Leslie D, Parsons P, et al. Daily sunscreen application and betacarotene supplementation in prevention of basal–cell and squamous–cell carcinomas of the skin: a randomised controlled trial. Lancet. 1999;354(9180):723–9.

[85] Curiel–Lewandrowski C, Chen SC, Swetter SM, Sub-Committee MPWG–PSL. Screening and prevention measures for melanoma: is there a survival advantage? Curr Oncol Rep. 2012;14(5):458–67.

[86] Otley CC, Maragh SL. Reduction of immunosuppression for transplant–associated skin cancer: rationale and evidence of efficacy. Dermatol Surg. 2005;31:163.

[87] Kauffman HM, Cherikh WS, Cheng Y, et al. Maintenance immunosuppression with target–of–rapamycin inhibitors is associated with a reduced incidence of de novo malignancies. Transplantation. 2005;80:883.

[88] Schena FP, Pascoe MD, Alberu J, et al. Conversion from calcineurin inhbitors to sirolimus maintenance therapy in renal allograft recipients: 24 month efficacy and safety results from the CONVERT trial. Transplantation. 2009;87:233.

[89] Fisher GJ, Voorhees JJ. Molecular mechanisms of retinoid actions in skin. FASEB J. 1996;10:1002–13.

[90] George R, Weightman W, Russ GR, Bannister KM, Mathew TH. Acitretin for chemoprevention of non-melanoma skin cancers in renal transplant recipients. Australas J Dermatol. 2002;43(4):269–73.

[91] de Sévaux RG, Smit JV, de Jong EM, van de Kerkhof PC, Hoitsma AJ. Acitretin treatment of premalignant and malignant skin disorders in renal transplant recipients: clinical effects of a randomized trial comparing two doses of acitretin. J Am Acad Dermatol. 2003;49(3):407–12.

[92] Harwood CA, Leedham–Green M, Leigh IM, Proby CM. Low–dose retinoids in the prevention of cutaneous squamous cell carcinomas in organ transplant recipients: a 16–year retrospective study. Arch Dermatol. 2005; 141(4):456–64.

[93] Weinstock MA, Bingham SF, Digiovanna JJ, Rizzo AE, et al. Tretinoin and the prevention of keratinocyte carcinoma (Basal and squamous cell carcinoma of the skin): a veterans affairs randomized chemoprevention trial. J Invest Dermatol. 2012;132(6):1583–90.

[94] Surjana D, Halliday GM, Damian DL. Nicotinamide enhances repair of ultraviolet radiation–induced DNA damage in human keratinocytes and ex vivo skin. Carcinogen. 2013;34:1144–9.

[95] Chen AC, Martin AJ, Choy B, et al. A phase 3 randomized trial of nicotinamide for skin cancer chemoprevention. N Engl J Med. 2015;373:1618–26.

[96] Wernli KJ, Henrikson NB, Morrison CC, Nguyen M, Pocobelli G, Blasi PR. Screening for skin cancer in adults: updated evidence report and systematic review for the US Preventive Services Task Force. JAMA. 2016;316(4): 436–47.

第 2 章 光化性角化病
Actinic Keratosis

Allison Pye　Daniel Wallis　Vineet Mishra　著

徐 丹 何 黎 译　纪 超 校

摘要：光化性角化病（actinic keratosis，AK）是最常见的皮肤癌前病变。AK 常见于日晒损伤的皮肤上，呈粉红色到红色的角化性斑疹或丘疹。AK 的出现代表了角质形成细胞向鳞状细胞癌发展的第一步。有多个 AK 皮损的患者进展为皮肤癌的风险增加。AK 的治疗选择包括冷冻治疗、局部化疗、化学剥脱和激光手术。对于 AK 预防是最重要的，包括防晒，如防晒服和防晒霜。

关键词：光化性角化病；日光性角化病；光损伤；癌前病变；冷冻治疗；局部化疗；防晒

一、流行病学

光化性角化病，也称为日光性或老年性角化病，是一种慢性皮肤光损伤致表皮内的不典型增生，常发生于前额、秃顶、面部、颈部或手臂，是最常见的皮肤癌前病变[1, 2]。AK 可发展为浸润性鳞状细胞癌，并提示患所有类型皮肤癌的风险增加[1]。AK 发生的危险因素包括高龄、男性、日晒和 Fitzpatrick Ⅰ型或Ⅱ型皮肤，有这些危险因素的患者，至少有两个皮损甚至更多[1]。皮损可以是边界清晰的独立损害，也可以是弥漫而多发性的"区域性损害"。皮损通常是红色或粉红色的过度角化的丘疹或斑块，表面粗糙，上面有黏着性的鳞屑，直径在 1～3mm[1, 2]（图 2-1）。

AK 患病率很难评估，因为许多 AK 要么未被诊断而漏诊，要么由于易于诊断得到充分治疗，AK 好发于浅肤色人群的曝光皮肤。目前还需要更多研究以明确 AK 确切的发病率和患病

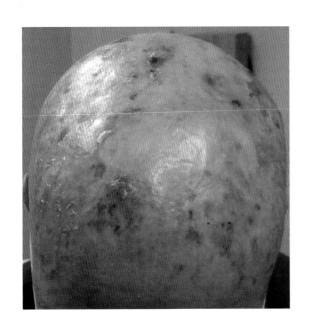

◀ 图 2-1　慢性光损害的头皮可见散在的
光化性角化病

率等数据，但肯定的是 AK 对人类的身心健康有重大影响。

从 AK 发生到最终进展为侵袭性鳞状细胞癌被认为是一个疾病谱，AK 的出现是疾病谱的第一步，同时 AK 患者患所有类型皮肤癌的风险高了 6 倍以上[1, 3]。AK 最终进展为皮肤癌的概率难于预测，然而 Dodson 和他的同事们提出，10 年内出现 7～8 个 AK 皮损的患者进展为侵袭性癌的概率为 6.1%～10.2%[4]。

二、发病机制

光化性角化病常见于皮肤白皙人群的慢性光损伤区域皮肤，并且皮损数目与个体紫外线照射的累计量相对应。紫外线中波长 290～320nm 的 UVB 在 AK 的形成中起着最重要的作用，因为它可导致 DNA 和 RNA 中胸苷二聚体的形成，引起端粒酶和 p53 基因的突变[5]。

三、组织病理

光化性角化病的病理表现为表皮内正常成熟分化缺失，细胞出现不典型性、角化不良，或可见坏死的角质形成细胞[5]（图 2-2）。角质层内可见角化不全细胞，提示细胞增殖过度分化不全。不典型角质形成细胞表现为极性丧失、核大、深染、排列紧密和多形性[5]，细胞质呈嗜酸性，可出现苍白或空泡化[5]。

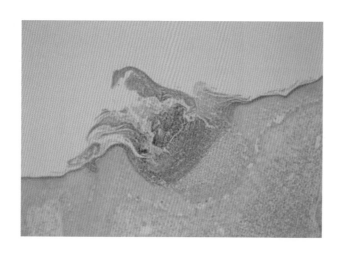

◀ 图 2-2　肥厚性光化性角化病，可见表皮基底部非典型增生的角质形成细胞，局灶性角化不全，病变下方的真皮中可见苔藓样浆细胞浸润

图片及描述由 Dr. Valerie Shiu，UT Health San Antonio Dermatology 提供

　　AK 有 6 种组织学类型，即肥厚型、萎缩型、鲍恩样型、棘层松解型、苔藓样型和色素沉着型（表 2-1），一些病例可出现几种组织学类型，而一些组织学类型对应特定的临床类型。

表 2-1　组织病理分型

组织分型	组织学特征
肥厚型	角化过度和棘层肥厚
萎缩型	表皮变薄，缺少表皮突，只有 3～4 层角质细胞
鲍恩样型	表皮全层异型性，通常与鲍恩样病难以区分
棘层松解型	局灶性棘皮松解，常伴有裂隙
苔藓样型	真皮乳头层淋巴细胞致密带状浸润，真皮–表皮交界处空泡样变
色素沉着型	真皮内黑色素增多

改编自 Roewert 等 [5]

　　光化性角化病的临床表现多样，如有皮角、肥厚型 AK、色素沉着型 AK、萎缩型 AK、鲍恩样 AK 和苔藓样 AK 等（表 2-2）。

表 2-2　临床分型

临床分型	临床特征
皮角	皮肤突起的圆锥形紧密角质增生。也可由其他皮肤病变引起，如角化棘皮瘤、鳞状细胞癌、疣和脂溢性角化病 [6]
角化过度型（也称为肥厚型）（图 2-3）	粗糙的丘疹或斑块，鳞屑比普通光化性角化病厚；随时间推移，鳞屑可能会变成白色或黄褐色 [7]
萎缩型（图 2-4）	没有鳞屑覆盖的粉红色或红色斑疹 [7]

（续　表）

临床分型	临床特征
色素型（图 2-5）	黄褐色的斑疹、丘疹或斑块，通常没有明显红斑[8]
鲍恩样型（图 2-6）	孤立、红斑、鳞屑性、边界清晰的丘疹或斑块，根据组织病理学检查的上皮异型增生的程度与鲍恩病鉴别[9]
苔藓样型	与普通 AK 相似，但基底红斑更明显；患者可能会诉皮损有瘙痒感；组织学上可见致密的带状炎性细胞浸润[7]

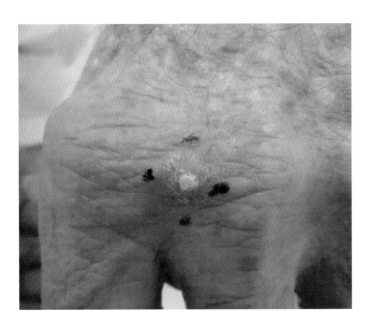

◀ 图 2-3　左手第 2 和第 3 掌指关节间肥厚型 AK，可见肥厚的鳞屑

图片由 Dr. Vineet Mishra，UT Health San Antonio Dermatology 提供

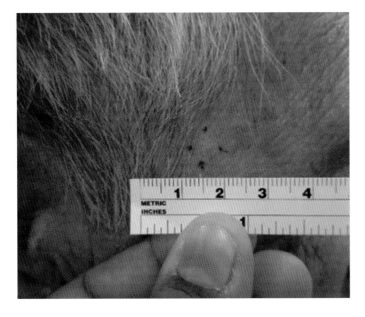

◀ 图 2-4　右侧太阳穴发际线前方的萎缩型 AK，皮损表面无鳞屑

图片由 Dr. Vineet Mishra，UT Health San Antonio Dermatology 提供

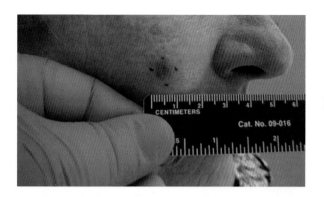

◀ 图 2-5　右上颌面部色素沉着型 AK，可见皮损颜色为棕色、色素沉着过度

图片由 Dr. Vineet Mishra，UT Health San Antonio Dermatology 提供

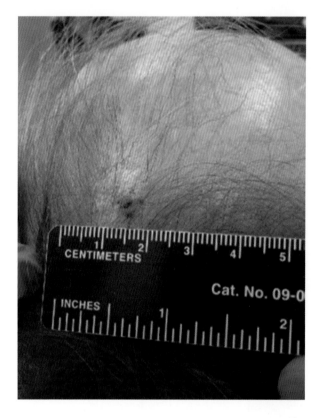

◀ 图 2-6　鲍恩样型光化性角化病

图片由 Dr. Vineet Mishra，UT Health San Antonio Dermatology 提供

四、诊断、体格检查和鉴别诊断

　　尽管 AK 的临床表现各异，但易于根据临床诊断（表 2-2）。光化性角化病最常见的表现为分布在光暴露区域皮肤（通常是头部、颈部、四肢和躯干）上鳞屑性斑疹、斑点、丘疹或斑块，皮损基底有粉红色斑或红斑[10]（图 2-7）。光化性角化病的临床分型有皮角、肥厚型、色素沉着型、萎缩型、鲍恩样型和苔藓样型（表 2-2）。皮损表面鳞屑存在差异，萎缩型没有鳞屑，而肥厚型有厚层鳞屑。皮损的颜色存在差异，一些 AK 为肤色，而其他类型（如色素沉着型），则表现为棕褐色或棕色。皮损表面的鳞屑使皮损质地变得粗糙，像砂纸一样[10]。皮损周围的皮肤通

常表现为慢性光损伤，包括毛细血管扩张、弹性纤维变性和皱纹形成[11]。通常临床就能诊断光化性角化，但皮角、肥厚型或色素沉着型 AK 等不典型病变出现时，必须采用组织病理检查以排除鳞状细胞癌或黑色素瘤。

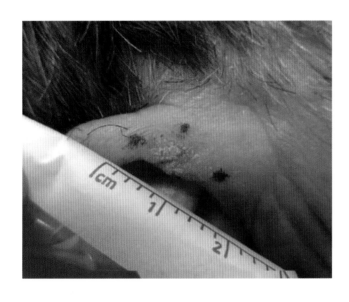

◀ 图 2-7　右侧耳郭前上方可见典型的光化性角化病

图片由 Dr. Vineet Mishra，UT Health San Antonio 提供

五、鉴别诊断

- 鳞状细胞癌（squamous cell carcinoma，SCC）：尽管侵袭性鳞状细胞癌通常比 AK 角化过度更为明显，但有时两者也难以区分。SCC 通常表现为红斑基础上的角化性丘疹或结节，常见于光损伤性皮肤，随着皮损增大和结节形成，可出现疼痛症状[7]。

- 鲍恩病（原位鳞状细胞癌）：表现为光损伤区域皮肤上的红色鳞屑性斑疹或轻微隆起的斑块，多见于老年人。鲍恩病很难与 AK 区分。总的来说，AK 皮损更小，鲍恩病可能由 AK 转化而来，也可能是直接形成[7]。

- 浅表型基底细胞癌（BCC）：浅表型基底细胞癌临床表现可与 AK 类似。浅表型基底细胞癌通常表现为红色斑疹或薄斑块，皮损边缘通常轻微隆起，并且更加半透明，这可与 AK 鉴别[7]。

- 银屑病：银屑病的鳞屑性斑块有时类似 AK，但银屑病斑块更大，常见于躯体的伸侧，以年轻患者多见。

- 机械性损伤：浅表皮肤损伤，如创伤愈合、撕裂伤等，可能类似于 AK，鉴别主要在于临床病史。机械性损伤的临床病史为刺激性创伤，一段时间后浅表皮肤损伤可愈合，而 AK 不会消退。

- 黑色素瘤：色素型光化性角化病有时难以与黑色素瘤相关的色素区分，对于可疑是黑色素瘤的病变必须做活检。

六、处理和治疗

AK 的治疗策略多种多样，最常见的治疗方法包括冷冻治疗或其他方法进行局部皮损破坏，局部治疗方法包括局部化疗、光动力治疗（PDT）、化学剥脱和激光治疗（图 2-8）。

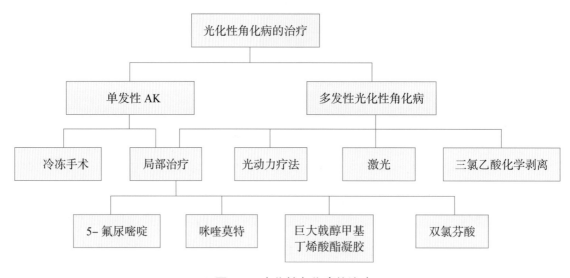

▲ 图 2-8　光化性角化病的治疗

1. 冷冻治疗

冷冻治疗是将液氮作用于皮肤，导致局部组织破坏坏死[12]。冷冻治疗通过在细胞内形成冰晶造成损伤，低温导致血管血栓形成，解冻后血流减慢、血液淤积，最终造成缺血性坏死和局部微循环障碍[12, 13]。

与恶性病变相比，良性病变的冷冻时间或冷却时间较短，5～7s 的喷射时间足以消除光化性角化病[14]。喷射法指用带有喷嘴的装置精准喷出液氮，喷头与病变成 90°，距离为1～2cm[12, 13]。一个冷冻时间小于 60s，组织温度在 −10℃ 的冻融循环，光化性角化病的治愈率可达 98.8%[12]。冷冻治疗的不良反应包括疼痛、水疱、皮肤色泽改变和形成瘢痕。冷冻治疗部位在治疗后 1～2 周后以二期愈合进行修复。

2. 局部外用药物治疗

"区域治疗"用于大面积皮肤上有多个疑似 AK 皮损[14]。外用药物包括氟尿嘧啶、咪喹莫特、双氯芬酸和美丁酸咪咪。在开始对 AK 进行局部化疗之前，应对可疑为非黑色素性皮肤癌的病灶进行活检。

外用氟尿嘧啶（Efudex，Carac，Fluoropex，Adrucil，5-FU），是一种抗肿瘤的胸腺嘧啶核苷酸合成酶抑制药，通过阻断 DNA 复制所需的胸腺嘧啶核苷酸的合成来干扰 DNA 和 RNA 的合成 [15]。治疗的频率和持续时间取决于患者对药物不良反应的耐受性和治疗区域。5-FU 的浓度为 0.05% 到 1%～5%，治疗时间取决于使用的浓度 [2]。根据临床反应的不同，治疗时间可以为 2～6 周 [2]。治疗区域会产生红斑反应，当反应持续严重达到极限时应停止治疗，具体表现为表皮再生和结痂形成 [2]，接下来几周才会慢慢愈合，可以局部使用弱效糖皮质激素或凡士林促进愈合。5-FU 禁用于孕妇。二氢嘧啶脱氢酶（DPD）是氟尿嘧啶（5-FU）代谢所必需的酶，有 5% 人群缺乏此酶，3%～5% 的人群此酶功能受损。DPD 活性功能部分或缺乏的患者不会代谢 5-FU，导致全身不适、腹泻、口腔溃疡和贫血。

治疗高危人群下肢 AK，局部使用 5-FU 可以配合使用 Unna 靴子进行局部封包 [16]，Ritchie 及同事建议一条腿可使用 20g 的 5-FU，然后使用 Unna 靴子、Kerlix 和 Coban。在医院用所谓"化疗绷带"进行局部封包，5～7 天后取下 [16]。通常一次只封包一条腿，4～6 周再治疗 1 次 [16]。在后续治疗前可能需要清创，3 个月后如果有残留的病变都需要进行活检检查 [16]。

咪喹莫特（Aldara 或 Zyclara）是 Toll 样受体 7 激动药，可激活先天性免疫和获得性免疫而用来治疗 AK [7, 17]。咪喹莫特局部外用的治疗方案取决于药物浓度 [18]。Stockfleth 等最近研究介绍了一种新的 AK 治疗标准，前 2 周每天使用 3.75% 咪喹莫特（Zcyclara）乳膏，睡前涂抹，然后停用 2 周 [17, 18]，该治疗方案可让 AK 皮损的中位数缓解率达 92% [17, 18]。5% 咪喹莫特（Aldara）每周 2 次睡前外用，可连续使用 16 周，少部分研究显示对免疫功能低下者具有安全性和有效性。当外用药物面积小于 100cm^2 时，器官移植者可以耐受该药物 [19]。

双氯芬酸是一种非甾体抗炎药，其 3% 的外用凝胶与 2.5% 的透明质酸钠（Solaraze）混合后，可以用来治疗 AK，每天外用两次，持续 60～90 天。该方法耐受性好，但效果不如上述方法 [20]。常见的不良反应包括瘙痒、接触性皮炎和干燥症 [20]。

巨大戟醇甲基丁烯酸酯（Picato）是一种大环二萜酯类化合物，来源于大戟属植物的汁液。Picato 的工作原理是激活氧化裂解途径中的蛋白激酶 C 和中性粒细胞，并启动角质形成细胞的死亡。有两种浓度可供选择：0.015% 用于面部和头皮，0.05% 用于躯干和四肢 [2, 20]。

外用维 A 酸（维 A 酸、阿达帕林和他扎罗汀）用于治疗 AK。维 A 酸可调节角质形成细胞异常的生长和分化。不同浓度的维 A 酸均可被长期耐受。外用维 A 酸在 AK 治疗中不如 FDA 批准的其他外用疗法有效，更重要的是，局部使用维 A 酸并不能阻止向非黑色素瘤性皮肤癌进展 [2, 20]。

3. 光动力疗法

光动力疗法（photodynamic therapy, PDT）是一种特定光谱照射光敏剂，通过产生氧自由基、单态氧等物质破坏病变组织的方法，光敏剂可被病变组织较特异吸收[21]。在美国被批准用于光化性角化病的光敏剂是 20% 的 5- 氨基乙酰丙酸（ALA），这是一种细胞卟啉合成过程中自然形成的中间体，5- ALA 可穿透角质层被肿瘤细胞吸收[21]。"Kerastick"是一种皮肤外用涂抹器，内含 20%（重量 / 体积）的 ALA 和 48% 乙醇，该涂抹器可让药物在皮肤上孵育一段时间，再用蓝光（BLU-U）照射患者皮损 1000s[21]。光动力疗法的不良反应包括疼痛、刺痛感、红斑和脱屑，手持风扇可以用来缓解患者的不适。如果患者不能忍受不良反应，可以停止治疗。由于光敏物质增加了光敏性，治疗后需要严格进行光防护 48h。第二次治疗可以在 8 周内进行。由于 PDT 治疗时间短，不良反应小，许多患者更喜欢 PDT。PDT 可有效治疗 AK，并有较好的远期疗效，69% 的 AK 在治疗 4 年后仍然不复发，在一项研究中报道只有 9% 的复发率[21]。

4. 化学剥脱术

三氯乙酸（trichloroacetic acid，TCA）化学剥脱术是治疗 AK 的有效方法。三氯乙酸能凝固皮肤中的蛋白质，因此可以作为一种安全的化学腐蚀剂，有效控制发病率[22]。应用于面部的低浓度剥脱（< 35%）与局部外用化疗药物功效相似，剥脱剂的渗透深度与皮肤厚度有关[22]。这种治疗方法可以均匀地剥离整个皮肤表面，可以更快地愈合，疼痛更轻，并获得较好的美容效果；但是，很难评估破坏的深度，剥离太深可能会导致瘢痕形成[23]。

5. 激光治疗

激光治疗是采用集中的激光束，一层一层剥离皮肤[23]。高能短脉冲激光（CO$_2$，Er:YAG）可用于治疗光化性角化病[22]。这些激光最初用于除皱治疗，但也可改善治疗区域的皮肤光损伤，并能减少癌前病变和恶性病变[23]。Iyer 及其同事对接受全面部 CO$_2$ 和（或）Er:YAG 激光治疗的泛发性 AK 患者进行了回顾性研究，发现约 88% 的患者在治疗 1 年后无病变[23]。不良反应包括疼痛、肿胀、感染、色素改变和永久性瘢痕形成。

七、预后与预防

AK 一般预后良好，虽然可进展为鳞状细胞癌，但转化率低，AK 可自行消退。一项研究发现，在 AK 单发患者的临床随访中，55% 的患者在 1 年内皮损消退，70% 的患者在 5 年的随访中皮损消退[24]，其他研究显示，单个 AK 的消退率在 20%～30%，但泛发性 AK 的自发性消退率只有 0%～7%[11]。关于 AK 进展为 SCC 的可靠数据相对较少，单个 AK 病变进展为侵袭性 SCC 的实际概率尚不清楚。多个研究报道，单个 AK 病变每年的进展率为 0%～0.6%，这表明虽然短期内单个病变的风险可能不那么严重，但随着时间的推移，多个病变转化的风险是显著的[11]。

AK 的某些特征预示着不良的预后和较高的 SCC 转化率，包括出血、红斑、直径增大、硬化和溃疡[25]。虽然还需要更多的研究来更好地确定这些特征在多大程度上与更高的鳞癌恶性转化率相关，但这些发现有助于提醒医生和患者，需要更密切地监测这些病变特征。

由于 AK 的发病机制涉及皮肤的紫外线损伤，阳光暴晒是 AK 发生最重要的危险因素。其他来源的紫外线照射，包括美黑床也会导致皮肤损伤以及继发 AK、黑色素瘤和非黑色素瘤性皮肤癌[26]。皮肤白皙者、免疫系统受损、有皮肤癌家族史或易感遗传病（如基底细胞痣综合征、色素性干皮病、眼皮肤白化病等）的患者，更容易患 AK 和其他皮肤癌[27]。适当的皮肤护理、自我皮肤检查以及定期去看皮肤科医生进行筛查，对于这些具有更高患病风险的患者来说是必不可少的。

最重要和最有效的预防措施是保护皮肤免受太阳有害射线的伤害。正确防晒的要素包括以下几个方面。

1. 在 UVB 高峰期（10:00—14:00）避免阳光照射。

2. 穿着防晒服：长袖衣服、宽边帽子和太阳镜。

3. 使用含 SPF ≥ 30 的广谱防晒霜[11]。

4. 游泳或出汗后，每隔 2～3h 再涂 1 次防晒霜。

研究表明，每天使用广谱防晒霜可以减少新的 AK 的发生率，并减少患者的 AK 皮损总数[11]，这些结论已被多篇文献证实[28-30]。在其中一项随机对照试验中，每天使用防晒霜的患者的 AK 皮损总数在 2 年内减少了 24%[29]。AK 发病率的降低和皮损数目减少，意味着从长期来看 AK 转化引起皮肤癌的风险降低[30]。

参考文献

[1] Rosen T, Lebwohl MG. Prevalence and awareness of actinic keratosis: barriers and opportunities. J Am Acad Dermatol. 2013;68(1):S2–9.

[2] James WD, Elston DM, Berger TG, Elston DM. Epidermal nevi, neoplasms, and cysts. In: James WD, Berger TG, Elston DM, editors. Andrews' diseases of the skin. 12th ed. Philadelphia: Elsevier; 2016.

[3] Chen GJ, Feldman SR, Williford PM, Hester EJ, Kiang S–H, Gill I, et al. Clinical diagnosis of actinic keratosis identifies an elderly population at high risk of developing skin cancer. Dermatol Surg. 2005;31(1):43–7.

[4] Dodson JM. Malignant potential of actinic keratoses and the controversy over treatment. A patient–oriented perspective. AMA Dermatol. 1991;127(7):1029–31.

[5] Roewert–Huber J, Stockfleth E, Kerl H. Pathology and pathobiology of actinic (solar) keratosis – an update. Br J Dermatol. 2007;157(s2):18–20.

[6] Nair PA, Chaudhary AH, Mehta MJ. Actinic keratosis underlying cutaneous horn at an unusual site— a case report. E Cancer Med Sci. 2013;7:376.

[7] Soyer HP, Rigel DS, Wurm EMT. Actinic keratosis, basal cell carcinoma and squamous cell carcinoma. In: Bolognia J, Jorizzo JL, Schaffer JV, editors. Dermatology. 3rd ed. Philadelphia: Elsevier; 2012.

[8] Zalaudek I, Ferrara G, Leinweber B, Mercogliano A, D'Ambrosio A, Argenziano G. Pitfalls in the clinical and dermoscopic diagnosis of pigmented actinic keratosis. J Am Acad Dermatol. 2005 Dec;53(6):1071–4.

[9] Bagazgoitia L, Cuevas J, Expression JA. Of p53 and p16 in actinic keratosis, bowenoid actinic keratosis and Bowen's disease. J Eur Acad Dermatol Venereol. 2005;24(2):228–30.

[10] Rowert–Huber J, Patel MJ, Forschner T, Ulrich C, Eberle J, Kerl H, et al. Actinic keratosis is an early in situ squamous cell carcinoma: a proposal for reclassification. Br J Dermatol. 2007;156(3):8–12.

[11] Werner RN, Stockfleth E, Connolly SM, Correia O, Erdmann R, Foley P, et al. Evidence– and consensus–based (S3) guidelines for the treatment of actinic keratosis – international league of dermatological societies in cooperation with the European dermatology

forum – short version. J Eur Acad Dermatol Venereol. 2015;29(11):2069–79.

[12] Trost LB, Bailin PL. Cryosurgery. In: Vidimos AT, Ammirati CT, Poblete–Lopez C, editors. Dermatologic surgery. Philadelphia: Elsevier; 2009.

[13] Kuflik EG, Kuflik JH. Cryosurgery. In: Bolognia JL, Jorizzo JL, Schaffer JV, editors. Dermatology. 3rd ed. Philadelphia: Elsevier; 2012.

[14] Pomerantz H, Hogan D, Eilers D. Long–term efficacy of topical fluorouracil cream, 5%, for treating actinic keratosis. JAMA Dermatol. 2015;151(9):952–60.

[15] Askew DA, Mickan SM, Soyer HP, Wilkinson D. Effectiveness of 5–fluorouracil treatment for actinic keratosis – a systemic review of randomized controlled trials. Int J Dermatol. 2009;48(5):453–63.

[16] Ritchie SA, Patel MJ, Miller SJ. Therapeutic options to decrease actinic keratosis and squamous cell carcinoma incidence and progression in solid organ transplant recipients: a practical approach. Dermatol Surg. 2012 May;38(10):1604–21.

[17] Hanna E, Abadi R, Abbas O. Imiquimod in dermatology: an overview. Int J Dermatol. 2016;55(8):831–44.

[18] Stockfleth E. Lmax and imiquimod 3.75%: the new standard in AK management. J Eur Acad Dermatol Venereol. 2015;29(Supp.1):9–14.

[19] Ulrich C, Bichel J, Euvrard S, Guidi B, Proby CM, et al. Topical immunomodulation under systemic immunosuppression: results of a multicentre, randomized, placebo–controlled safety and efficacy study of imiquimod 5% cream for the treatment of actinic keratosis in kidney, heart, and liver transplant patients. Br J Dermatol. 2007;157(Suppl 2):25–31.

[20] Jenkins SN, Speck K, Actinic CSC. Keratosis and bowen's disease. In: Bigby M, Herxheimer A, editors. Evidence based dermatology. 3rd ed. Chichester, England: Wiley–Blackwell; 2014.

[21] Gold MH. Lasers, photodynamic therapy, and the treatment of medical dermatological conditions. In: Goldberg DJ, editor. Laser dermatology. New York: Springer Publishing; 2005.

[22] Hantash BM, Stewart DB, Cooper ZA. Facial resurfacing for nonmelanoma skin cancer prophylaxis. Arch Dermatol. 2006;142(8):976–82.

[23] Iyer SS, Friedli A, Bowes L, Kricorian G. Full face laser resurfacing: therapy and prophylaxis for actinic keratosis and non–melanoma skin cancer. Lasers Surg Med. 2004;34(2):114–9.

[24] Criscione VD, Weinstock MA, Naylor MF, Luque C, Eide MJ, Bingham SF, Department of Veterans Affairs Topical Tretinoin Chemoprevention Trial Group. Natural history and risk of malignant transformation in the veterans affairs topical Tretinoin chemoprevention trial. Cancer. 2009;115(11):2523–30.

[25] Quaedvlieg PJ, Tirsi E, Thissen MR, Krekels GA. Actinic keratosis: how to differentiate the good from the bad ones? Eur J Dermatol. 2006;16(4):335–9.

[26] Madigan LM, Lim HW. Tanning beds: impact on health, and recent regulations. Clin Dermatol. 2016;34(5):640–8.

[27] Nikolaou V, Stratigos AJ, Tsao H. Hereditary nonmelanoma skin cancer. Semin Cutan Med Surg. 2012;31(4):204–10.

[28] Naylor MF, Boyd A, Smith DW, Cameron GS, Hubbard D, Neldner KH. High sun protection factor sunscreens in the suppression of actinic neoplasia. Arch Dermatol. 1995;131(2):170–5.

[29] Darlington S, Williams G, Neale R, Frost C, Green A. A randomized controlled trial to assess sunscreen application and beta carotene supplementation in the prevention of solar keratoses. Arch Dermatol. 2003;139(4):451–5.

[30] Thompson SC, Jolley D, Marks R. Reduction of solar keratoses by regular sunscreen use. N Engl J Med. 1993;329(16):1147–51.

第3章 基底细胞癌
Basal Cell Carcinoma

Shauna Higgins　Maggie Chow　Ashley Wysong **著**

赵维佳　起　珏　何　黎 **译**　徐　丹 **校**

　　摘要：基底细胞癌（basal cell carcinoma，BCC）是美国最常见的皮肤恶性肿瘤。BCC 按其临床外观和组织学分类。肿瘤的亚型、解剖位置和患者的健康是治疗选择的考虑因素。存在多种具有不同功效的治疗方法。治疗后，患者监测随访对于预防肿瘤复发和避免出现新发皮肤癌非常重要。

　　关键词：基底细胞癌；非黑色素瘤性皮肤癌；结节性 BCC；浅表性 BCC；硬斑病样 BCC；囊性 BCC；基底鳞癌；微结节性 BCC；浸润性 BCC；色素性 BCC；腺样 BCC；放射治疗；Mohs 显微外科手术；冷冻治疗；激光治疗；光疗；化疗；维生素 A；干扰素

一、概述

　　基底细胞癌是美国最常见的癌症，占所有癌症的 25%，这意味着每年诊断出超过 2 000 000 例患者[1]。尽管 BCC 很少转移，但它们可能具有局部破坏性和高致病性，因此需要认真进行治疗和管理[2]。BCC 有许多临床和组织学亚型，从而具有不同的临床表现。因此，全面了解 BCC 亚型和治疗措施对于适当的诊疗至关重要。BCC 亚型可以通过临床表现，组织学表现或两者的结合来区分。尽管治疗方案可以是多种多样的，但合适的治疗措施取决于 BCC 亚型。尽管高风险亚型可能需要进行诸如 Mohs 显微外科手术（MMS）之类的治疗，但 BCC 最常使用的治疗方式是电吸刮除术（electrodessication and curettage，ED&C）。由于对 BCC 的治疗正在积极研究中，因此，随着越来越多的研究数据支持，还会有更多的其他疗法。

二、危险因素

BCC 的发生是遗传、临床和环境危险因素动态相互作用的结果（表 3-1）。遗传风险因素包括单核苷酸多态性（SNP）和偶发突变。诸如蛋白修补同源物 1（protein patched homolog 1，PTCH1）和肿瘤蛋白 p53（tumor protein，TP53）之类的肿瘤抑制因子的突变与 BCC 和 BCC 相关综合征的发展有关[1]。易患 BCC 的临床因素包括年龄增长、男性、皮肤白皙、晒黑能力低、儿童时期晒伤、慢性光损伤、全身免疫抑制及皮肤癌的个人或家族病史。最近的报道还表明，BMI 与早发性 BCC（40 岁以下）存在反比关系[3]。一些学者猜测雌激素对肥胖个体具有潜在的保护作用[3]。

表 3-1 **BCC 的病因和相关因素** [1, 6-11]

日晒	主要是 UVB，290～320 nm
基因突变	P53、PTCH1、PTCH2、BAP1、SUFU、CYLD
暴露于人造紫外线	日光浴、紫外线疗法、PUVA
电离辐射暴露	放射治疗
砷暴露	Fowler 钾溶液和受砷污染的水
免疫抑制	移植受者
着色性干皮病	无法修复紫外线引起的 DNA 损伤
既往非黑色素瘤性皮肤癌（NMSC）的个人和家族病史	初次被诊断为皮肤癌后，再次出现新的 NMSC 的风险在 3 年时为 35%，在 5 年时为 50% 在一级亲属中有 50 岁前被诊断患有皮肤癌的个体患 BCC 的风险最高（OR= 4.79，95%CI 2.90～7.90）
皮肤类型	1 型和 2 型皮肤更容易受累

据报道人类乳头瘤病毒（human papillomavirus，HPV）是在早发性 BCC 中发挥作用的另一个临床因素[1, 3]。尽管许多病例对照研究都未能证明两者存在明确的关联性，但多项观察性研究报道认为，HPV DNA 或血清阳性与 BCC 存在显著的正相关性。环境危险因素包括室内美黑、既往 PUVA/UVB 的治疗史及强烈的间歇性紫外线辐射（ultraviolet radiation，UVR），特别是 UVB（290～320nm）在 BCC 的发展中起主要作用[1]。与短时间的强烈 UVB 照射相比，长期累积照射具有更高的 BCC 发生风险。但是，间歇性照射引起的 BCC 发生风险仍然很大[4]。紫外线照射通过诱导肿瘤抑制基因的突变，并通过在皮肤中形成免疫耐受状态，使个体易患肿瘤风险增加而发挥其致癌作用[4]。

BCC 发生的其他危险因素包括实体器官移植后接受放射治疗、砷暴露和医源性免疫抑制。最低至 450rad 的电离剂量即可与 BCC 的发生有关。肿瘤发生的潜伏期长，并且不存在放射损伤的临床证据。在砷暴露的情况下，BCC 通常出现在躯干部。砷的来源包括井水、农药（如乙酰亚砷酸铜）、药物（Fowler 溶液、草药）和工业（采矿、冶炼、防虱子和蝇虫侵扰的防腐浸液）。对于实体器官移植后的医源性免疫抑制，SCC 发生的风险显著增加，而 BCC 发生的风险则适度增加。这些患者通常在躯干和手臂上发生 BCC，其速度是免疫正常者的 10 倍 [5]。

还有多种遗传综合征与许多 BCC 的发展有关（表 3-2）。这些综合征包括痣样基底细胞癌综合征（nevoid basal cell carcinoma syndrome，NBCCS，也称为 Gorlin 综合征）、Bazex 综合征、Rombo 综合征和 Brooke-Spiegler 综合征。NBCCS 是一种常染色体显性遗传疾病，患者可以发生多达数百个 BCC，其他临床特征包括宽阔的鼻根、前额突出、临界智力、颌骨囊肿、手掌凹坑和多处骨骼异常。Bazex 综合征是 X 连锁显性疾病，表现为多个 BCC、毛囊性皮肤萎缩、毛囊陷窝（如冰锥斑）、毛发稀少和无汗症。Rombo 综合征是常染色体显性遗传疾病，表现为蠕形萎缩性皮肤病、粟丘疹、多毛症、毛发上皮瘤、BCC 和外周血管舒张 [3]。Brooke-Spiegler 综合征的特征是多发性毛发上皮瘤、圆柱瘤、螺旋腺瘤以及多种多样的 BCC [10]。

表 3-2　**BCC 相关遗传综合征** [5]

综合征	关　联
痣样基底细胞癌综合征	PTCH 或 SUFU 基因突变髓母细胞瘤、脑膜瘤、胎儿横纹肌肉瘤和成釉细胞瘤
Bazex 综合征	萎缩性皮肤病（"冰锥斑"，尤其是在背侧的"冰锥斑"），多发性基底细胞癌和局部无汗症（出汗减少或不出汗）
Rombo 综合征	蠕形萎缩性皮肤病、粟丘疹、多毛症、毛发上皮瘤、BCC 和外周血管扩张
Brooke-Spiegler 综合征	CYLD 突变 多发性毛发上皮瘤、圆柱瘤、螺旋腺瘤及多种 BCC

三、临床表现

与紫外线暴露的关系一致，BCC 常见于年龄较大的个体，因其具有高水平的累积日照暴露，并且主要位于人体的光暴露部位。但是，年轻人中 BCC 的发生率正在上升。部分原因是自然和人工晒黑行为的增加 [12]。

BCC 主要出现在头面部，占所有病例的 70%。头部受累的主要部位是面部，其中鼻子占30%。其他常见的 BCC 好发位置包括躯干和四肢 [1, 3, 4]。BCC 的发生率与紫外线暴露的关联并不像鳞状细胞癌（SCC）那样一致，BCC 很少出现在避光区域，如足背、乳头 - 乳晕复合体、外阴、阴茎和阴囊、脐带和黏膜嘴唇[13-20]。

经典的 BCC 呈珍珠样丘疹，颜色从白色到肤色甚至棕色或黑色[21]（图 3-1）。肿瘤可以表现为扁平的、略微隆起的或局限性的结节性病变，伴有易见和不规则的血管。当肿瘤缺乏血液供应并局部破坏时，可发展为溃疡，或者在某些亚型中可出现细微的中央凹陷。肿瘤通常生长缓慢，倾向于局部浸润而不发生转移[2]。但是，如果忽略或误诊，局部组织破坏和转移的可能性就会增加[22]。BCC 的转移率为0.00 285%～0.55%，最常见的是转移至淋巴结、肺、骨骼或皮肤[2, 23]。

在就诊时，患者可能描述为一个有出血、渗出或结痂的不愈合病灶[24]。他们可能会在没有外伤的情况下出现类似瘢痕的病灶[25, 26]。在曝光部位的皮肤上任何持续时间超过3～4周的非愈合性病变，通常应考虑 BCC。临床表现的其他特征取决于特定的 BCC 亚型，下面将对此进行描述[5]。

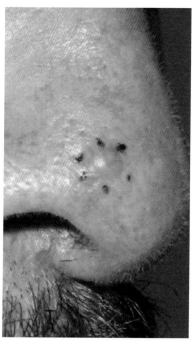

▲ 图 3-1　基底细胞癌

边界清楚的粉红色至淡黄色丘疹，其上见毛细血管扩张

1. 结节型基底细胞癌

结节型 BCC，也称为结节溃疡型或"侵蚀性溃疡"，占所有 BCC 的 50%（图 3-2）。它可以表现为具有溃疡的局限性结节及与毛细血管扩张相关的隆起的珍珠状边界。皮损黑色素的多少差异性很大，可能存在褐色斑点，或者整个病变是黑色或蓝黑色（图 3-3）。常见的皮肤镜特征包括不规则或树枝状血管，局灶性溃疡和半透明状[27]。如果不加以治疗，这些肿瘤将变得非常大，并且可以向深部浸润，导致组织的局部破坏。病变类似老鼠咬过可导致俗称的"侵蚀性溃疡"。

在组织学上，结节型 BCC 具有多种亚型，包括实体型、角化型（柱状）、囊型和腺样亚型[5]。许多还表现出独特的次要特征，鳞状细胞分化是其中一个特征，这与肿瘤更具侵袭性的表现有关。间质硬化也可能见于复发性病变中，这使得肿瘤难以治疗[5]。还有报道提到一种罕见的结节型 BCC，具有淀粉样蛋白沉积，皮肤镜可见呈白色球状的淀粉样蛋白体（图 3-4）[27]。

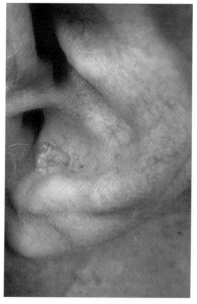

▲ 图 3-2　结节型基底细胞癌

边界清楚的粉红色珍珠状丘疹，具有毛细血管扩张和中央溃疡，伴有"侵蚀性溃疡"

2. 浅表型基底细胞癌

浅表或多发的基底细胞癌多见于躯干和四肢，头颈部偶可见（图 3-5）。大小为数毫米至数厘米，常表现为粉色或红色的扁平鳞屑性皮损，有小而透明的隆起型边缘。可能存在以萎缩和色素减退为特征的自发消退区，也可存在不同色素含量的皮损。

无色素性浅表型基底细胞癌在皮肤镜下可见散乱的血管模式、分枝状血管、毛细血管扩张或非典型血管、乳红色背景、多发性小糜烂面和亮白色或红色无结构区域[28]。在色素性浅表型基底细胞癌中，皮肤镜下可见枫叶样区域、车轮状结构和多个蓝灰色的小点或小球（图 3-6）[28, 29]。

浅表型基底细胞癌最初的生长模式为水平式生长，向

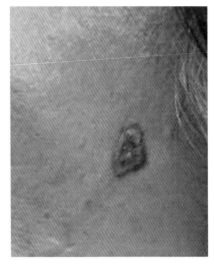

▲ 图 3-3　色素型基底细胞癌
边界清晰的紫斑，中央色素沉着

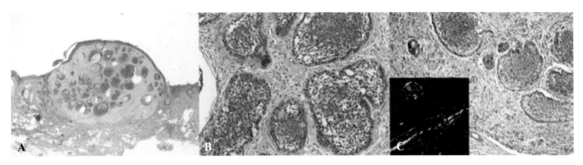

▲ 图 3-4　结节型 BCC 的组织病理学特征
A. 大量基底样细胞；B. 瘤块内基底样细胞呈栅状排列；C. 肿瘤细胞与肿瘤结节中心之间的基质中淀粉样蛋白的微红色沉积，在偏振光下显示苹果绿色双折射[27]（经 Elsevier 许可，引自 Park 等[27]）

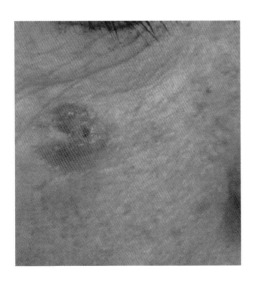

◀ 图 3-5　浅表型基底细胞癌
边界不清晰的粉红色鳞片，内侧边缘有结痂的丘疹

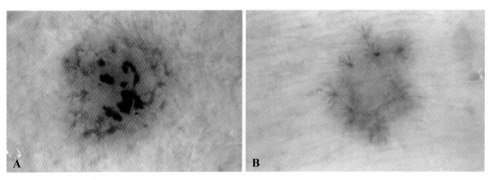

▲ 图 3-6　浅表型基底细胞癌的皮肤镜特征

A. 颈部外侧一枚黑色棕色相间的斑块，皮肤镜下可见典型的枫叶样区域；B. 前胸部红斑和棕色斑块，皮肤镜下可见典型的轮辐状区域 [30]（经 Creative Commons Attribution License 许可转载，版权所有 ©2011 Akiko Hirofuji et al.）

周围正常皮肤侵袭，随后逐渐向深部组织侵袭，形成局部硬结溃疡或深部结节。广泛的亚临床横向浸润侵袭是导致常规手术切除后复发率高的原因 [5]。

3. 硬斑病样基底细胞癌

硬斑病样基底细胞癌因临床表现与硬斑病相似而得名 [31]。病变常表现为局部皮肤硬化，呈象牙色，偶伴毛细血管扩张。临床表现无特征性，常导致误诊。值得注意的是，皮肤转移癌在临床和组织学上可能与硬斑病样基底细胞癌相似，因此，在诊断硬斑病样基底细胞癌时，应始终注意鉴别诊断。该亚型容易出现广泛的亚临床扩散，侵袭肌肉、神经和骨骼等，复发率高 [5]。

4. 囊性基底细胞癌

囊性基底细胞癌临床表现常与结节性基底细胞癌相似。但是在组织学上，该型肿瘤具有囊性改变。临床上，一般呈蓝灰色囊状外观，如果刺破或割开，可能会渗出透明液体。该病长在睑周时易与汗囊瘤混淆 [5]（图 3-7）。

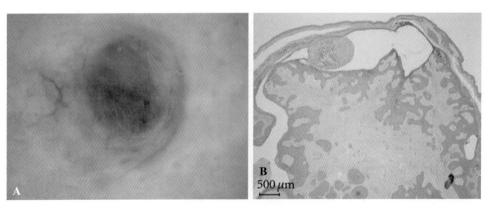

▲ 图 3-7　囊性基底细胞癌

A. 皮肤镜检查见均质蓝色 / 黑色区域和分支状毛细血管扩张；B. 组织学示肿瘤主要位于真皮，部分从表皮开始，肿瘤内见囊性间隙 [32]（经 Creative Commons Attribution License 许可转载，版权所有 ©2011 Akihiro Yoneta et al.）

5. 基底鳞状细胞癌

基底细胞癌伴鳞状上皮化生也称为基底鳞状细胞癌（basosquamous，BSC）或化生癌。组织学上，这类肿瘤同时可见基底细胞癌性和鳞状细胞癌性，有时在两者之间存在过渡区域[33]。出现黏液基质沉积有助于区别本病与鳞状细胞癌，后者无黏液基质沉积[5]。

BSC 早期一直被当作一种组织学亚型，直到最近报道其有不同的临床表现[5]。Akay 等在36 例经组织学确认为的 BSC 中发现了有意义的皮肤镜特征[34]，包括角蛋白沉积（97.7%）、表面脱屑（77.8%）、溃疡（69.4%）、白色无结构区（69.4%）、白色结节（66.7%）、角蛋白块上的出血斑（66.7%），以及由分枝状、蛇形、直线形、卷曲或环状血管组成的多形态血管模式（61%）[34]（图 3-8）。

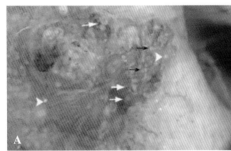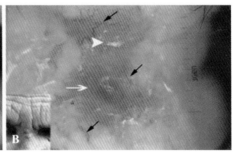

▲ 图 3-8　BSC 特有的临床特征

A. BCC 占主导的 BSC 皮肤镜下可见白色圆环（白箭）、白色无结构区域（箭头）和一个区域内四个点（黑箭）；B. 集中的蛇形血管和散乱的直血管（黑箭）、角蛋白（白箭）和鳞屑（白箭头）[34]（经 John Wiley & Sons 许可，引自 Akay 等[34] 的图 1H、图 2C）

尽管 BSC 仅占所有 NMSC 的 1%～2.3%，但侵袭性和破坏性比其他基底细胞癌亚型更强，转移、复发率更高[5]。据报道，广泛局部切除后 BSC 的局部复发率仍高达 45%，几乎是单独的基底细胞癌和鳞状细胞癌复发率的 2 倍[35]。复发高危因素包括男性、手术切缘残留肿瘤细胞、肿瘤侵犯淋巴管和周围神经[35]。最常见的复发模式是局部复发，其次是局部复发合并区域淋巴结转移[35]。据报道，Mohs 显微外科手术（MMS）可将复发率降至 4%～9%[35]。虽然与广泛的局部切除相比复发率下降，但仍高于报道的 MMS 基底细胞癌（0.64%）和鳞状细胞癌（1.2%）的复发率[35]。据报道，BSC 转移率高达 9.7%，而其他类型的基底细胞癌转移率不到 0.1%，大于 3cm 的基底细胞癌转移率约为 2%[5, 36]。

6. 浸润性和微结节型基底细胞癌

1951 年，Thackray 创造了"浸润性"一词来形容他认为比结节型基底细胞癌更难根除的BCC 组织学亚型[37]。浸润性和微结节型肿瘤与侵袭性生长模式有关，有报道认为该类型肿瘤比结节型基底细胞癌侵袭范围更广、更深。与结节型基底细胞癌（6.4%）相比，单纯手术切除本型切缘阳性率更高（26.5%）[37]。因此，Mohs 显微外科手术是该类型肿瘤最合适的治疗方式。

临床上，可表现为边界不清的扁平或稍隆起的斑块。如果存在硬化成分（称为硬化型基底细胞癌），可能表现为具有硬斑病某些临床特征的坚硬斑块。

7. 色素型基底细胞癌

色素型基底细胞癌是罕见的临床亚型，多见于皮肤较黑的患者[38]。临床上，由于皮损发黑和不规则的色素沉着常被误认为是黑色素瘤。与毛细血管扩张相关的珍珠状凸起边缘可能有助于区分肿瘤。色素型基底细胞癌的其他临床特征包括手术切缘残留肿瘤细胞，肿瘤侵犯淋巴管及周围神经[38]。6.7%~8.5% 的 BCC 病例含有色素[39]。

线状基底细胞癌是另一种罕见的基底细胞癌亚型，也可以出现色素沉着。常出现在眼周和颈部（分别占报道病例的 37% 和 34%）[40]。其中 32% 的病例在组织学上具有侵袭性，可分为小结节型、浸润性或硬斑病样型。Mohs 显微外科手术是这些亚型肿瘤的一线治疗方法[39]。

8. 巨大型基底细胞癌

巨大型基底细胞癌是大于 5cm 的肿瘤。它们具有独特的临床意义和社会心理影响[41]。这类 BCC 约占所有 BCC 的 1%，常由患者疏忽引起[42]。多常见于独居、对自己的疾病漠不关心、酗酒或其他形式成瘾的患者[41]。与 BCC 较小（< 5cm）的患者相比，这些患者 β- 内啡肽和 5- 羟色胺水平可能更高[41]。组织学上，本型常表现为腺样、浸润性或硬斑病样亚型。与非巨大型基底细胞癌（< 5cm）相比，这些基底细胞癌更容易转移，出现神经侵袭、溃疡，生长速度更快[42]。

9. Pinkus 纤维上皮瘤

Pinkus 纤维上皮瘤最早在 1953 年由 Herman Pinkus 描述，它是一种可能导致基底细胞癌的癌前病变[43]，常见于腰骶部。临床表现为孤立的肉色丘疹，偶见色素，常被误诊为纤维瘤、皮内痣、脂溢性角化、浅表脂肪痣或软纤维瘤[43, 44]。Pinkus 纤维上皮瘤在皮肤镜下可见亮白色结构（茧形或晶体状）、细小的分支状血管、粟粒样囊肿和溃疡（图 3-9）。组织学以纤维基质包

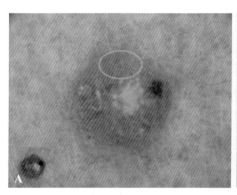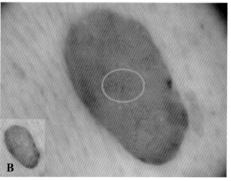

▲ 图 3-9　Pinkus 纤维上皮瘤

A. Pinkus 纤维上皮瘤皮肤镜图像：蜂窝状白色网状结构和不同大小的孔（灰色圆圈），病变中央部可见粗血管平行于皮损表面和短而亮的白色条纹；B.Pinkus 纤维上皮瘤皮肤镜图像：皮损大片区域见白色网格覆盖（灰色圆圈），孔洞和半透明区域内有多形血管突出，病变的下 1/3 区域有分支状血管和粗短的白色条纹[43]（经 Elsevier 许可，引自 Kornreich & Lee[40] 的图 1 和图 3）

绕网状基底层上皮细胞为特征[43]。也有例外，1 例组织学病例报告显示 Pinkus 纤维上皮瘤和结节性基底细胞癌同时存在于一个病变中[45]。

四、组织学表现

影响组织学表现的两个主要因素是基底细胞癌的起源细胞和上皮细胞生长的间质反应[5]。基底细胞癌偶尔会向上皮性附属结构分化。尽管最近的证据表明应首先识别分化模式，以用于诊断基底细胞癌并进行鉴别诊断[46]。据报道，生长模式是唯一被证实的可预测生物学行为的组织学指标，因此与治疗计划更相关[46]。基底细胞癌分类的两种主要组织学模式包括局限性生长模式和弥漫性生长模式。不同的组织学亚型都可以找到对应的生长模式[5]。

1. 局限性生长模式

临床表现为圆顶状病变，边界清楚，与结节或结节溃疡型相对应。组织学上，这些局限性肿瘤通常由形状不规则、大小不等的基底样细胞组成，这些细胞被纤维血管间质包裹形成岛状。它们构成了绝大多数的基底细胞癌，包括结节状、腺样、角化型、滤泡状和色素型基底细胞癌，也包括 Pinkus 纤维上皮瘤[5]。

2. 结节型基底细胞癌

结节型或实质型的基底细胞癌由基底层细胞成团聚集而成，没有向附属器结构分化的能力（图 3-10）[46]。癌巢外细胞平行排列。癌巢底部与基底膜接触，顶端向内指向癌巢中心。这种结构被称为栅栏。细胞间质中常含有丰富的黏蛋白，尤其是上皮细胞岛附近的间质。基质中的糖胺多聚糖在制片过程中被去除，产生人工裂缝。这些裂隙看起来整齐一致，具有诊断意义。

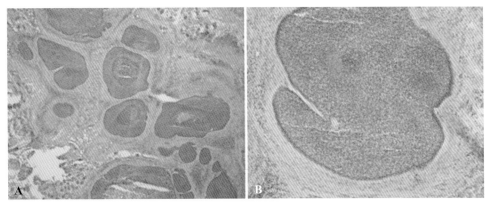

▲ 图 3-10　结节型基底细胞癌
A. 注意肿瘤的对称性和界限（HE，4×）；B. 肿瘤主要由大小均一细胞的排列呈大岛状（HE，10×）

较大的癌巢可能出现中央坏死，导致微囊的形成[5]。因此，中央坏死的基底细胞癌组织学上可见囊性结构。这些由一个或几个异常大的基底细胞巢和中央陷窝组成的肿瘤不常见[5]。

3. 腺样基底细胞癌

腺样亚型是一种罕见的组织病理学亚型，发生率约为 1.3%[47]。其特征是交织的索状结构和大小不等的基底细胞岛，周围有黏液基质[47]。吻合索压迫间质形成腺体样结构。如果这些病变表现为囊性改变，它们有时被称为腺样囊性亚型[5]。但是，一些学者主张避免使用术语"腺样囊性"，因为它可能与"腺样囊性癌"混淆，后者是一个完全不同的实体[5]。腺样 BCC 不易复发或转移[48]。

4. 角化型基底细胞癌

很少有 BCC 具有角质化或产生角蛋白的能力，通常发生在基底岛的中心[33]（图 3-11）。角蛋白可以是角化不全或角化过度的。这些病变与毛表上皮瘤的区别在于毛乳头不形成，间质不常见收缩，上皮成分占优势[5]。

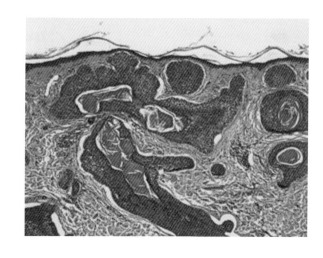

◀ 图 3-11　角化型基底细胞癌
有中央囊性结构，包含大量的原角蛋白和颗粒区毗邻角蛋白，这些结构类似于异常卵泡单位（HE，10×）[5]（经 Elsevier 许可，引自 Cockerell 等[5]）

5. 滤泡性基底细胞癌

滤泡性基底细胞癌（infundibulocystic BCC）通常出现在面部，在组织学上表现为基底细胞的小聚集体，包含微囊和邻近增殖基底细胞岛的阴影细胞[46, 49]。微囊含有层状角化材料，周围常有鳞状上皮化生。一些基底样岛可能类似于休止期的毛囊（图 3-12）。此类型肿瘤与毛上皮瘤的区别在于，细胞聚集通常与表皮连续，基质由少数肿瘤组成，对角蛋白没有异物反应，毛乳头不存在[5]。

6. Pinkus 纤维上皮瘤

Pinkus 纤维上皮瘤由蕾丝状分枝的基底样细胞组成，这些基底样细胞与外观水肿的纤维基质相融合[50]。基底细胞团块起源于表皮基底层。也可见更典型的具有栅栏状间隙的基底样细胞岛[5]。

7. 色素型基底细胞癌

黑色素沉着可以在所有 BCC 类型中发生，除了硬斑样型以外，大多数色素型 BCC 都是结节性的 [5, 51]。在色素型 BCC 中，有结节状的细胞片，外围栅栏样结构，大量的黑色素和增加的有丝分裂活性（图 3-12）[52]。黑色素细胞通常散布在基底细胞中。基质中也可能有大量带有黑色素的巨噬细胞 [5]。

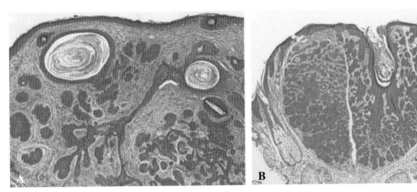

▲ 图 3-12　滤泡性基底细胞癌

A. 肿瘤典型、小、边界清楚、对称、浅表，基底细胞的许多聚集体类似于休止期卵泡，存在微囊（HE，40×）；B. 该病变显示间质中偶有小角囊肿和裂缝（HE，80×）[5]（经 Elsevier 许可，引自 Cockerell 等 [5]）

8. 具有扩散生长模式的基底细胞癌

与通常边界清楚的局限性基底细胞癌相比，那些具有弥散性生长模式的 BCC 呈斑块状或扁平状病变，水平扩散，边界不清。因此，这些病变具有高复发率。具有弥漫性生长模式的 BCC 分为表面型、硬斑样型、浸润型和微结节型 [5]。

9. 浅表型基底细胞癌

组织学上，浅表型基底细胞癌在真皮乳头层表现为非典型基底细胞水平排列形成的分叶状肿瘤，真皮乳头层与表皮间具有广泛的连接，栅栏状的基底细胞呈裂隙状回缩。癌巢下有一层薄薄的纤维血管基质。所有的基细胞岛都与表皮相连，没有向下延伸（图 3-13）。肿瘤细胞可

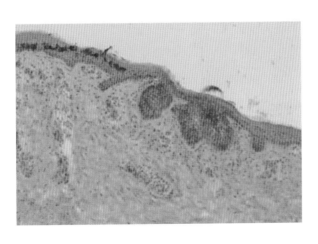

◀ 图 3-13　浅表型基底细胞癌
真皮 - 表皮交界处的癌巢（HE，10×）

浸润毛囊，极少数情况下可浸润于汗腺附属器结构。有丝分裂及凋亡细胞很少见，带状淋巴样浸润也具有特征性[46]。

10. 硬斑病样型基底细胞癌

硬斑病样型基底细胞癌累及范围很广（平均7mm），临床上进行切缘评估极其困难，使得该类型BCC治疗困难[26]。致密的纤维间质构成肿瘤的大部分组织结构，决定了刮除治疗不适用于该类型BCC[5]。这类肿瘤通常与表皮没有明确的连接，上皮结构完全消失。黏蛋白很少甚至缺失，除了偶尔可见的细小的肿瘤岛，通常不可见黏液基质回缩和栅栏状排列的肿瘤细胞（图3-14）[5]。

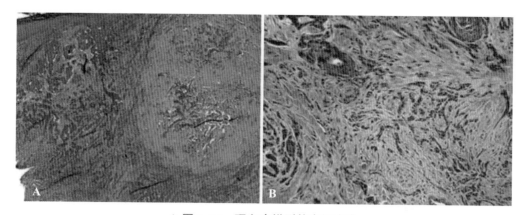

▲ 图3-14　硬斑病样型基底细胞癌

A. 上皮由小的成角的巢状、线状及条索状基底细胞组成，后者被一层致密的胶原质基质包绕，炎症浸润及栅栏状排列的细胞均不明显，尽管肿瘤确实来源于表皮，但典型表现是肿瘤组织与表皮之间没有明显连接（HE，40×）；B. 条索状深染的基底细胞浸于丰富的纤维间质中，表现类似于转移性乳腺癌（HE，80×）（经Elsevier许可，引自Cockerell等[5]）

组织学上，硬斑病样型基底细胞癌必须与汗管瘤、促结缔组织增生型毛发上皮瘤和转移性腺癌相鉴别。汗管瘤的特征性变化是硬化性基质内嵌有小的管状上皮结构。促结缔组织增生型毛发上皮瘤具有含有角蛋白的微囊，后者在硬斑病样型BCC中不可见。转移性腺癌在组织病理的形态上与硬斑病样型基底细胞癌最具有相似性。转移性乳腺癌会产生硬癌组织反应，后者与硬斑病样型BCC的表现类似。在转移性腺癌的病例中，仔细检查组织可能会发现向腺体分化的区域。通过免疫过氧化物酶染色，部分转移性腺癌中可见癌胚抗原（CEA）阳性[5]。

11. 浸润型基底细胞癌

浸润型基底细胞癌侵袭性很强，有破坏局部组织的倾向[37]。该亚型肿瘤中央没有凝聚性的基底细胞团块，取而代之的是广泛分布的细长的岛状或线状排列的非典型基底细胞。癌巢内的细胞通常成角排列，生长方向与皮肤表面垂直。可见栅栏状排列的细胞，带排列不整齐。肿瘤可同时纵向和横向侵袭扩张[5]。

12. 微小结节型基底细胞癌

微小结节型基底细胞癌以小巢状的基底细胞为特征（图 3-15）。肿瘤岛通常仅有毛球大小，常呈栅栏状排列。肿瘤岛通常边界平坦、模糊且界限不清。这类肿瘤通常能够侵袭到深部组织，位于肿瘤深层的细胞巢可以表现为游离在周围没有基质的组织中[5]。

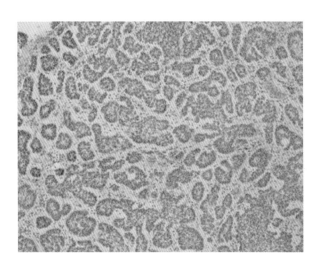

◀ 图 3-15　微小结节型基底细胞癌
真皮内多个小的基底细胞癌（HE，10×）[53]

五、诊断和分期

传统上，无论是否有皮肤镜辅助，临床上都可以诊断基底细胞癌，并通过平削、环钻或切除活检确诊。使用组织块活检得到的组织病理学结果有助于明确可能导致肿瘤复发的其他危险因素，从而指导进一步的治疗。国家综合癌症网络（NCCN）明确的复发风险因素如下。

- 躯干和四肢肿瘤直径＞ 20mm。
- 脸颊、额头、头皮或颈部肿瘤直径＞ 10mm。
- 面部（脸颊和额头以外）、生殖器、手、足部肿瘤直径＞ 6mm。
- 界限不清楚的肿瘤。
- 免疫抑制。
- 既往接受过放射治疗的区域。
- 具有硬斑病样型、硬化型、混合浸润型或微小结节型特征的病理类型。
- 累及神经周围。

通过辅助成像［如高频超声（HFUS）］可以识别出原发肿瘤的其他高危特征[54]。高频超声的频率＞ 20MHz，可以快速成像并区分表皮、真皮和皮下组织。超声波的基本模式包括 A 模式、B 模式和多普勒方法。频率为 20MHz 的 B 模式下，组织穿透深度可达 6～7mm[55]，可以确定肿瘤深度。据报道，测量深度与组织病理学结果的相关性为99%[54, 56]。尽管大多数基底细胞癌皮损表现为椭圆形边界清晰但回声较差的肿块，但具有较高侵袭力的病变也可能出现高回声斑点。三维多普勒血流技术还可以测量肿瘤的新生血管，绘制血管结构和邻近神经的图谱。也可以检测淋巴结病变及早期摸不到淋巴结肿大的肿瘤局部区域转移。当然，超声检查的准确性取决于操作者经验、肿瘤部位和设备。使用专门的探头，转换器的尺寸可与扫描区域相匹配，从而获得耳和鼻软骨的三维成像。HFUS的另一个极限是需要一个透声窗，但由于空气或骨头的影响，透声窗的评估深度受到了限制。因此，超声波不能可靠地显示咽后壁及头颈部更深部位的结节，需要计算机断层扫描（CT）或磁共振成像（MRI）[57]。

放射成像可用于高危肿瘤的检查和评估[58, 59]。局部晚期肿瘤的特征可能是骨质累及周围神经侵犯，或眼眶浸润，并穿透颅骨、硬脑膜，甚至大脑。临床上出现肿瘤侵袭眼眶的表现包括疼痛、累及眼眶边缘或内眼角的固定肿瘤，眼外肌活动范围缩小，或眼球移位。其他危险因素包括组织病理类型为浸润型或硬化型的病例及眼眶周区多发性复发肿瘤。对于大多数眶周和其他头颈部肿瘤，计算机断层扫描（CT）可作为术前评估的初始影像。在评估微小的颅内疾病、中枢神经系统受累或神经周围侵犯方面，MRI扫描通常比CT更有用。尽管出现转移的基底细胞癌极其罕见，这方面的数据也很少，但PET/CT仍然是评估远处转移的理想方法，也有可用于术后监测[59, 60]。

1. 初步诊断后的监测

与普通人群相比，有基底细胞癌病史的患者出现继发BCC的风险增加17倍，继发SCC的风险增加3倍，患黑色素瘤的风险增加2倍[1]。因此必须进行适当的检测。具体的随访计划取决于基底细胞癌的数量、严重程度以及出现日光损伤的量[5]。尽管复发性BCC通常在初次诊断肿瘤后的第一个5年内出现，但以后也可能发生。

2. 治疗

探索基底细胞癌最佳治疗策略的随机对照试验寥寥无几。最新的治疗推荐由一组NCCN的临床专家定期更新。根据NCCN指南，若基底细胞癌没有上述危险因素，治疗一般从标准切除、电干燥法及刮除法（ED&C）开始。若存在一个或多个危险因素，则需要接受Mohs手术。若躯干或四肢的肿瘤直径＞20mm是唯一的危险因素，可以将肿瘤直接切除[5]。

3. 电干燥和刮除法

电干燥和刮除法（electrodessication and curettage，ED&C）是治疗BCC最常用的方法[61]。据报道，在合适的皮损上使用该方法，治愈率可高达98%[5]。ED&C最适用于位于复发风险较低区域的、直径1cm以下界限清晰且外生性结节型基底细胞癌。目前还没有关于使用周期数量的标准。一些临床医生使用固定的周期（通常是3个周期），而另一些人则持续使用ED&C直至暴露出健康的基底。

当基底细胞癌肿瘤组织被硬化性间质包裹和（或）具有侵袭性的生长模式（即复发性、硬斑病样型、硬化性或微小结节型基底细胞癌）时，刮除法是无效的。若基底细胞起源于或隐藏在毛囊皮脂腺单位间（如鼻子、头皮），具有高度侵袭性（如神经周围、真皮深层、皮下脂肪、软骨膜、骨膜）、位于无法固定的位置（如嘴唇、眼睑）时，也被认为不合适使用 ED&C 治疗[5]。

在一项基于 862 例使用 ED&C 治疗的 BCC 病例的回顾性研究中，使用刮除组织碎片进行免疫组织化学，预测哪些病例有可能复发[62]。在刮除组织的碎片中未见残留肿瘤组织的病例中无复发。在刮除碎片中残留肿瘤组织的病例中有 38% 的患者出现复发[62]。

ED&C 的不良反应包括偶尔出现色素减退、增生性瘢痕（常见于年轻人的躯干和四肢），以及在游离缘附近（如眼睑或嘴唇）出现凹痕和外翻[5]。为了提高美容效果，一些医师偶尔也会忽略 ED&C 的治疗方法[5]。

4. 手术切除

手术切除适用于治疗所有部位、所有类型的基底细胞癌。这种方式的优点包括能够检测组织切缘、快速愈合并获得最佳美容效果。然而，对于复发性 BCC、硬斑病样型 BCC（一种具有侵袭性的组织学类型），以及高危区域的 BCC 病例，手术切除后进行组织切缘检测的效果不如 Mohs 显微外科手术。在单一个中心研究中，手术切除后完成切缘评估，阳性切缘的占比约为 12.18%（402 个手术治疗病例中有 49 个病例出现阳性结果）[63]。

推荐的手术切除范围根据不同情况而不同，从小的原发性 BCC 的 3～5mm 到复发性 BCC 的 1.5～3cm[5, 64]。一项研究中对于 ≤ 2cm 的非硬斑病样型 BCC，3mm 的手术切缘可以获得 95% 的治愈率[65]。另一项基于门诊的前瞻性研究对 9 个月内切除的 150 个皮损进行了分析，认为对于临床诊断为基底细胞癌或鳞状细胞癌这类适合在门诊机构切除的病例，最理想的手术切缘是 4mm。根据同一项研究，对于边界清楚的皮损，如结节型基底细胞癌，手术切缘可以在 3mm[66]。对于小的原发性基底细胞癌，切除深度至脂肪层就足够了。然而，更大侵袭性更强的肿瘤可能会侵犯更深的组织层次，需要更大范围的切除[5]。

值得注意的是，在决定手术方案时，应将同一患者身上皮损的数量纳入考虑范围。同时患有多个基底细胞癌的患者可能无法接受手术切除每个皮损。对于这样的病例可能更容易接受局部化疗、冷冻或刮除术[5]。

5. Mohs 显微手术

MMS 可以完整评估任何类型的基底细胞癌的手术切缘，最大限度地保存正常组织，并完全治愈肿瘤。因此 Mohs 手术是所有高危型基底细胞癌的首选治疗方法[67]。如前所述，组织学上的高危型基底细胞癌包括界限不清的、大的、侵袭性的和（或）复发性肿瘤，这些病变以硬斑病样型或其他侵袭性组织类型为特征，以及存在神经周围侵袭[63]。MMS 也是高危区域（如曾经接受过放射治疗或需要保存的重要区域）基底细胞癌的首选治疗方法[5]。大部分老年人都可以忍受局部麻醉并切除体积较大的基底细胞癌。因此绝大多数患者都适合选择外科治疗。

6. 放射治疗

放射治疗（radiation therapy，RT）是治疗基底细胞癌的另一种选择。目前可用的放射治疗方式包括超电压电子束放射治疗、正电压放射治疗、电子近距离放射治疗和表面/软放射治疗（表 3-3）[68]。兆伏电子热疗由直线加速器产生的集中电子流组成，放射肿瘤学专家主要在医院中使用该设备[68]。光子发射形式根据千伏大学及辐射源与皮肤表面的距离变化而不同[68]。250kV 范围内的正压放射治疗可以用来治疗皮肤癌。电子近距离放射治疗系统使用微型 X 线管在距皮肤表面 2.5～6cm 处辐射发射光子。表面辐射治疗（SRT）利用 X 线发射 50～150kV 范围内的低能千伏光子[69-70]。SRT 设备省去了更深层次的结构，专门针对皮肤[69]。针对 SRT 治疗 NMSC 的随机对照试验很有限。然而，回顾性分析和病例报告支持将其用于治疗基底细胞癌，且使用该方法治疗 BCC 复发率低、美容效果好[69]。

表 3-3　非黑色素瘤性皮肤癌常用放射治疗方法的比较[68]

种 类	别 名	放射源类型	kV	离体表距离（cm）	放射物
兆伏电子疗法	电子束照射	直线加速器	6000～9000（6～9MV）	80	电子
正电压疗法	深部 X 线	X 线机阴极	200～400	50～80	光子
接触放疗	超短距离 X 线	X 线机阴极	50～60	1.5～3.0	光子
电子近距离治疗		小型化 X 线阴极	50	2.5～6.0	光子
浅表 X 线治疗	Pyrex（玻璃）窗（旧单元）	X 线机阴极	60～100	15～30	光子
软 X 线疗法	铍窗（现代单位）	X 线机阴极	20～100	10～30	光子

最近的报道表明，对于无法完全切除的肿瘤、再次手术可能导致严重功能缺陷或影响容貌的复发性肿瘤，SRT 配合正电压 X 线治疗是一种有效的手术替代治疗方案[70]。报道中该方法对 BCC 的 5 年控制率为 85%，且毒性较低[70]。RT 治疗基底细胞癌的缺点包括对高风险区域的肿瘤、复发性肿瘤、体积大、向深部组织侵袭和（或）侵袭性 BCC 的治疗失败率高。

应该严格掌握 RT 治疗 BCC 的适应证。适应证包括鼻部、耳部、眶周等不适合手术的部位的 BCC。这些部位选择放射治疗以最大限度地减少对精微结构，如泪道收集系统的破坏[71]。RT 也适用于仅希望去除凸出的肿瘤组织和（或）缓解症状的病例[72]。放射治疗适用于老年人，因为相对年轻患者而言，老年患者不用担心未来出现恶性肿瘤的风险，且放疗有助于控制原发肿瘤。值得注意的是，一项手术与放疗治疗面部 BCC 的随机对照研究发现，RT 治疗面部 BCC 的四年复发率较高（手术组为 0.7%，RT 组为 7.5%），且盲评及患者自身评估都认为美容效果较差[73]。放射治疗的其他考虑因素包括治疗费用及需要进行多次治疗带来的不便。治疗费用根据选择放疗的类型不同而有很大差异（表 3-4）[68]。NBCCS 患者应避免放射治疗，因为 RT 可能激发更多的 BCC。因此选择合适的患者和肿瘤是考虑放疗的关键因素。

表 3-4　放射治疗方式的成本比较

治疗方法	2015 CPT/APC 代码	治疗 1 个皮损费用（美元）
皮肤科进行浅表放射治疗（5 分数）	77 261 77 300 77 332 77 427 77 401×5	512.38
皮肤科进行浅表放射治疗（12 分数）	77 261 77 300 77 332 77 427×2 77 401×12	844.20
门诊高剂量电子近距离放射治疗（8 分数）	77 261 77 290 77 316 77 334 77 470 77 789×8 0182 T×8	7871.86
放射医师进行的住院正电压放射治疗（20 分数）	77 261 77 300 77 332 77 427×4 77 401×20（CPT + APC）	3714.80
放射医师进行的住院兆伏电子束辐射治疗（20 分数）	77 261 77 306 77 332 77 280 77 336 77 427×4 77 402/G6003×20（CPT + APC）	7106.79

经 Elsevier 许可，引自 Wolfe 和 Cognetta[68]

7. 冷冻外科治疗

冷冻外科治疗是一种保守的治疗方法，适用于健康状况不佳（包括服用抗凝血药、安装起搏器及适当肿瘤类型）的患者[5]。冷冻外科治疗需使用带有液氮喷雾装置的冷冻探头，快速冷冻和缓慢解冻的过程能够充分破坏肿瘤组织，至少需要将组织降温至 −60～−25℃，在恶性肿瘤病变部位，需要重复冷冻 − 解冻循环过程[74]。对于面部基底细胞癌的治疗，推荐完成 2 次冷冻 − 解冻循环周期[75]。约 5mm 的冷冻边缘被认为是可以接受的[75]。位于软骨或骨组织上方的肿瘤，治疗深度应该达到足够的深度，即看到被治疗的组织与下方正常组织固定为止。治疗也应该包括足够的"临床表现正常的"组织边缘，以补偿潜在的亚临床损害[5]。

尽管目前尚无统一的指南，但冷冻外科治疗不应该用于治疗侵袭性 BCC、复发性 BCC、硬斑病样型 BCC、转移性 BCC 和位于高危区的 BCC。因边界非常不清楚，同时硬化组织可以隔绝热损伤，硬化性 BCC 使用冷冻外科治疗的效果也很差[5]。据报道，对下肢进行冷冻外科治疗后伤口愈合缓慢，美容效果不佳，感染风险很高。然而，最近一项研究称使用冷冻针行皮损内冷冻治疗，单次治疗就能彻底根除老年患者下肢的 BCC[76]。对于腿部以外的病变，该方法也被证实能够取得良好的疗效[77]。该技术并发症相对较少，患者耐受性良好[76]。

该方法对＜ 1cm 的结节型基底细胞癌及≤ 2cm 的原发性基底细胞癌的治愈率高达 97%[5]。一项针对头颈部浅表型 BCC 和结节型 BCC 的研究比较了冷冻外科治疗（20s 冷冻，60s 解冻 ×2 循环周期）与标准手术切除的治疗效果，发现 1 年后两种治疗方法的复发率无显著差异[75]。但在直径＞ 2cm BCC、复发性 BCC、硬斑病样型 BCC，生长在高风险区域的 BCC 及呈侵袭性生长模式的 BCC 病例中，冷冻外科治愈率较低[5]。直径＞ 3cm 的 BCC 通常不适于选择冷冻治疗。

冷冻外科的主要缺点是美容效果欠佳[5]。持续的抑郁可能随之而来，尤其是鼻子、前额、背部、胸部和耳朵等病变部位。唇红缘或耳朵软骨附近的冷冻外科治疗可能会导致创面不愈。若遗留肥厚型瘢痕，通常在第 6 周可见[3]。采用联合疗法，例如免疫冷冻术（轻度冷冻术后持续使用咪喹莫特）能够最小化传统冷冻术带来的不良反应[78]。

8. 激光治疗

激光治疗不属于 FDA 批准的基底细胞癌治疗方式，但已经有使用激光治疗 BCC 成功的超标案例[79]。激光可以有针对性地破坏肿瘤中特定的组织类型，例如针对血管中的血红蛋白或针对水分子，从而达到破坏局部组织的目的[80]。值得注意的是，激光治疗不能像手术切除那样评估组织学边界，因此，建议对接受这类非常规疗法进行治疗的 BCC 患者进行密切的临床随访。

通过靶向血红蛋白，激光选择性破坏肿瘤的血供。这种选择性破坏组织的方法优点是可以保存周围的正常组织。一个例子是针对血红蛋白的脉冲染料激光器（PDL）。近期 Ortiz 等的一项使用 PDL 治疗 BCC 的试点研究显示，BCC 对 PDL 的反应率取决于肿瘤的大小[81]。直径＜ 1.5cm 的 BCC 中有 92% 的皮损对 PDL 产生完全反应，而直径＞ 1.5cm 的 BCC 中只有 25% 的皮损表现出完全响应[80]。出现完全反应的肿瘤组织学类型包括浅表型、结节型、微结节型和角化型 BCC。在不完全反应组中，PDL 治疗后肿瘤的大小估计减少了 71%～99%。

Konnikov 等的另一项研究评估了用 PDL 激光治疗 BCC 患者的长期预后情况[82]。首次随访（最后一次 PDL 治疗后 3～7 个月）时，在所有肿瘤大小（8～17mm）及组织学亚型的患者中，95% 的患者得到完全缓解。在 18 个月的中位随访期中，94.7% 的 BCC 患者保持初次治疗效果，没有出现任何肿瘤复发或残留的迹象，近 90% 的患者在治疗后 21 个月内无肿瘤复发[80]。值得注意的是，与 585nm 激光相比，595nm 波长激光对较小的浅表型 BCC 表现出更好的临床疗效[80]，这可能是由于相对于 585nm 激光，595nm 激光具有更深的最大凝固力[80]。

二氧化碳（CO_2）和 Er:YAG 激光之类的剥脱性激光通过汽化组织中的水分发挥作用，也已证明可有效治疗 BCC[80]。一项前瞻性研究表明，CO_2 治疗浅表型 BCC 及直径＜ 1.5cm 的结节型 BCC 的临床效果极佳，治愈率 100%，3 年内复发率为 0%[80]。根据 BCC 组织学亚型大概推测肿瘤的直径和侵袭深度，对于准确把握激光治疗的指征至关重要[80]。据报道，CO_2 激光对浅表 BCC 的治愈率最高，约为 86%，而对结节型 BCC 的完全治愈率约为 50%[80]。Er:YAG 激光治疗 BCC 的数据极为有限[80]。激光治疗 BCC 的缺点包括有可能会出现色素减退、红斑、轻度水肿、紫癜和瘢痕形成[80]。

9. 光动力疗法

光动力疗法（photodynamic therapy，PDT）是一种用于治疗 BCC 的无创疗法，该方法利用光催化化学反应产生的活性氧而破坏肿瘤细胞[83]。光敏剂集中在肿瘤中，光源对准皮肤时光敏剂被激活。这一过程选择性地作用于癌细胞，导致肿瘤组织坏死，而不损害周围组织[83]。因 PDT 光源能够穿透的组织深度较浅，该方法仅适用于治疗浅表型、低危的肿瘤[83]。PDT 也可以与 PDL 激光结合使用，将 PDL 作为光源以获得更好的治疗效果[83]。

PDT 治疗不同亚型的 BCC 所得的缓解率不同，一项研究报道，浅表型 BCC 的缓解率为 62%～91%，结节型 BCC 的缓解率为 50%～92%[83]。在另一项随访 12 个月的研究中，浅表型 BCC 的清除率为 89.9%[84]。影响 PDT 治疗有效性不同的因素包括流量（能量密度）、流量率、光源、照明方案、光敏剂孵育时间及是否使用渗透促进剂[83]。PDT 也可用于治疗戈林综合征[5]。

10. 局部治疗

局部治疗的数量众多并且还在不断扩展，通常用于较浅的病变，在多发肿瘤及"区域癌化"的区域也特别有用。但是，应根据患者的特异性选择具体的治疗方案。

(1) 咪喹莫特：局部外涂的咪喹莫特乳膏与抗原呈递细胞上的 toll 样受体 7 结合，产生干扰素 α / 肿瘤坏死因子 α 和其他细胞因子[5]，从而激活先天免疫和细胞介导的免疫反应，导致肿瘤细胞凋亡[85]。咪喹莫特还可以抑制 Hedgehog 信号通路，以防止肿瘤增殖[86]。

目前 5% 咪喹莫特乳膏已获得 FDA 批准用于免疫功能正常，皮损位于成人躯干、颈部或四肢（手和脚除外），直径＜ 2cm，且经病理证实为原发浅表型 BCC 的治疗[79]。对于大的、多发浅表型 BCC，咪喹莫特自获准以来就被报道为最有效的辅助治疗方法[87]。咪喹莫特和手术切除法对表浅型 BCC 治疗的 3 年成功率分别为 83.6%（178/213）和 98.4%（185/188）[87, 88]。治疗的 5 年成功率咪喹莫特为 82.5%，而手术为 97.7%。大多数咪喹莫特治疗失败发生治疗第一年。因此，尽管手术优势明显，但这项新研究表明，早期局部使用咪喹莫特能够获得缓解的病变将从该疗法中持续获益 [87]。

皮肤镜下溃疡形成被认为是 BCC 对咪喹莫特是否有反应的预测指标 [89]。出现孤立的小的糜烂面提示对药物出现完全应答的可能性增加了 7 倍（OR=7.0，95%CI 1.25～39.15）。出现多发小的糜烂面提示获得完全应答的可能性增加 38 倍（OR=38.89，95%CI 7.52～201.04）。出现大溃疡提示获得完全应答的可能性增加了 8 倍（OR=8.17，95%CI 1.63～40.85）[89]。

(2) 氟尿嘧啶：氟尿嘧啶（5-FU）是一种嘧啶类似物，可通过抑制胸苷酸合酶而优先影响肿瘤细胞中 DNA 的合成 [79]。由于其渗透性可变，应以至少 5% 的浓度使用，并且仅被批准用于浅表型 BCC 的治疗 [79]。

5-FU 应该每天使用 2 次，至少持续 6 周。在病灶较深的部位可最多使用 3 个月。对于有可能发展为多发性及复发性 BCC 的患者，它也可用于预防性治疗。5-FU 对浸润型 BCC 及累及毛囊的皮损无效 [5]。治疗会带来明显的疼痛和不适。

尽管目前尚无对 5-FU 和咪喹莫特进行直接比较的研究，但目前的证据表明这两种局部疗法对于浅表 BCC 的短期治疗同样有效 [79]。氟尿嘧啶具有致畸性，在育龄妇女中应慎用。

六、辅助疗法

1. 巨大戟醇甲基丁烯酸酯

巨大戟醇甲基丁烯酸酯已获得 FDA 批准治疗日光性角化病，但最近已在治疗基底细胞癌方面进行了研究 [90, 91]。它是从植物大戟中提取的二萜酯。使用该药物后数小时内可引起细胞坏死，随后几天会出现炎症反应 [79]。

在 Diluvio 等的一个小样本研究中，使用 0.015% 的丁二醇甲酸酯治疗面部和头皮的浅表型 BCC，0.05% 的药物治疗躯干和四肢皮损。1 个疗程后，4 位患者中有 3 例获得完全缓解，1 例在第二个治疗周期结束后皮损愈合，皮肤镜显示治疗后 1 个月皮损迅速消失。皮肤镜诊断标准包括树枝样血管、溃疡形成、枫叶状区和轮辐区 [28]。

另一例由 7 例患者组成的小样本研究表明，0.05% 丁二醇甲酸酯凝胶对躯干浅表 BCC 病变有效 [92]。行平削活检后患者接受了 10～14 天治疗。6 例患者皮损获得阻断，其余 3 例未能阻断。所有患者均完成了 7 天疗程，所有患者治疗开始的第 1～2 天出现了局部刺激反应，在第 2～7 天达到高峰，但上述反应在 2 周时基本消退。刺激反应包括轻度红斑、结痂、剥屑、不适感、瘙痒或灼痛。在 2～4 周的随访中所有 BCC 均达到临床治愈[92]。

另一项 II 期临床随机研究中，对 60 例浅表型 BCC 患者使用不同剂量的丁二醇甲酸酯进行治疗。观察显示，连续 2 天使用 0.05% 二醇甲酸酯凝胶，治疗后 85 天在 63% 的病变中获得显著的组织清除[92]。丁二醇甲酸酯被认为是安全的疗法，不良反应发生率低。需进行较大样本量的长期研究以确定复发率[79]。

2. 氨甲环酸

对于大面积局部晚期肿瘤，氨甲环酸（TXA）是姑息治疗患者的另一种选择[93]。TXA 是赖氨酸的合成衍生物，通过抑制局部纤维蛋白溶解减少出血。具体而言，它阻断纤溶酶原结合位点，防止纤溶酶原转化为纤溶酶。

局部晚期肿瘤通常由于血管遭局部肿瘤破坏而出血。这会使患者感到痛苦，需要敷料包扎、烧灼及放疗止血。局部使用 TXA 是减轻出血的有效的替代方案。

近期一项针对 29 项试验的 Meta 分析，涉及 26 项局部使用 TXA 治疗 BCC 的试验，结果表明患者失血量减少了 29%，并且没有出现血栓栓塞性事件（如心肌梗死、中风、肺栓塞或深静脉血栓形成）的风险[93, 94]。但该分析未评估肿瘤清除率和复发率[94]。

3. 维 A 酸

维 A 酸通过与特定细胞和核受体的相互作用来干扰细胞增殖和分化，包括多种维生素 A 衍生物，包括维 A 酸、异维 A 酸、阿达帕林和他扎罗汀，并在标外使用治疗皮肤癌[95]。用于治疗包括 BCC 在内的癌性病变的外用制剂包括 0.05% 和 0.1% 维 A 酸乳膏、0.1% 异维 A 酸乳膏（未在美国销售）、0.1% 和 0.3% 阿达帕林凝胶、0.1% 他扎罗汀凝胶[95]。不良反应包括红斑、脱皮、干燥、灼热和瘙痒感。紫外线可能会加剧这些影响[95]。

他扎罗汀是一种用于治疗斑块状银屑病、痤疮和光损伤性皮肤病的维 A 酸类药物。该药物通过激活 caspase 依赖性细胞凋亡来抑制 BCC 生长[79]。在一项开放性临床试验中，连续 8 个月每天使用一次 0.1% 他扎罗汀凝胶，在 53% 的浅表型和结节型 BCC 病例中获得了完全临床缓解[79]。另一项随访研究中，连续 24 周每天应用 0.1% 他扎罗汀凝胶，在 3 年随访中，30.5% 的皮损愈合且无复发。报告的不良反应包括局部出现红斑、糜烂、瘙痒和烧灼感[79]。

系统性维 A 酸类药物，如异维 A 酸和阿维 A 酸可用于伴有 NBCCS 的 BCC 患者，以及其他可能出现多个 BCC 的高风险患者[5, 92, 95]。诱导 BCC 部分消退需要每天服用 4.5mg/kg 异维 A 酸和 1mg/kg 阿维 A 酸。由于存在诸多不良反应，部分患者可能无法耐受这种方案。停止治疗可导致疾病复发[5]。值得注意的是，系统性维 A 酸类药物是妊娠 X 类，因此不建议在妊娠期间使用[95]。

4. 全身化疗

鉴于转移性 BCC 很罕见，尚未对全身化疗方案进行充分研究。但近期一家机构回顾了 30

多年来转移性 BCC 病例的治疗，最常用的是基于顺铂的化疗方案[79]。基于顺铂的化疗方案也已用于治疗转移性巨大 BCC[42]。使用的其他药物包括顺铂、博来霉素、环磷酰胺、长春碱、5-FU、Smoothened 抑制药、PD-1 抑制药和吉非替尼[16, 96-101]。

维莫德吉和索尼德吉是两种 FDA 批准的口服药物，可通过抑制 Hedgehog 通路的 Smoothened（SMO）产生作用[102-107]。维莫德吉于 2012 年获 FDA 批准，而索尼德吉在 2015 年获批用于治疗局部晚期无法切除的 BCC 和转移性 BCC[108, 109]。据报道，这两种药物对局部晚期 BCC 和转移性 BCC 的总体缓解率为 40%～50%[110, 111]。索尼德吉的不良反应与维莫德吉相似[112, 113]。维莫德吉常见的不良反应包括味觉障碍、肌肉痉挛、体重减轻、乏力和脱发[100]。这些不良反应限制了患者对治疗的依从性[100]。若不良反应严重，可以考虑暂停治疗或选用间断治疗[103]。可能发展为多发 BCC 的患者需要进行扩展治疗。

一项随机、治疗方案对照的 II 期双盲试验评估了两种维莫德吉给药方案的疗效[114]。第一组方案，连续 12 周每天给药 150mg，然后三轮 8 周给安慰剂，之后是连续 12 周每天给药 150mg。第二组方案，连续 24 周每天给药 150mg，然后三轮 8 周给安慰剂，之后连续 8 周每天给药 150mg。两种间歇给药方案均显示出良好的疗效。治疗结束时，第一组中 66%（116 人中的 76 人），第二组中 50%（113 人中的 57 人）的患者 BCC 数量比基线减少了至少 50%，且没有新发病灶[114]。

对无法切除的转移性 BCC，单独或联合放疗的全身化疗（即顺铂和阿霉素）通常耐受性良好，可以长期控制疾病[5]。但如果转移灶累及淋巴结，则通常选择手术或手术加放疗。

5. 干扰素

干扰素可用于无法耐受手术的患者，或与手术联合使用[115]。最经典的方案是肌内注射干扰素 α2b，每周 3 次，每次 500 万 U，连续 4～8 周[5]。据报道，单独使用干扰素时治愈率约为 80%[5]。与手术切除联合使用时，治愈率超过单纯切除术[115]。

Wettstein 等的研究评估了 23 例面部结节性或实体性 BCC 患者，手术治疗后在病灶周围使用干扰素治疗的复发率。患者在接受手术切除皮损及冰冻切片评估切缘的外科治疗后，随机分配单次使用干扰素 α 或乳酸林格液浸润切口周围皮肤。1 年后评估皮损复发情况，对照组有 1 例患者复发（4%），干扰素组未见复发。因此作者得出结论，病灶周围单次浸润干扰素 α 是安全的，没有复发病例，尽管该结论需要更大样本的研究进行验证[116]。

这项研究中的不良事件包括 95% 的患者出现短暂的轻中度的流感样症状，而 25% 的患者出现无症状的白细胞减少或中性粒细胞减少。其他不常见的不良事件包括发热、全身不适、风湿、精神障碍、畏寒、短暂性白细胞减少症以及注射部位疼痛和瘙痒[116]。

七、结论

BCC 是美国最常见的癌症。虽然患病率很高，但关于该病仍有很多问题需要进一步深入探讨，包括遗传与环境之间复杂的相互作用、在 BCC 的发展过程中所起到的作用等。更精细化的诊断和治疗方法仍在积极研究中。

参考文献

[1] Verkouteren JA, et al. Epidemiology of basal cell carcinoma: scholarly review. Br J Dermatol. 2017;177:359.

[2] Wysong A, Aasi SZ, Tang JY. Update on metastatic basal cell carcinoma: a summary of published cases from 1981 through 2011. JAMA Dermatol. 2013;149(5):615–6.

[3] Zhang Y, et al. Body mass index, height and early–onset basal cell carcinoma in a case–control study. Cancer Epidemiol. 2017;46:66–72.

[4] Wu S, et al. Cumulative ultraviolet radiation flux in adulthood and risk of incident skin cancers in women. Br J Cancer. 2014;110(7):1855–61.

[5] Cockerell CJ, Tan KT, Carucci J, Tierney E, Lang P, Maize JC Sr, Rigel D. Basal cell carcinoma. In: Cancer of the skin. Edinburgh: Elsevier Inc; 2011. p. 99–123.

[6] Wang GY, et al. Differing tumor–suppressor functions of Arf and p53 in murine basal cell carcinoma initiation and progression. Oncogene. 2017;36(26):3772–80.

[7] Chaudhary SC, et al. Naproxen inhibits UVB–induced basal cell and squamous cell carcinoma development in Ptch1+/−/ SKH–1 hairless mice. Photochem Photobiol. 2017;93:1016.

[8] Fan Z, et al. A missense mutation in PTCH2 underlies dominantly inherited NBCCS in a Chinese family. J Med Genet. 2008;45(5):303–8.

[9] Kijima C, et al. Two cases of nevoid basal cell carcinoma syndrome associated with meningioma caused by a PTCH1 or SUFU germline mutation. Familial Cancer. 2012;11(4):565–70.

[10] Scheinfeld N, et al. Identification of a recurrent mutation in the CYLD gene in Brooke–Spiegler syndrome. Clin Exp Dermatol. 2003;28(5):539–41.

[11] Berlin NL, et al. Family history of skin cancer is associated with early–onset basal cell carcinoma independent of MC1R genotype. Cancer Epidemiol. 2015;39(6):1078–83.

[12] Levine JA, et al. The indoor UV tanning industry: a review of skin cancer risk, health benefit claims, and regulation. J Am Acad Dermatol. 2005;53(6):1038–44.

[13] Narala S, Cohen PR. Basal cell carcinoma of the umbilicus: a comprehensive literature review. Cureus. 2016;8(9):e770.

[14] Loh TY, Rubin AG, Jiang SI. Basal cell carcinoma of the dorsal foot: an update and comprehensive review of the literature. Dermatol Surg. 2017;43(1):32–9.

[15] Alsaedi M, Shoimer I, Kurwa HA. Basal cell carcinoma of the nipple–areola complex. Dermatol Surg. 2017; 43(1):142–6.

[16] Watson GA, et al. An unusual case of basal cell carcinoma of the vulva with lung metastases. Gynecol Oncol Rep. 2016;18:32–5.

[17] Loh T, Rubin AG, Brian Jiang SI. Management of mucosal basal cell carcinoma of the lip: an update and comprehensive review of the literature. Dermatol Surg. 2016;42(12):1313–9.

[18] Hone NL, Grandhi R, Ingraffea AA. Basal cell carcinoma on the sole: an easily missed cancer. Case Rep Dermatol. 2016;8(3):283–6.

[19] Hoashi T, et al. A case of penile basal cell carcinoma reconstructed by scrotal myofasciocutaneous flap. Dermatol Ther. 2016;29(5):349–52.

[20] Hernandez–Aragues I, Baniandres–Rodriguez O. Basal cell carcinoma of the scrotum. Actas Urol Esp. 2016;40(9):592–3.

[21] Buljan M, et al. Variations in clinical presentation of basal cell carcinoma. Acta Clin Croat. 2008;47(1):25–30.

[22] Sarkar S, et al. Neglected basal cell carcinoma on scalp. Indian J Dermatol. 2016;61(1):85–7.

[23] Mehta KS, et al. Metastatic Basal cell carcinoma: a biological continuum of Basal cell carcinoma? Case Rep Dermatol Med. 2012;2012:157187.

[24] Brodell RT, Wagamon K. The persistent nonhealing ulcer. Could it be basal cell carcinoma? Postgrad Med. 2001;109(1):29–32.

[25] Lim KR, et al. Basal cell carcinoma presenting as a hypertrophic scar. Arch Plast Surg. 2013;40(3):289–91.

[26] Nadiminti U, Rakkhit T, Washington C. Morpheaform basal cell carcinoma in African Americans. Dermatol Surg. 2004;30(12 Pt 2):1550–2.

[27] Park JY, et al. A rare dermoscopic pattern of nodular basal cell carcinoma with amyloid deposition. J Am Acad Dermatol. 2017;76(2s1):S55–6.

[28] Diluvio L, Bavetta M, Di Prete M, Orlandi A, Bianchi L, and Campione E. Dermoscopic monitoring of efficacy of ingenol mebutate in the treatment of pigmented and non–pigmented basal cell carcinomas. Dermatologic Therapy 2017;30:e12438. doi:10.1111/dth.12438. (electronic publication)

[29] Arpaia N, et al. Vascular patterns in cutaneous ulcerated basal cell carcinoma: a retrospective blinded study including dermoscopy. Acta Derm Venereol. 2017;97:612.

[30] Hirofuji A, et al. Superficial type of multiple basal cell carcinomas: detailed comparative study of its dermoscopic and histopathological findings. J Skin Cancer. 2011;2011:385465.

[31] Mary Nolen VB, King J, Bryn N, Morin LK. Nonmelanoma skin cancer: part 1 J Dermatol Nurses Assoc. 2011; 3(5):260–81.

[32] Yoneta A, et al. A case of cystic basal cell carcinoma which shows a homogenous blue/black area under Dermatoscopy. J Skin Cancer. 2011;2011:450472.

[33] Lima NL, et al. Basosquamous carcinoma: histopathological features. Indian J Dermatol. 2012;57(5):382–3.

[34] Akay BN, et al. Basosquamous carcinoma: dermoscopic clues to diagnosis. J Dermatol. 2016;44:127–134

[35] Tan CZ, Rieger KE, Sarin KY. Basosquamous carcinoma: controversy, advances, and future directions. Dermatol Surg. 2017;43(1):23–31.

[36] Tchernev G, et al. Multiple nonsyndromic acquired basal cell carcinomas : Uncommon clinical presentation in a Bulgarian patient. Wien Med Wochenschr. 2017;167:134.

[37] Hendrix JD Jr, Parlette HL. Duplicitous growth of infiltrative basal cell carcinoma: analysis of clinically undetected tumor extent in a paired case–control study. Dermatol Surg. 1996;22(6):535–9.

[38] Coleman CI, Wine–Lee L, James WD. Pigmented basal cell carcinoma: uncommon presentation in blue–eyed patients. JAMA Dermatol. 2013;149(8):995–6.

[39] Alcantara–Reifs CM, et al. Linear basal cell carcinoma: report of three cases with dermoscopic findings. Indian J Dermatol Venereol Leprol. 2016;82(6):708–11.

[40] Yamaguchi Y, et al. A case of linear basal cell carcinoma: evaluation of proliferative activity by immunohistochemical staining of PCTAIRE1 and p27. J Eur Acad Dermatol Venereol. 2017;31:e359.

[41] Yazdani Abyaneh MA, et al. Giant basal cell carcinomas express neuroactive mediators and show a high growth rate: a case–control study and meta–analysis of etiopathogenic and prognostic factors. Am J Dermatopathol. 2017;39(3):189–94.

[42] Bellahammou K, et al. Metastatic giant basal cell carcinoma: a case report. Pan Afr Med J. 2016;24:157.

[43] Kornreich DA, Lee JB. White network in fibroepithelioma of Pinkus. JAAD Case Rep. 2016;2(5):400–2.

[44] Gomez–Martin I, et al. Pigmented fibroepithelioma of Pinkus: a potential dermoscopic simulator of malignant melanoma. J Dermatol. 2017;44(5):542–3.

[45] Dongre AM, et al. Fibroepithelioma of Pinkus in continuity with nodular basal cell carcinoma: a rare presentation. Indian Dermatol Online J. 2016;7(4):285–7.

[46] Crowson AN. Basal cell carcinoma: biology, morphology and clinical implications. Mod Pathol. 2006;19(Suppl 2):S127–47.

[47] Saxena K, et al. Adenoid basal cell carcinoma: a rare facet of basal cell carcinoma. BMJ Case Rep. 2016;2016. https://doi.org/10.1136/bcr–2015–214166.

[48] Murkey N, et al. Adenoid variant of basal cell carcinoma: a case report with a glance at biological behavior of the tumor. Indian J Dermatol. 2017;62(1):103–5.

[49] Anjum N, et al. Follicular proliferation or basal cell carcinoma? The first prospective UK study of this histological challenge during Mohs Surgery. Br J Dermatol. 2017;177(2):549–50.

[50] Viera M, et al. A new look at fibroepithelioma of pinkus: features on confocal microscopy. J Clin Aesthet Dermatol. 2008;1(2):42–4.

[51] Hasbun Acuna P, et al. Pigmented basal cell carcinoma mimicking a superficial spreading melanoma. Medwave. 2016;16(11):e6805.

[52] Nagi R, Sahu S, Agarwal N. Unusual presentation of pigmented basal cell carcinoma of face: surgical challenge. J Clin Diagn Res. 2016;10(7):Zj06–7.

[53] Christian MM, et al. A correlation of alpha–smooth muscle actin and invasion in micronodular basal cell carcinoma. Dermatol Surg. 2001;27(5):441–5.

[54] Bard RL. High–frequency ultrasound examination in the diagnosis of skin cancer. Dermatol Clin. 2017;35(4): 505–11.

[55] Hong H, Sun J, Cai W. Anatomical and molecular imaging of skin cancer. Clin Cosmet Investig Dermatol. 2008;1: 1–17.

[56] Zeitouni NC, et al. Preoperative ultrasound and photoacoustic imaging of nonmelanoma skin cancers. Dermatol Surg. 2015;41(4):525–8.

[57] MacFarlane D, et al. The role of imaging in the management of patients with nonmelanoma skin cancer: diagnostic modalities and applications. J Am Acad Dermatol. 2017;76(4):579–88.

[58] Belkin DA, Wysong A. Radiographic imaging for skin cancer. Semin Cutan Med Surg. 2016;35(1):42–8.

[59] Humphreys TR, et al. The role of imaging in the management of patients with nonmelanoma skin cancer: when is imaging necessary? J Am Acad Dermatol. 2017;76(4):591–607.

[60] Duncan JR, Carr D, Kaffenberger BH. The utility of positron emission tomography with and without computed tomography in patients with nonmelanoma skin cancer. J Am Acad Dermatol. 2016;75(1):186–96.

[61] Lubeek SF, Arnold WP. A retrospective study on the effectiveness of curettage and electrodesiccation for clinically suspected primary nodular basal cell carcinoma. Br J Dermatol. 2016;175(5):1097–8.

[62] Woldow AB, Melvin ME. Early detection of desiccation and curettage failure in the treatment of basal cell carcinoma. Dermatology. 2016;232:696.

[63] Lara F, Santamaria JR, Garbers LE. Recurrence rate of basal cell carcinoma with positive histopathological margins and related risk factors. An Bras Dermatol. 2017;92(1):58–62.

[64] Sexton M, Jones DB, Maloney ME. Histologic pattern analysis of basal cell carcinoma. Study of a series of 1039 consecutive neoplasms. J Am Acad Dermatol. 1990;23(6 Pt 1):1118–26.

[65] Gulleth Y, et al. What is the best surgical margin for a basal cell carcinoma: a meta–analysis of the literature. Plast Reconstr Surg. 2010;126(4):1222–31.

[66] Thomas DJ, King AR, Peat BG. Excision margins for nonmelanotic skin cancer. Plast Reconstr Surg. 2003;112(1):57–63.

[67] Sin CW, Barua A, Cook A. Recurrence rates of periocular basal cell carcinoma following Mohs micrographic surgery: a retrospective study. Int J Dermatol. 2016; 55(9):1044–7.

[68] Wolfe CM, Cognetta AB Jr. Radiation therapy (RT) for nonmelanoma skin cancer (NMSC), a cost comparison: clarifying misconceptions. J Am Acad Dermatol. 2016;75(3):654–5.

[69] McGregor S, Minni J, Herold D. Superficial radiation therapy for the treatment of nonmelanoma skin cancers. J

Clin Aesthet Dermatol. 2015;8(12):12–4.

[70] Duinkerken CW, et al. Orthovoltage X–rays for postoperative treatment of resected basal cell carcinoma in the head and neck area. J Cutan Med Surg. 2017;21(3):243–9. https://doi.org/10.1177/1203475416687268.

[71] Vuong W, Lin J, Wei RL. Palliative radiotherapy for skin malignancies. Ann Palliat Med. 2017;6(2):165–72.

[72] Piccinno R, et al. Dermatologic radiotherapy in the treatment of extensive basal cell carcinomas: a retrospective study. J Dermatolog Treat. 2017;28(5):1–5.

[73] Avril MF, et al. Basal cell carcinoma of the face: surgery or radiotherapy? Results of a randomized study. Br J Cancer. 1997;76(1):100–6.

[74] Zouboulis CC. Cryosurgery in dermatology. Hautarzt. 2015;66(11):834–48.

[75] Erratum. Could cryosurgery be an alternative treatment for basal cell carcinoma of the vulva?: Erratum. Indian Dermatol Online J. 2015;6(4):314.

[76] Har–Shai Y, et al. Intralesional cryosurgery for the treatment of basal cell carcinoma of the lower extremities in elderly subjects: a feasibility study. Int J Dermatol. 2016;55(3):342–50.

[77] Weshahy AH, et al. The efficacy of intralesional cryosurgery in the treatment of small– and medium–sized basal cell carcinoma: a pilot study. J Dermatolog Treat. 2015;26(2):147–50.

[78] Gaitanis G, Kalogeropoulos CD, Bassukas ID. Cryosurgery during Imiquimod (Immunocryosurgery) for periocular basal cell carcinomas: an efficacious minimally invasive treatment alternative. Dermatology. 2016;232(1):17–21.

[79] Lanoue J, Goldenberg G. Basal cell carcinoma: a comprehensive review of existing and emerging nonsurgical therapies. J Clin Aesthet Dermatol. 2016;9(5):26–36.

[80] Soleymani T, Abrouk M, Kelly KM. An analysis of laser therapy for the treatment of nonmelanoma skin cancer. Dermatol Surg. 2017;43(5):615–24.

[81] Ortiz AE, Anderson RR, Avram MM. 1064 nm long–pulsed Nd:YAG laser treatment of basal cell carcinoma. Lasers Surg Med. 2015;47(2):106–10.

[82] Konnikov N, et al. Pulsed dye laser as a novel non–surgical treatment for basal cell carcinomas: response and follow up 12–21 months after treatment. Lasers Surg Med. 2011;43(2):72–8.

[83] Carija A, et al. Single treatment of low–risk basal cell carcinomas with pulsed dye laser–mediated photodynamic therapy (PDL–PDT) compared with photodynamic therapy (PDT): a controlled, investigator–blinded, intra–individual prospective study. Photodiagn Photodyn Ther. 2016;16:60–5.

[84] Kessels JP, et al. Ambulatory photodynamic therapy for superficial basal cell carcinoma: an effective light source? Acta Derm Venereol. 2017;97:649.

[85] Karabulut GO, et al. Imiquimod 5% cream for the treatment of large nodular basal cell carcinoma at the medial canthal area. Indian J Ophthalmol. 2017;65(1):48–51.

[86] Yang X, Dinehart MS. Triple hedgehog pathway inhibition for basal cell carcinoma. J Clin Aesthet Dermatol. 2017;10(4):47–9.

[87] Williams HC, et al. Surgery versus 5% Imiquimod for nodular and superficial basal cell carcinoma: 5–year results of the SINS randomized controlled trial. J Invest Dermatol. 2017;137(3):614–9.

[88] Singal A, et al. Facial basal cell carcinoma treated with topical 5% Imiquimod cream with Dermoscopic evaluation. J Cutan Aesthet Surg. 2016;9(2):122–5.

[89] Urech M, et al. Dermoscopic ulceration is a predictor of basal cell carcinoma response to Imiquimod: a retrospective study. Acta Derm Venereol. 2017;97(1):117–9.

[90] Jung YS, et al. Superficial basal cell carcinoma treated with two cycles of ingenol mebutate gel 0.015. Ann Dermatol. 2016;28(6):796–7.

[91] Izzi S, et al. Successfully treated superficial basal cell carcinomas with ingenol mebutate 0.05% gel: report of twenty cases. Dermatol Ther. 2016;29(6):470–2.

[92] Bettencourt MS. Treatment of superficial basal cell carcinoma with ingenol mebutate gel, 0.05%. Clin Cosmet Investig Dermatol. 2016;9:205–9.

[93] Wong Y, Low JA, Chio MT. Role of topical tranexamic acid in hemostasis of locally advanced basal cell carcinoma. JAAD Case Rep. 2016;2(2):162–3.

[94] Ker K, Beecher D, Roberts I. Topical application of tranexamic acid for the reduction of bleeding. Cochrane Database Syst Rev. 2013;(7):CD010562.

[95] Micali G, et al. Topical pharmacotherapy for skin cancer: part I. Pharmacology. J Am Acad Dermatol. 2014;70(6):965.e1–12; quiz 977–8.

[96] Chang J, et al. Association between programmed death ligand 1 expression in patients with basal cell carcinomas and the number of treatment modalities. JAMA Dermatol. 2017;153:285.

[97] Chen L, Silapunt S, Migden MR. Sonidegib for the treatment of advanced basal cell carcinoma: a comprehensive review of sonidegib and the BOLT trial with 12–month update. Future Oncol. 2016;12(18):2095–105.

[98] Cox KF, Margo CE. Role of vismodegib in the management of advanced periocular basal cell carcinoma. Cancer Control. 2016;23(2):133–9.

[99] Falchook GS, et al. Responses of metastatic basal cell and cutaneous squamous cell carcinomas to anti–PD1 monoclonal antibody REGN2810. J Immunother Cancer. 2016;4:70.

[100] Lacouture ME, et al. Characterization and management of hedgehog pathway inhibitor–related adverse events in patients with advanced basal cell carcinoma. Oncologist. 2016;21(10):1218–29.

[101] McGrane J, Carswell S, Talbot T. Metastatic spinal cord compression from basal cell carcinoma of the skin treated with surgical decompression and vismodegib: case report and review of hedgehog signalling pathway inhibition in advanced basal cell carcinoma. Clin Exp Dermatol. 2017;42(1):80–3.

[102] Fife D, et al. Vismodegib therapy for basal cell carcinoma in an 8–year–old Chinese boy with xeroderma pigmentosum. Pediatr Dermatol. 2017;34(2):163–5.

[103] Fife K, et al. Managing adverse events associated with vismodegib in the treatment of basal cell carcinoma. Future Oncol. 2017;13(2):175–84.

[104] Guo D, Kossintseva I, Leitenberger J. Neoadjuvant vismodegib before Mohs: lack of tissue sparing and squamous differentiation of basal cell carcinoma in a

patient with chronic lymphocytic leukemia. Dermatol Surg. 2016;42(6):780–3.

[105] Kwon GP, et al. Update to an open–label clinical trial of vismodegib as neoadjuvant before surgery for high–risk basal cell carcinoma (BCC). J Am Acad Dermatol. 2016;75(1):213–5.

[106] Lima JP. Statistical concerns on vismodegib for basal cell carcinoma meta–analysis. JAMA Dermatol. 2017;153:337.

[107] Paulsen JF, et al. Vismodegib and surgery combined – effective treatment of locally advanced basal cell carcinoma. Acta Oncol. 2016;55(12):1492–4.

[108] Casey D, et al. FDA approval summary: sonidegib for locally advanced basal cell carcinoma. Clin Cancer Res. 2017;23:2377.

[109] Tibes R. Sonidegib phosphate: new approval for basal cell carcinoma. Drugs Today (Barc). 2016;52(5):295–303.

[110] Yin VT, Esmaeli B. Targeting the hedgehog pathway for locally advanced and metastatic basal cell carcinoma. Curr Pharm Des. 2017;23(4):655–9.

[111] Silapunt S, Chen L, Migden MR. Hedgehog pathway inhibition in advanced basal cell carcinoma: latest evidence and clinical usefulness. Ther Adv Med Oncol. 2016;8(5):375–82.

[112] Ramelyte E, Amann VC, Dummer R. Sonidegib for the treatment of advanced basal cell carcinoma. Expert Opin Pharmacother. 2016;17(14):1963–8.

[113] Collier NJ, Ali FR, Lear JT. The safety and efficacy of sonidegib for the treatment of locally advanced basal cell carcinoma. Expert Rev Anticancer Ther. 2016;16(10):1011–8.

[114] Dreno B, et al. Two intermittent vismodegib dosing regimens in patients with multiple basal–cell carcinomas (MIKIE): a randomised, regimen–controlled, double–blind, phase 2 trial. Lancet Oncol. 2017;18(3):404–12.

[115] Yonjan Lama I, Wharton S. Comment Re: 'Treatment of basal cell carcinoma with surgical excision and perilesional interferon–alpha'. J Plast Reconstr Aesthet Surg. 2015;68(6):877–8.

[116] Wettstein R, et al. Treatment of basal cell carcinoma with surgical excision and perilesional interferon–alpha. J Plast Reconstr Aesthet Surg. 2013;66(7):912–6.

第 4 章　鳞状细胞癌
Squamous Cell Carcinoma

Eileen Larkin Axibal　Mariah Ruth Brown　**著**

邹丹丹　徐　丹　何　黎 **译**　起　珏 **校**

摘要：皮肤鳞状细胞癌（cutaneous squamous cell carcinoma，cSCC）是一种发病率在逐年上升的极常见的皮肤肿瘤。常发生在肤色较浅，有长期紫外线暴露史、免疫抑制或有遗传倾向的个体。临床上表现为红斑、角化过度、境界不清且有浸润感的溃疡性丘疹或斑块性皮损需要考虑鳞状细胞癌。皮损组织病理学检查是诊断皮肤鳞状细胞癌的金标准，但也有一些无创性诊断技术。影响肿瘤风险的特征主要包括发病部位、皮损大小、浸润深度、组织学亚型、分化程度、疾病复发及患者处于免疫抑制状态。具有侵袭性的高危型皮损具有向周围组织侵袭、转移、复发、导致严重病变甚至死亡的潜力。高风险鳞癌的首选治疗方法是 Mohs 显微外科手术，其治愈率最高且能够最大限度地保留周围正常组织和美容效果。低风险鳞癌的治疗标准是常规外科手术切除。其他治疗方法包括电干燥法、刮除术、冷冻治疗、放射治疗、光动力疗法和局部用药。鉴于肿瘤复发和出现其他皮肤癌的风险，有鳞状细胞癌病史的患者应在风险评估指导下定期临床随访。

关键词：鳞状细胞癌；SCC；非黑色素瘤性皮肤癌；流行病学；危险因素；预防；高危因素；治疗；Mohs 显微外科手术；复发

一、流行病学

在美国，cSCC 是仅次于基底细胞癌（basal cell carcinoma，BCC）的第二常见的皮肤恶性肿瘤，占所有皮肤癌的 20%[1]。由于 SCC 病例不需要上报到癌症登记中心，因此难以估计其实际发病率。一项系统性综述研究中，2012 年美国有 186 157～419 543 例白种人被诊断为皮肤鳞癌，其中 5604～12 572 例出现淋巴结转移，3932～8791 人死于该病[2]。此研究还发现，在美国中部和南部，cSCC 与肾癌、口咽癌和黑色素瘤造成的死亡一样普遍。2017 年一项美国明尼苏达州的研究发现，1984—2010 年，cSCC 的总发病率上升了 263%，明显高于 BCC 的增长率[3]。流行病学证据表明，紫外线辐射（UVR）暴露和个体对 UVR 的敏感性对 SCC 的发生非常重要。因此，大多数 SCC 主要发生于肤色白皙人群的曝光部位，特别是头部、颈部和四肢。2012 年，由 Lomas 等进行的一项全球性系统综述发现，白种人 SCC 发病率始终高于深肤色人种，总体来说在环境紫外线辐射量高的地区 SCC 发病率更高[4]。尽管在深肤色人种中相对少见，但 SCC 仍是非洲和亚洲印度人最常见的皮肤恶性肿瘤，而在拉丁美洲和东亚地区（包括中国和日本）位于第二位（发病率仅次于色素型 BCC）[5]。在美国，cSCC 的平均发病年龄是 60 岁左右，男性比女性更好发（1.9∶1），随年龄增长发病率均显著增加。发病率在性别间的差异被认为潜在地反映了传统社会角色的差异，相比女性，男性进行更多的户外劳动和休闲活动，但防晒措施更少，导致男性紫外线辐射暴露更高。Xiang 等发现，与相对年轻的人群相比，SCC 发病率的性别差异在年龄更大的老年人群中更为显著，提示社会变化可能导致年轻人两性间职业、行为方式及 SCC 患病风险的差异更小[6]。

据估计，在美国，cSCC 的终身发病率为 7%～11%。大量研究表明，几十年来 SCC 发病率一直在上升[7-9]。许多因素均可能导致 SCC 发病率增加，包括早期检测、人群迁徙至晴朗气候区，户外活动和使用日晒床导致紫外线辐射暴露量增加、臭氧层破坏、使用免疫抑制药及人类寿命增加等[8]。尽管 SCC 的发病率在上升，研究表明其病死率在下降[10]，可能原因为检测手段和治疗水平不断提高。

二、危险因素

1. 紫外线辐射

紫外线辐射的累积暴露量是 SCC 发病最重要的环境因素[11]。过去认为个体的紫外线暴露主要是来自户外工作导致的职业暴露，然而近年来户外运动、休闲活动的增加及美容需求进行日光浴等显著增加了紫外线暴露量。紫外线暴露受到地理环境纬度、海拔、云层覆盖、日照时间和大气污染等因素影响[12]。环境中日光主要由 UVA（320～400nm）和 UVB（290～320nm）组成。UVB 是一种强力的炎症刺激剂，可诱导 DNA 胸腺嘧啶二聚体突变，是角质形成细胞光线致癌的主要驱动因素。UVA 是导致 DNA 和其他大分子氧自由基破坏的关键因素，并通过不同机制在致癌中发挥作用[13]。UVR 与 SCC 间的因果关系已在众多生态学、人口迁移和流行病学研究中得到证实[14]。cSCC 中也发现了抑癌基因 *p53* 的 UVB 特异性突变[15]。此外，室内人工紫外线照射（室内晒黑床）也与 SCC 的发病有关。2012 年，Wehrner 等对 12 项研究［共 9238 例非黑色素瘤性皮肤癌（NMSC）］进行了系统综述和 Meta 分析，认为室内晒黑床使 SCC 患病风险增加 67%[16]。银屑病患者采用补骨脂素联合 UVA 治疗（PUVA）也可增加 cSCC 发病率。Stern 在一项为期 30 年的前瞻性研究中证明一年内发生一个或多个 SCC 的风险与接受 PUVA 治疗的次数和剂量呈正相关[17]。具体来说，低于 150 次治疗的患者 SCC 风险没有明显增加，接受 151～350 次治疗的患者风险中度增加，而 > 350 次治疗的患者风险显著增加（发病率比 > 6）。需要进行光疗的患者应该充分考虑并发 SCC 的潜在风险，并与患者进行沟通。因此，日光紫外线暴露、室内晒黑床和光疗是可防可控的影响 cSCC 发病的主要危险因素。

2. 免疫抑制

在免疫功能正常的人群中 BCC 是最常见的皮肤癌，但在器官移植受体（organ transplant recipients，OTR）中 SCC 却占主导地位。在 OTR 中，BCC 发病的风险较普通人群增加了 10 倍，而 SCC 的发病率增高了 65～250 倍[18-19]。为维持移植器官的功能，OTR 患者需终身接受免疫抑制治疗，这使皮肤癌患病风险增加。OTR 者 SCC 发病的其他危险因素，如年龄增长、免疫抑制治疗时间延长、免疫抑制治疗强度增加、紫外线暴露，以及 16、18 和 31 型人乳头瘤病毒（HPV）感染、存在特定人类白细胞抗原（HLA）和谷胱甘肽 s- 转移酶多态性、皮肤易晒伤、CD4 淋巴细胞减少、男性、光化性角化病和 NMSC（非黑色素瘤性皮肤癌）病史、蓝色或淡褐色的眼睛、炎热的生长环境等[20-21]。2017 年一项多中心回顾性队列研究调查了美国 26 个中心的 10 649 名成人 OTR 患者，结果显示 SCC 发病率（IR）为每年 1355/10 万人，与普通人群经年龄校正后 38/10 万人的 SCC 发病率形成对比。研究者还发现，年龄增加、白种人、男性和胸腔器官移植史的患者出现移植后皮肤癌的风险增加[22]。特异性免疫抑制药物如硫唑嘌呤和环孢霉素已被认为与移植后 SCC 的发病密切相关[23]。硫唑嘌呤是一种抗代谢药物，可产生 6- 硫鸟嘌呤，增加皮肤对 UVA 辐射的敏感性并加速光线致癌[24]。环孢素是一种钙调磷酸酶抑制药，可通过 VEGF 介导血管生成促进肿瘤侵袭性并刺激生长，允许角质形成细胞在基因毒性压力增加的环境下存活[25]。相反，哺乳动物雷帕霉素靶蛋白（mTOR）抑制药如西罗莫司和依维莫司，可降低移植后恶性肿瘤的发生率[26]。SCC 发病的风险随移植时间的增加而增加。在美国和西欧，移植后 10 年 SCC 的发病率为 10%～27%，移植后 20 年 SCC 的发病率则增加至 40% ～60%[19]。在澳大利亚，SCC 的发病率在移植后 20 年可高达 80%。Ducroux 等在 2017 年的一项研究中表明，移植术后有 SCC 病史的患者，再次肾移植后罹患侵袭性 SCC 的风险增加[27]。

HIV/AIDS 和非霍奇金淋巴瘤患者，包括慢性淋巴细胞白血病患者，也显示出升高的 SCC 发病率和复发率（图 4-1A）[28-30]。与没有接受生物制剂疗法的患者相比，接受 TNF-α 抑制剂治疗的类风湿关节炎患者 SCC 风险也可能增加[31]，硫唑嘌呤治疗的炎性肠病患者情况也类似[32]。虽然有人提出非 OTR 人群口服糖皮质激素治疗可能会增加 SCC 患病风险[33]，但一项大型前瞻性研究结果并不支持这一观点[34]。对免疫抑制人群来说，避免日晒、定期皮肤检查和健康教育是很重要的。此外，移植患者所患的 SCC 通常生长速度更快，死亡率更高，因此任何免疫抑制患者诊断的皮肤癌都应该尽快进行积极地治疗以减少肿瘤复发和转移[35]。

3. 家族遗传性疾病

一些遗传性皮肤病可增加 SCC 的患病风险。着色性干皮病（xeroderma pigmentosum，XP）患者 DNA 修复基因存在缺陷导致基因组不稳定性增加，使患者出现 SCC 等皮肤恶性肿瘤的风险增加 1000 倍。若不进行紫外线辐射防护，XP 患者出现 NMSC 的中位年龄为 8.5 岁[36]。眼皮肤白化病（oculocutaneous albinism，OCA）的两种亚型——OCA1 和 OCA2 占 OCA 病例总数的 80%，分别因为黑色素合成障碍和黑色素小体功能不全而易发生皮肤癌，SCC 是 OCA 患者最常见的皮肤癌[37]。疣状表皮发育不良（epidermodysplasia verruciformis，EV）是一种以多发疣状皮损为特征的罕见常染色体隐性遗传病[38]，由调节锌稳态的蛋白质编码基因 EVER1 或 EVER2 突变引起[39]。这类患者对皮肤 HPV 感染有较高易感性，且患 SCC 的风险增加。30%～50% 的 EV 患者可发展为 SCC，最常见年龄为 40—50 岁[40]。某些类型大疱性表皮松解症（epidermolysis bullosa，EB）与皮肤或黏膜 SCC 发生有关，肿瘤往往出现在皮肤慢性水疱、创面和瘢痕部位（图 4-1B）。多发的原发性 SCC 较常见，且通常比常规 SCC 侵袭性更强，死亡率更高[41]。SCC 是隐性营养不良型大疱性表皮松解症（recessive dystrophic epidermolysis bullosa，RDEB）患者的主要死亡原因，尤其是 Hallopeau–Siemens 亚型（RDEB-HS）。对美国 1986 年至 2006 年国家 EB 登记中心数据回顾分析，RDEB-HS 患者至少出现 1 个 SCC 皮损的风险 20 岁时为 7.5%，35 岁时为 67.8%，45 岁时为 80.2%，55 岁时为 90.1%[42]。类似研究表明，在 35 岁、45 岁和 55 岁时，SCC 死亡风险分别为 38.7%、70.0% 和 78.7%。其他与 SCC 相关的遗传性皮肤病还有先天性角化不良、Rothmund–Thomson 综合征、Bloom 综合征、Werner 综合征、Muir–Torre 综合征、Huriez 综合征和 Fanconi 贫血[36]。

4. 慢性伤口、瘢痕和皮肤疾病

SCC 可发生于慢性创面、炎症、骨髓炎、窦道、溃疡和瘢痕部位（图 4-1C）[43]。Marjolin 溃疡是一种较少见但常具有侵袭性的皮肤恶性肿瘤，通常在既往外伤和慢性炎症刺激（尤其是烧伤）部位损伤后 30～40 年出现[8]。迄今为止，Marjolin 溃疡发生的具体机制尚未明确，可能与血管生成减少、上皮薄弱导致慢性创面对致癌物质敏感有关。相关理论众多，其中包括伤口长期受到刺激，创面愈合延迟伴随肿瘤基质产生和细胞异型性改变，伤口处原癌基因高表达，无血管的瘢痕组织干扰淋巴细胞迁移，导致抗肿瘤免疫监视功能受损[44]。此外，与 SCC 相关的慢性皮肤病包括汗孔角化症、盘状狼疮、寻常性狼疮、硬化萎缩性苔藓、性病性淋巴肉芽肿、腹股沟肉芽肿、扁平苔藓、聚合性痤疮、化脓性汗腺炎、营养不良性大疱性表皮松解症（EB）、皮脂腺痣、火激红斑等[43]。

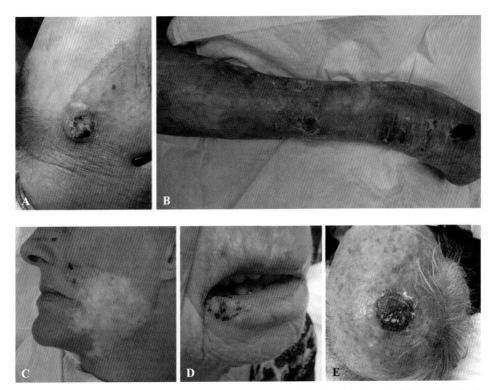

▲ 图 4–1　**A.** HIV 患者头皮中分化 SCC；**B.** 隐性营养不良型大疱性表皮松解症患者手臂高分化 SCC；**C.** 烧伤瘢痕处高分化 SCC；**D.** 下唇高分化 SCC；**E.** 头皮中分化 SCC

5. 病毒

人乳头瘤病毒（human papilloma virus，HPV）可能作为辅助致癌物与其他因素一起增加 SCC 的患病风险。2014 年，Wang 等进行了一项 Meta 分析，发现与外观正常的皮肤相比，SCC 皮损更容易携带 HPV 病毒，且 HPV 感染率在免疫抑制的 SCC 患者中比在免疫正常的患者中更高[45]。虽然这并不代表 SCC 与 HPV 存在因果关系，但很多 SCC 中未检测到 HPV 可能提示该病毒参与了癌变的启动，而与其发展或维持无关[46]。据推测，HPV 可能抑制细胞 DNA 修复或凋亡，使细胞更易受到 UVR 损伤。相反，UVR 可能对皮肤有暂时性免疫抑制作用，使 HPV 逃避宿主免疫监视[45]。HPV–5 和 HPV–8 与疣状表皮发育不良继发的 SCC 有关[47]，HPV–6、11、16、18 通常在肛门 – 生殖器部位 SCC 中发现，而 HPV–16 与甲周 SCC 有关[8]。疣状癌与低风险型（6 型和 11 型）和高风险型（16 型和 18 型）HPV 相关[40]。

6. 电离辐射

电离辐射的致癌作用已得到充分证明，暴露可导致 NMSC 风险增加 3 倍[48]。在 20 世纪 40—50 年代，低能量辐射是一些良性皮肤病的常用疗法，包括痤疮、皮炎、多毛症、头癣、血管瘤、先天性痣和囊肿。除了治疗性暴露外，电离辐射的职业暴露也常发生在医务人员、技术人员和工程师[43]。电离辐射诱发 SCC 的风险与辐射累积剂量成正比，UVR 暴露被认为是一种叠加的辅助致癌源。致癌的平均潜伏期约为 21 年，可长达 60 年 [43]。X 线的危害最大，但穿透性更表浅的 Grenz 射线和 γ 射线也可导致 SCC [8]。浅肤色（Fitzpatrick 皮肤分型 1 型和 2 型）的个体出现辐射诱发皮肤癌的风险更高 [49]。

7. 其他药物

SCC 也常在接受 BRAF 抑制药治疗的黑色素瘤患者中出现。在使用 BRAF 抑制药治疗的 SCC 病例中常发现 RAS 突变，提示 MAPK 信号通路的异常激活可能加速肿瘤的生长 [50]。伏立康唑是一种广谱抗真菌药物，用于预防和治疗侵入性真菌感染，常用于器官移植受者。由于使用伏立康唑患者同时发生 SCC 的报道频繁，大量队列研究证实了伏立康唑是发生皮肤恶性肿瘤的独立危险因素。伏立康唑增加皮肤癌风险的机制尚不完全清楚，但可能与该药物具有光毒性及其主要代谢物伏立康唑 N - 氧化物有关 [51]。

8. 职业及化学暴露

暴露于砷、多环芳烃、杀虫剂和除草剂会增加 SCC 的风险 [52-54]。男性因接触职业性致癌物，包括烟灰、润滑油和切削油等而出现阴囊 SCC 的案例屡见不鲜 [55]。

9. 非黑色素瘤性皮肤癌病史

诊断 SCC 的患者，治疗后 5 年内出现另一个原发 SCC 病灶的风险会增加 30%～50% [56, 57]。而 Marcil 和 Stern 证实诊断 BCC 的患者，3 年内出现新发 SCC 的累积患病风险低于 6% [58]。

三、预防

1. 防晒

防晒措施包括戴宽檐帽、穿防晒衣、涂防晒剂、避开阳光最强烈时间段进行户外活动及使用遮阳物等 [14]。大多数降低日光暴露的行为干预都是通过衡量减少晒伤或晒黑反应的频率，而非减少光化性肿瘤的发展。随机对照试验证实，使用防晒剂可以安全、有效地预防光化性角化病（AK）和 SCC。澳大利亚一项随机对照试验结果显示，规律使用防晒指数 SPF15+ 的广谱防晒剂与随意使用防晒剂相比，8 年随访期间 SCC 减少了 40% [59]。另一项研究估计，在 2008 年 9.3%（14 192 人）的澳大利亚人通过规律使用防晒剂预防了 SCC 的发生 [60]。2003 年一项评估表明，与随意使用防晒剂的个体相比，2 年内每天规律使用防晒剂的个体 AK 发病率降低了 24% [61]。多项综述中得到的共识是以患者为导向的健康教育和行为干预可以有效地提升防晒行为。因此，有必要定期对所有皮肤癌患者，新生儿、小学生及青少年的父母，青年人和器官移植受者进行防晒健康教育，并给予皮肤癌一级预防建议 [14]。

2. 烟酰胺、二氟甲基鸟氨酸和维 A 酸

据报道，烟酰胺（维生素 B₃）具有多重光保护作用，包括增强 DNA 修复、降低 UVR 诱导的皮肤免疫抑制、调控产生炎症细胞因子、维持皮肤屏障功能，以及恢复紫外线照射后细胞能量水平[62]。口服烟酰胺降低光化性肿瘤（oral Nicotinamide to reduce actinic cancer，ONTRAC）的 Ⅲ 期随机双盲对照试验评估了有 SCC 病史的高危患者口服烟酰胺的安全性和化学预防的功效。口服烟酰胺 500mg，每日 2 次，12 个月后实验组 SCC 发生率比安慰剂对照组降低 30%[63]。另一种口服药物，二氟甲基鸟氨酸（Difluoromethylornithine，DFMO）也被研究用于预防非黑色素瘤性皮肤癌。Kreul 等对参与 DFMO Ⅲ 期临床研究的受试者进行了长期疗效和毒性的回顾性研究，结果发现 DFMO 治疗后 NMSC 发病率出现不显著的持续下降，且停药后未出现晚期毒性反应[64]。局部和系统使用维 A 酸类药物（维生素 A 衍生物），也被作为一种化学预防方案用于预防 SCC。局部外用维 A 酸预防 NMSC 的效果一直存在争议[65]。Weinstock 等进行了最大规模的临床试验，1131 名高风险患者随机分配局部使用 0.1% 维 A 酸或其基质 1.5～5.5 年，在癌前或肿瘤相关终点评估均未发现显著差异[66]。Harwood 等通过对 32 例经组织学证实至少具有一个 SCC 皮损的 OTR 患者进行的回顾性分析研究了口服小剂量阿维 A 酯和阿维 A 酸化学预防 SCC 的效果。患者预防性口服维 A 酸类药物 0.2～0.4mg/(kg·d)，前 3 年 SCC 的发生率显著降低，效果至少维持 8 年，且患者对药物不良反应具有良好的耐受性[67]。同样，George 等在一项 23 例肾移植患者的前瞻性随机交叉试验中观察到，阿维 A 酸治疗期间 SCC 数量比对照组减少 43%[68]。但系统使用维 A 酸类药物具有致畸性，育龄妇女应谨慎使用。因此，进一步深入研究并探索其他潜在的化学预防药物是非常有必要的。

四、临床表现和鉴别诊断

1. 原位鳞状细胞癌

原位鳞状细胞癌（SCC in situ，SCCIS），通常称为 Bowen 病，典型表现为光暴露部位的鳞屑性红斑或轻微隆起性斑块。SCCIS 最常见于头颈部，其次是四肢和躯干。该病常与 HPV 感染相关，肛门 – 生殖器区的 SCCIS（又称鲍温样丘疹病）可能在年轻人中更为多见[69]。2.6% 的 Bowen 样丘疹病可能转化为侵袭性 SCC[40]。SCCIS 可由先前已经存在的光化性角化病（actinic keratosis，AK）进展而来，也可直接出现。临床上 SCCIS 与银屑病、钱币样湿疹、光化性角化病、脂溢性角化病、浅表型 BCC、无色素性黑色素瘤和乳房外 Paget 病等难以鉴别（图 4-2）。

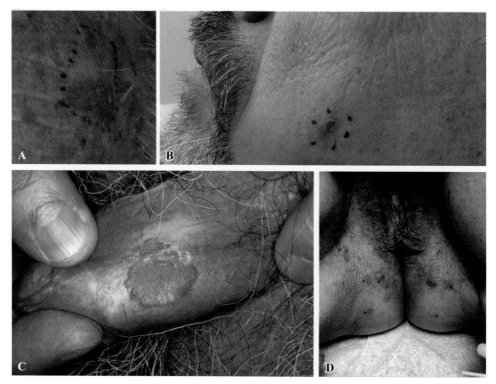

▲ 图 4-2 **A.** 额头原位鳞状细胞癌临床表现；**B.** 面颊部原位鳞状细胞癌临床表现；**C.** 阴茎原位鳞状细胞癌；**D.** 外阴及会阴区鲍温样丘疹病临床表现

图片由 Fitzsimons 陆军医疗中心（公共领域）提供

2. 侵袭性鳞状细胞癌

皮肤 SCC 好发于曝光部位，唇和耳部表现为角化过度、触痛或溃疡性生长的皮损侵袭性更强（图 4-1D）[69]。大部分 SCC 发生于 AK 背景下，但 AK 向 SCC 转化率很低；2013 年一篇包含 24 项研究的系统综述证实单个 AK 向 SCC 转化进展，每年的概率为 0%～0.075%，既往有非黑色素瘤性皮肤癌病史的患者风险增加至 0.53%[70, 71]。1997 年的一项 Meta 分析报道，每年有 20% 的 AK 进展为 SCC[72]。单个 AK 皮损 1 年后自发消退率为 15%～63%[70]。在持续性 β-HPV 感染的皮损中更易出现 AK 进展[73]。在正常皮肤上新发的 SCC 可表现为无症状或伴有压痛的丘疹、结节或斑块，随时间增大并可出现溃疡或坏死（图 4-1E）[74]。在侵袭性病例中，SCC 肿瘤细胞可向周围浸润至皮损可见边界之外，并可能累及筋膜、骨膜、软骨膜和神经鞘。SCC 的鉴别诊断通常取决于肿瘤的位置和临床表现。侵袭性 SCC 在临床上可能与肥厚型光化性角化病、炎症性脂溢性角化病、寻常疣或其他曝光部位、既往辐射区域、陈旧性烧伤、瘢痕或者嘴唇、生殖器部位的持久性结节、斑块或溃疡相混淆[20]（图 4-1）。

3. 角化棘皮瘤

角化棘皮瘤（keratoacanthoma，KA）被认为是一种侵袭性较弱的、具有自愈倾向的鳞状细胞癌。KA 表现为快速生长、边界清楚的穹顶状结节，中央有角蛋白栓和火山口样外观

（图 4-3A）。KA 消退后会遗留萎缩性瘢痕。KA 可表现为单发、多发、发疹型、巨大型、不断增大的边缘离心性角化棘皮瘤、多个可自行消退皮损的 Ferguson-Smith 病及泛发发疹型的 GrzyBowski 综合征。KA 可能与日晒、免疫抑制、创伤以及某些遗传综合征有关，后者包括 Muir-Torre 综合征和 XP [75]。由于有报道发现 KA 具有侵袭性和转移性，在过去的 30 年内，临床观点逐渐明确 KA 属于 SCC 的一个亚型（鳞状细胞癌，角化棘皮瘤型）而非一个独立的疾病。同时 SCC 和 KA 在组织病理学上难以明确区分也支持了这个分类。KA 治疗与高分化 SCC 一致，但也应避免过度激进的治疗导致局部功能障碍或容貌缺陷 [75]。KA 常需与寻常疣、基底细胞癌、结节性痒疹等疾病鉴别（图 4-3）。

4. 疣状癌

疣状癌是一种罕见的鳞癌类型，其特征是境界清楚的外生性菜花样生长的肿物，主要累及阴茎、阴囊或肛周（Buschke-Loewenstein 肿瘤）、足底（穿掘性上皮瘤）或口腔黏膜（口腔菜花状乳头瘤病、Ackerman 肿瘤）（图 4-3B），本病通常与 HPV 感染有关。尽管疣状癌切除后容易复发，并可导致局部组织损坏，但该病较少发生转移 [76]。疣状癌通常很难与巨大疣、尖锐湿疣或脂溢性角化病相鉴别。

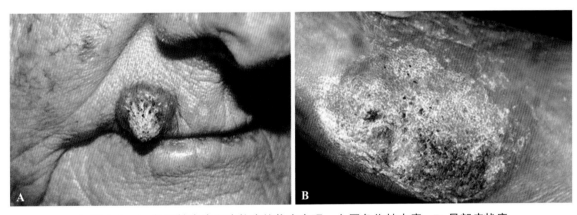

▲ 图 4-3　**A.** 角化棘皮瘤和疣状癌的临床表现，上唇角化棘皮瘤；**B.** 足部疣状癌
图片由 Fitzsimons 陆军医疗中心（公共领域）提供

五、诊断

任何可疑皮肤病变临床诊断的金标准都是组织病理检查。根据肿瘤的大小、位置和预期的治疗方法，可以对病变组织部分切除、环钻、刮除或完整切除完成病检。大多数情况下常规采用 HE 染色能够确诊，若不能明确诊断，可以进行免疫组化检查如 AE1/AE3（泛角蛋白）、p53 和上皮细胞膜抗原（EMA）明确诊断 [77]。除活检外，任何怀疑或确诊为鳞癌的

患者都应接受全身皮肤检查，分别触诊区域淋巴结群，以明确是否存在共存肿瘤和转移性肿瘤。

近年来，无创性诊断方法受到关注。皮肤镜是一种医生手持的 10 倍放大的皮肤放大镜，以非侵入性的方式评估肉眼看不到的表皮和真皮浅层的颜色和微观结构。皮肤镜下 SCC 的特征包括角化性鳞屑和痂皮、苍白圈、白色无结构区域、溃疡和球状或发夹状血管[78]。反射共焦显微镜（reflectance confocal microscopy，RCM）是一种非侵入性光学成像技术，可以实时获得表皮和真皮乳头层的高分辨率可视化图像（成像深度可达 200μm），获得接近病理检查的结果[79]。RCM 通过一个低功率激光器发射一种近红外线光（830nm），接收器仅接受皮肤内特定部位的反射光并成像。在 RCM 镜下，cSCC 表现为非典型的蜂窝状结构，表皮棘层颗粒层排列紊乱，可见圆核透亮的细胞，真皮内可见圆形血管[80]。光学相干断层扫描（optical coherence tomography，OCT）和高频超声（high-frequency ultrasound，HFUS）也成为评估疑似或确诊 SCC 患者肿瘤大小和特征的工具[81, 82]。

六、组织病理

原位鳞癌（鲍恩病）的组织病理学表现为表皮全层细胞具有异型性，细胞核呈多形性、可见细胞凋亡和有丝分裂（图 4-4A）。异型角质形成细胞可累及附属器，但不会侵入真皮。侵袭性鳞癌的特征是呈束带状或分叶状分布、具有异型性、光滑透亮的嗜酸性的角质细胞侵入真皮。角化棘皮瘤是由分化良好的、轻度异型性、透亮粉色的角质形成细胞围绕在一个充满角质核心的周围（图 4-4B）。通常可见淋巴细胞和嗜酸性粒细胞浸润。疣状癌表现为乳头瘤样增生，角质形成细胞增殖并以"推进式"的方式侵入真皮，细胞形态具有轻度异型性，组织学表现为良性特征[40]（图 4-4C）。

SCC 分化程度从高分化（多型性小，角化明显，可见细胞外角珠）（图 4-4D）到低分化（细胞核异型性大，频繁的有丝分裂象，角珠少见）不等[74]（图 4-4E）。SCC 其他组织学类型包括棘层松解型或腺样型、Paget 样型、小细胞型、基底鳞状型、单细胞型、透明细胞型、淋巴上皮型、疣状型、腺鳞状（产生黏蛋白）、结缔组织增生型、硬化型、浸润型、色素沉着型、肉瘤样型和梭形细胞型[8]。组织病理学除了评估肿瘤分化程度和组织学亚型外，还应评估肿瘤深度、真皮侵犯程度、是否有神经、淋巴管或血管侵犯，以及切缘状况。由于没有明确的定义 cSCC 的组织学亚型和分化程度，因此不同病理医师的诊断结果可能存在差异。

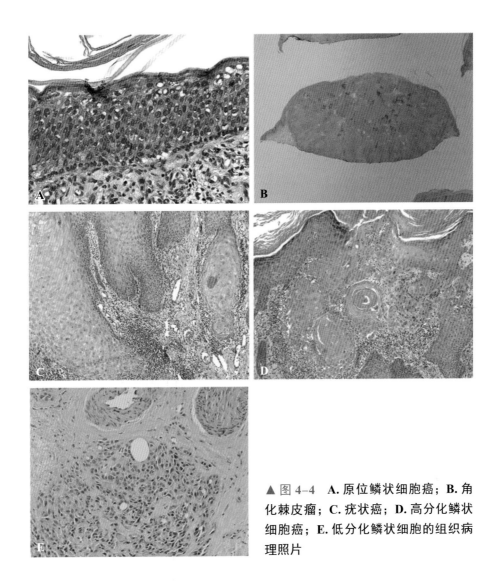

▲ 图 4-4　**A.** 原位鳞状细胞癌；**B.** 角化棘皮瘤；**C.** 疣状癌；**D.** 高分化鳞状细胞癌；**E.** 低分化鳞状细胞的组织病理照片

七、高危鳞状细胞癌

尽管大多数鳞癌患者预后良好，但 3.7%～5.2% 的患者可发生淋巴结转移，1.5%～2.1% 的患者可死于 SCC[83-85]。其中约 85% 的转移病例是区域淋巴结转移，其次是肺、肝、脑、皮肤和骨转移[74]（图 4-5A 和 B）。在多项研究中，下列因素被认为是预后不良的高危指标，即肿瘤位置（耳朵、嘴唇和长期慢性溃疡或炎症区域）、肿瘤直径（＞ 2cm）、肿瘤累及深度（超出皮下组织）、组织学亚型（棘突松解、梭形和结缔组织增生型）、分化程度（低分化或未分化）、复发和免疫抑制状态[83, 86, 87]（图 4-5C 和 D）。2016 年，Thompson 和他的同事完成了迄今为止最大规模的 SCC 危险因素 Meta 分析，分析了 36 项研究、涉及 17 248 名患者总计 23 421 个 SCC 组织，证实了前述的众多危险因素，包括累及深度＞ 2mm 的肿瘤组织局部复发风险最高、直径＞

20mm 的肿瘤组织致死率最高[88]。该研究还发现颞部肿瘤转移率较高，而既往不认为该部位是出现肿瘤转移的高危区域（图 4-5E 和 F）。

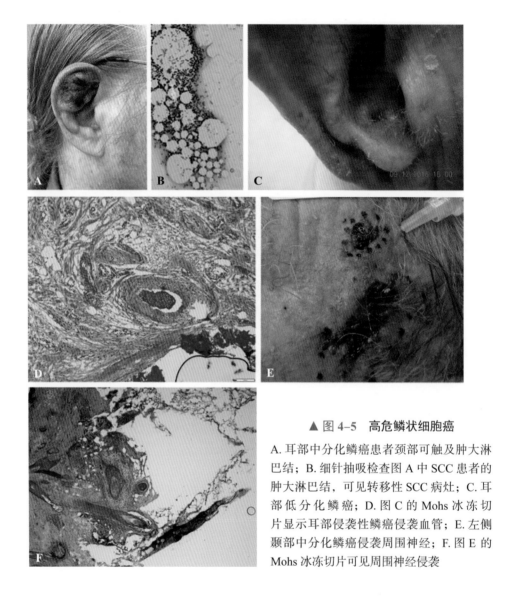

▲ 图 4-5 高危鳞状细胞癌

A. 耳部中分化鳞癌患者颈部可触及肿大淋巴结；B. 细针抽吸检查图 A 中 SCC 患者的肿大淋巴结，可见转移性 SCC 病灶；C. 耳部低分化鳞癌；D. 图 C 的 Mohs 冰冻切片显示耳部侵袭性鳞癌侵袭血管；E. 左侧颞部中分化鳞癌侵袭周围神经；F. 图 E 的 Mohs 冰冻切片可见周围神经侵袭

目前，皮肤 SCC 有三种可用的分级体系，即美国癌症联合委员（AJCC）癌症分级手册、国际癌症控制联盟（UICC）系统和布莱根妇女医院（BWH）分级系统[89-91]。AJCC 和 UICC 是在专家共识的基础上开发的，而 BWH 分级系统是由一家独立研究机构开发的替代分级系统，该系统试图对风险因素进行更准确的分级。在 AJCC 和 UICC 系统中，T_2 定义为肿瘤直径 > 2cm（AJCC 和 UICC）或肿瘤直径 ≤ 2cm 但有 2~5 个高危因素，后者包括肿瘤厚度 > 2mm、Clark Ⅳ级或以上、神经侵袭、皮损位于耳部、唇红及低分化 SCC（AJCC）。2013 年，BWH 基于一项对 256 例原发高危 SCC 进行的回顾分析，对 T_2 分级内的多个异质性肿瘤进行进一步分层，明确了 4 个导致肿瘤高危的风险因素，即低分化、侵袭直径 > 0.1mm 的周围神经、肿瘤直

径＞ 2cm 以及肿瘤侵袭深度超过皮下脂肪层。BWH 体系中 T_1 为没有危险因素，T_{2a} 为有 1 项危险因素，T_{2b} 定义为有 2～3 项危险因素，T_3 定义为有超过 4 个危险因素或有骨侵犯。BWH 分级系统的作者发现，T_{2b} 仅涵盖了 19% 的 SCC 病例，但其中 72% 的病例出现淋巴结转移，83% 的病例死于 SCC [89]。2017 年 Gonzalez 等使用 BWH 和 AJCC 分级体系对免疫抑制患者的 SCC 病例进行分期，发现 BWH 分级体系能够更好地对该类病例进行危险因素分层 [92]。Stevenson 等的另一项研究验证了该分级体系，并证实血液系统恶性肿瘤也是出现不良结局的伴发疾病 [93]（表 4-1）。

表 4-1　皮肤 SCC 的危险因素

• 紫外线辐射	• 慢性创面
• 免疫抑制	• 人乳头瘤病毒感染
– 器官移植者	• 放射线
– 艾滋病 / 获得性免疫缺乏综合征	• 药物
– 慢性淋巴细胞白血病	– BRAF
– 非霍奇金淋巴瘤	– 伏立康唑
• 遗传综合征	– 硫唑嘌呤
– 着色性干皮病	– 环孢素
– 眼皮肤白化病	• 非黑色素瘤性皮肤癌病史
– 疣状表皮发育不良	• 职业性化学品暴露
– 大疱性表皮松解症	– 砷
– 先天性角化不良	– 多环芳烃
– Rothmund–Thomson 综合征	– 杀虫剂
– Bloom 综合征	– 除草剂
– Werner 综合征	
– Muir–Torre 综合征	
– Huriez 综合征	
– Fanconi 贫血	

八、高危病例的临床检查

高危鳞癌患者有发生淋巴结转移的风险。肿瘤复发和死亡的风险随淋巴结大小和受累淋巴结数目的增加而增加 [94]（图 4-5A 和 B）。有淋巴结转移的患者 5 年存活率下降到 46%～70% [95]。早期及时发现亚临床淋巴结转移可降低鳞癌死亡率 [96]，高危病例建议完善淋巴结 B 超 [97]。临床检查或影像检查发现异常淋巴结，应在超声引导下进行细针穿刺活检（fine-needle aspiration，FNA）。超声引导下 FNA 比传统 FNA 有更高的敏感性和特异性 [98]。若 FNA 阴性，应重复进行影像学检查及 FNA，或者考虑前哨淋巴结活检（sentinel lymph node biopsy，

SLNB），因为某些情况下（如有放疗史）FNA 会出现假阴性结果 [8, 99]。目前 SLNB 不是 SCC 诊疗流程的标准检查，但由于其阴性预测价值高、假阴性率低且并发症少而受到关注 [100]。Schmitt 等发现 SLNB 阳性最常见于高危 T_{2b} 肿瘤（BWH 分级）[101]。2015 年 Navarrete-Dechent 等一篇综述认为 SLNB 可以发现高危患者的隐匿性淋巴结转移，由于 SLNB 结果比影像学检查精确，且侵袭性较淋巴结清扫更低，对高危 SCC 的分期更具实用性 [94]。

淋巴结活检阳性或者体积较大的、累及深部组织的浸润性肿瘤患者，需要进行额外的影像检查以评估肿瘤累及范围和转移情况。2017 年一项针对 108 例高危 SCC 病例（BWH T_{2a} 或 T_3）的研究发现，在 45 名接受影像学检查的患者（58% 进行临床分级，33% 用于评估临床可疑或已知疾病），根据影像学结果 33% 的病例改变了治疗策略，从而改善了疾病相关结局 [102]。大部分病例（69%）接受了一种检查，其余的接受了两种检查。最常见（79%）的是计算机断层扫描（computed tomography，CT），其次（21%）是正电子发射断层扫描（positron-emission tomography，PET/CT）和磁共振成像（magnetic resonance imaging，MRI）（19%）。在影像检查的选择上，CT 和 MRI 可以证实软组织浸润、骨质侵蚀和淋巴结转移，而 PET 可以发现转移病灶，特别在坏死组织、致密纤维化组织或放疗后瘢痕形成区域的转移灶 [8]。增强扫描 CT 通常是头颈部 SCC 术前评估的首选方法，因为它提供了比 MRI 更好的空间分辨率 [103]。若患者出现周围神经侵袭相关的神经系统症状则首选 MRI。

九、治疗

cSCC 的治疗目标包括彻底切除肿瘤、最大限度降低复发和转移的风险、保留组织的正常功能，并获得最佳的美容效果。对所有病例，治愈率是选择治疗方式时考虑的首要因素 [8]。1992 年，Rowe 等发表了一篇观察时间历时 50 年，关于多种方式治疗原发和复发性皮肤 SCC 的回顾性分析 [87]。总体而言，原发肿瘤的治疗成功率明显高于持续性或复发肿瘤，因此首次治疗时选择最有效的方法至关重要。根据肿瘤的位置不同，复发性 SCC 出现淋巴结转移和（或）全身转移的风险为 25%～45% [104]。

1. 低危肿瘤

传统手术切除是任何低风险侵袭性鳞癌的首选治疗方法，因其可以通过组织病理学检查确认肿瘤类型并评估组织切缘。Brodland 和 Zitelli 的一项研究表明，对于边界清楚的低风险肿瘤（直径＜ 2cm，耳朵、嘴唇、眼睑、鼻子或头皮以外区域，未累及脂肪），沿肿瘤边缘扩大 4mm 切除可获得 95% 的治愈率 [105]。基于多学科指南的欧洲共识建议低危肿瘤的标准化最小切缘为 5mm（无高危特征的病例＜ 6mm）[74]。尽管还有许多破坏性的局部治疗方法，但若治疗失败后还是需要手术切除，因此都不是首选方案。但患者无法或拒绝接受手术时，也可以使用毁损性治疗方法［放射治疗、冷冻治疗、电切和刮除（electrodessication and curettage，ED&C）、光动力治疗（photodynamic therapy，PDT）］或局部外用药物治疗（咪喹莫特、氟尿嘧啶、双氯芬酸、甲丁酸氨基甲醇酯、化学剥脱）方法[74]。这些方法也可用于治疗在慢性光损伤基础上出现的区域化生长的肿瘤患者。皮损内注射化疗（甲氨蝶呤、氟尿嘧啶或博来霉素）也可用于特定患者，常用于治疗角化棘皮瘤[75]。局部治疗和毁损性治疗都无法在组织学水平评估肿瘤边缘，临床随访是监测肿瘤复发的重要手段。

据报道，体外放射治疗对鳞癌的 5 年治愈率为 80%[8]。放疗后组织受损明显，且治疗后20～30 年可能会诱发肿瘤，因此放射治疗仅对 50 岁以上有手术禁忌证的患者进行使用。近距离放射治疗是一种将放射源近距离放置在治疗区域的方法，在特定患者中可能比传统的外照射治疗具有优势[106]。2016 年的一篇综述发现，近距离放射治疗非黑色素瘤性皮肤癌的耐受性良好，不良反应小，局部控制率高达 97%（中位数），但没有明确说明 SCC 的控制率[107]。冷冻治疗只应用于直径较小的低风险肿瘤，该方法对于高危病变的治愈率很低[108]。ED&C 只用于治疗躯干、手臂或腿部小的、低风险、境界清楚的非复发性 SCC，不应用于治疗毛发覆盖的皮肤区域的肿瘤，因为肿瘤有沿着毛囊结构扩散的风险[109]。FDA 批准局部使用 20% 氨基乙酰丙酸（aminolevulinic acid，ALA）联合蓝光[1] 或 ALA 甲酯（MAL）封包联合红光[2] 进行 PDT 治疗AK。尽管一些研究显示 ALA-PDT 和 MAL-PDT 治疗 SCCIS 有效，但在一项针对 6 例侵袭性SCC 病例的研究中，研究者为患者进行隔日一次，共 4 次的 ALA-PDT 治疗，平均随访 29 个月后，患者的组织学清除率仅为 33%（2/6 例）[110-112]。周期性光动力治疗有助于器官移植者预防 NMSC[113]。

FDA 批准了 3 种治疗 AK 的外用药物，即氟尿嘧啶乳膏（Efudex；Valeant Pharmaceuticals International，Bridgewater，NJ）、咪喹莫特乳膏（Aldara；Medicis Pharmaceuticals，Scottsdale，AZ）和巨大戟醇甲基丁烯酸酯（Picato；Leo Pharma，Parsippany，NJ）。尽管在美国这些药物没有被 FDA 批准用于治疗 SCC，但在某些极端情况下可以考虑使用。两项外涂氟尿嘧啶乳膏治疗 SCCIS 的研究显示，通过 4 周治疗后，1 年的随访期内 SCCIS 的清除率为 48%～69%[111, 114]。每天外涂咪喹莫特共 16 周，SCCIS 的治愈率为 73%～87.5%[115, 116]。巨大戟醇甲基丁烯酸酯是一种治疗多发性 AK 和区域性癌化新药，目前虽然缺乏人类使用巨大戟醇甲基丁烯酸酯治疗SCC 的临床数据，但在小鼠模型中已经证实该药能够成功治疗鳞癌[117]。

2. 高危肿瘤

Mohs 显微外科手术（MMS）采用术中冰冻切片技术对皮损外周和基底切缘进行完整评估，与标准垂直切片相比，MMS 可以在完全切除皮损的前提下尽可能多地保留正常组织，而标准垂直切片仅能评估＜ 1% 的外周和基底切缘。Rowe 等证实 MMS 对皮肤、嘴唇和耳朵的原发和复发性鳞癌治疗中都能获得最高的治愈率[87]。由于治疗时间较长、费用较高、需要专业技术人员，MMS 适用于高危肿瘤或特殊解剖部位、使用传统切除可能会导致严重的功能障碍的低风险肿瘤。为了指导临床医生，美国国家皮肤科协会于 2013 年制订了 MMS 的适用标准（ppropriate use criteria，AUC）[118]。AUC 是基于 17 位专家对 270 个临床场景进行评估而形成的专家意见，可以为特定皮肤癌是否适宜接受 MMS 治疗提供建议。同时，AUC 也提出还有其他的可代替治疗方法。Mohs 手术是一种安全的门诊手术，并发症发生率低。Alam 等在 2013 年进行的一项多中心前瞻性队列研究显示，在 20 821 例 MMS 手术中仅有 149 例（0.72%）出现不良事件[119]。不良反应中，61.1% 为感染，20.1% 为伤口裂开、部分或全部组织坏死，15.4% 为出血或血肿形成。发生严重事件 4 例（0.02%），无死亡病例。如果不能进行 MMS，高危鳞状细胞癌治疗的最佳选择是切除后采用冰冻切片评估所有外周和基底边缘，明确肿瘤是否完整切除，或采用快速石蜡切片明确切缘干净再延迟缝合的"慢 Mohs"技术[8]（图 4-6）。

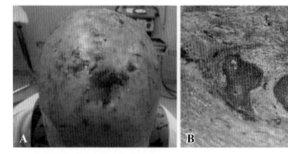 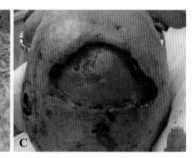

▲ 图 4-6　A. Mohs 手术所示，头皮高至中度分化鳞癌；B.Mohs 冰冻切片中肿瘤的组织学表现；C. 切缘干净后最终的 Mohs 缺损

辅助放疗（adjuvant radiotherapy，ART）对一些高危鳞癌患者有益。尽管对于何时应该使用 ART 尚无共识，但对于不能明确手术切缘是否仍有肿瘤残留或明确有阳性切缘的病例，抑或周围神经受累程度较高（知名神经受累，受累神经直径≥ 0.1mm，或有临床或影像学证据表明存在神经侵袭）的患者来说，ART 可能是有益的[120]。

口服靶向药物试图从分子角度阻止鳞癌生长，靶向治疗技术已得到积极研究。前期研究表明，高达 80% 的 SCC 和 100% 的转移性 SCC 均表达表皮生长因子受体（epidermal growth factor receptor，EGFR）[121]。西妥昔单抗、厄洛替尼和吉非替尼是针对细胞内 EGFR 的小分子酪氨酸激酶抑制药[122, 123]。西妥昔单抗已被用于治疗多种癌症，并在过去 10 年中超标用于治疗晚期 SCC。Trodello 等于 2017 年进行的一项研究显示，在 1989 至 2014 年间接受西妥昔单抗治疗的 9 例转移性鳞癌患者中，6 例（67%）获得完全缓解，平均无瘤生存期为 25 个月（3～48 个月），1 例（11%）获得部分缓解[124]。EGFR 抑制药与其他免疫调节药联合使用也是一种新的治疗方法[122]。最近研究程序性细胞死亡 1 蛋白（programmed cell death 1 protein，PD-1）抑制药在治疗晚期 SCC 过程中发挥的潜在作用。PD-1 受体与其配体结合时，抗肿瘤活性过程中至关重要的 T 细胞的激活和增殖受到抑制。用 PD-1 抗体（如培布罗利珠单抗）阻断受体可导致强大而持久的 T 细胞反应。Stevenson 等报道了 1 例局部晚期 SCC，在接受 4 个周期的培布罗利珠单抗治疗后肿瘤几乎完全消退；在 11 个月的维持治疗后，肿瘤无复发迹象 [125]。PD-1 抑制药治疗鳞癌是研究和论文发表的热门领域 [126, 127]。建议在使用 PD-1 抑制药治疗 OTR 患者时要谨慎，因为存在移植排斥的风险。顺铂是一种细胞毒性药物，通过诱导 DNA 交联从而干扰有丝分裂和细胞分裂，被用于治疗 SCC。1989 至 2014 年间接受顺铂治疗的 60 例鳞癌患者中，13 例（22%）获得完全缓解，中位无瘤生存期 14.6 个月（3～112 个月），14 例（23%）获得部分缓解 [124]。有一些观察性证据表明辅助性口服维 A 酸和口服卡培他滨（5-FU 的类似物）可以治疗晚期鳞癌，但数据提示这些药物在高危人群（包括慢性免疫抑制状态的 OTR 患者）中更多是化学预防作用 [123]。

十、随访

既往诊断鳞癌的患者中，5 年内罹患另一种非黑色素瘤性皮肤癌的风险为 30%～50%，该人群罹患恶性黑色素瘤的风险也增加 [58, 128, 129]。因此，具有侵袭性或高危鳞癌病史的患者应该定期进行全面的皮肤和淋巴结检查。推荐的随访周期是前 2 年每 3～6 个月 1 次，此后 3 年每 6～12 个月 1 次，之后每年 1 次。有区域性转移的患者应更频繁地随访，即第 1 年随访为 1～3 个月 1 次，第 2 年随访为 2～4 个月 1 次，直到第 5 年，随访为 4～6 个月 1 次，然后每 6～12 个月随访 1 次 [8]。确诊后的前 2 年是最关键的随访期，因为 75% 的局部复发和转移发生在这段时间 [74]。有免疫抑制、遗传倾向和（或）既往多发性鳞癌病史的高危患者应长期加强监测频率。

参考文献

[1] Alam M, Ratner D. Cutaneous squamous–cell carcinoma. N Engl J Med. 2001;344(13):975–83.

[2] Karia PS, Han J, Schmults CD. Cutaneous squamous cell carcinoma: estimated incidence of disease, nodal metastasis, and deaths from disease in the United States, 2012. J Am Acad Dermatol. 2013;68(6):957–66.

[3] Muzic JG, Schmitt AR, Wright AC, Alniemi DT, Zubair AS, Olazagasti Lourido JM, et al. Incidence and trends of basal cell carcinoma and cutaneous squamous cell carcinoma: a population–based study in Olmsted County, Minnesota, 2000 to 2010. Mayo Clin Proc. 2017;92(6):890–8.

[4] Lomas A, Leonardi–Bee J, Bath–Hextall F. A systematic review of worldwide incidence of nonmelanoma skin cancer. Br J Dermatol. 2012;166(5):1069–80.

[5] Agbai ON, Buster K, Sanchez M, Hernandez C, Kundu RV, Chiu M, et al. Skin cancer and photoprotection in people of color: a review and recommendations for physicians and the public. J Am Acad Dermatol. 2014;70(4):748–62.

[6] Xiang F, Lucas R, Hales S, Neale R. Incidence of nonmelanoma skin cancer in relation to ambient UV radiation in white populations, 1978–2012: empirical relationships. JAMA Dermatol. 2014;150(10):1063–71.

[7] Miller DL, Weinstock MA. Nonmelanoma skin cancer in the United States: incidence. J Am Acad Dermatol. 1994;30(5 Pt 1):774–8.

[8] Kauvar AN, Arpey CJ, Hruza G, Olbricht SM, Bennett R, Mahmoud BH. Consensus for nonmelanoma skin cancer treatment, part II: squamous cell carcinoma, including

a cost analysis of treatment methods. Dermatol Surg. 2015;41(11):1214–40.

[9] Donaldson MR, Coldiron BM. No end in sight: the skin cancer epidemic continues. Semin Cutan Med Surg. 2011;30(1):3–5.

[10] Lewis KG, Weinstock MA. Nonmelanoma skin cancer mortality (1988–2000): the Rhode Island follow–back study. Arch Dermatol. 2004;140(7):837–42.

[11] Armstrong BK, Kricker A. The epidemiology of UV induced skin cancer. J Photochem Photobiol B. 2001;63(1–3):8–18.

[12] O'Sullivan NA, Tait CP. Tanning bed and nail lamp use and the risk of cutaneous malignancy: a review of the literature. Australas J Dermatol. 2014;55(2):99–106.

[13] D'Orazio J, Jarrett S, Amaro–Ortiz A, Scott T. UV radiation and the skin. Int J Mol Sci. 2013;14(6): 12222–48.

[14] Green AC, Olsen CM. Cutaneous squamous cell carcinoma: an epidemiological review. Br J Dermatol. 2017;177(2):373–81.

[15] Brash DE, Rudolph JA, Simon JA, Lin A, McKenna GJ, Baden HP, et al. A role for sunlight in skin cancer: UV–induced p53 mutations in squamous cell carcinoma. Proc Natl Acad Sci U S A. 1991;88(22):10124–8.

[16] Wehner MR, Chren MM, Nameth D, Choudhry A, Gaskins M, Nead KT, et al. International prevalence of indoor tanning: a systematic review and meta–analysis. JAMA Dermatol. 2014;150(4):390–400.

[17] Stern RS, Study PF–U. The risk of squamous cell and basal cell cancer associated with psoralen and ultraviolet A therapy: a 30–year prospective study. J Am Acad Dermatol. 2012;66(4):553–62.

[18] Euvrard S, Kanitakis J, Claudy A. Skin cancers after organ transplantation. N Engl J Med. 2003;348(17):1681–91.

[19] Zwald FO, Brown M. Skin cancer in solid organ transplant recipients: advances in therapy and management: part I. Epidemiology of skin cancer in solid organ transplant recipients. J Am Acad Dermatol. 2011;65(2):253–61. quiz 62

[20] Kallini JR, Hamed N, Khachemoune A. Squamous cell carcinoma of the skin: epidemiology, classification, management, and novel trends. Int J Dermatol. 2015;54(2):130–40.

[21] Otley CC, Cherikh WS, Salasche SJ, McBride MA, Christenson LJ, Kauffman HM. Skin cancer in organ transplant recipients: effect of pretransplant end–organ disease. J Am Acad Dermatol. 2005;53(5):783–90.

[22] Garrett GL, Blanc PD, Boscardin J, Lloyd AA, Ahmed RL, Anthony T, et al. Incidence of and risk factors for skin cancer in organ transplant recipients in the United States. JAMA Dermatol. 2017;153(3):296–303.

[23] Chockalingam R, Downing C, Tyring SK. Cutaneous squamous cell carcinomas in organ transplant recipients. J Clin Med. 2015;4(6):1229–39.

[24] Perrett CM, Walker SL, O'Donovan P, Warwick J, Harwood CA, Karran P, et al. Azathioprine treatment photosensitizes human skin to ultraviolet A radiation. Br J Dermatol. 2008;159(1):198–204.

[25] Norman KG, Canter JA, Shi M, Milne GL, Morrow JD, Sligh JE. Cyclosporine A suppresses keratinocyte cell death through MPTP inhibition in a model for skin cancer in organ transplant recipients. Mitochondrion.

2010;10(2):94–101.

[26] Kauffman HM, Cherikh WS, Cheng Y, Hanto DW, Kahan BD. Maintenance immunosuppression with target–of–rapamycin inhibitors is associated with a reduced incidence of de novo malignancies. Transplantation. 2005;80(7):883–9.

[27] Ducroux E, Martin C, Bouwes Bavinck JN, Decullier E, Brocard A, Westhuis–van Elsacker ME, et al. Risk of aggressive skin cancers after kidney retransplantation in patients with previous posttransplant cutaneous squamous cell carcinomas: a retrospective study of 53 cases. Transplantation. 2017;101(4):e133–e41.

[28] Brewer JD, Shanafelt TD, Khezri F, Sosa Seda IM, Zubair AS, Baum CL, et al. Increased incidence and recurrence rates of nonmelanoma skin cancer in patients with non–Hodgkin lymphoma: a Rochester Epidemiology Project population–based study in Minnesota. J Am Acad Dermatol. 2015;72(2):302–9.

[29] Zhao H, Shu G, Wang S. The risk of non–melanoma skin cancer in HIV–infected patients: new data and meta–analysis. Int J STD AIDS. 2016;27(7):568–75.

[30] Hock BD, McIntosh ND, McKenzie JL, Pearson JF, Simcock JW, MacPherson SA. Incidence of cutaneous squamous cell carcinoma in a New Zealand population of chronic lymphocytic leukaemia patients. Intern Med J. 2016;46(12):1414–21.

[31] Amari W, Zeringue AL, McDonald JR, Caplan L, Eisen SA, Ranganathan P. Risk of non–melanoma skin cancer in a national cohort of veterans with rheumatoid arthritis. Rheumatology (Oxford). 2011;50(8):1431–9.

[32] Singh H, Nugent Z, Demers AA, Bernstein CN. Increased risk of nonmelanoma skin cancers among individuals with inflammatory bowel disease. Gastroenterology. 2011;141(5):1612–20.

[33] Karagas MR, Cushing GL, Greenberg ER, Mott LA, Spencer SK, Nierenberg DW. Non–melanoma skin cancers and glucocorticoid therapy. Br J Cancer. 2001;85(5): 683–6.

[34] Baibergenova AT, Weinstock MA, Group VT. Oral prednisone use and risk of keratinocyte carcinoma in non–transplant population. The VATTC trial. J Eur Acad Dermatol Venereol. 2012;26(9):1109–15.

[35] Veness MJ, Quinn DI, Ong CS, Keogh AM, Macdonald PS, Cooper SG, et al. Aggressive cutaneous malignancies following cardiothoracic transplantation: the Australian experience. Cancer. 1999;85(8):1758–64.

[36] Jaju PD, Ransohoff KJ, Tang JY, Sarin KY. Familial skin cancer syndromes: increased risk of nonmelanotic skin cancers and extracutaneous tumors. J Am Acad Dermatol. 2016;74(3):437–51. quiz 52–4

[37] Perry PK, Silverberg NB. Cutaneous malignancy in albinism. Cutis. 2001;67(5):427–30.

[38] Burger B, Itin PH. Epidermodysplasia verruciformis. Curr Probl Dermatol. 2014;45:123–31.

[39] Ramoz N, Rueda LA, Bouadjar B, Montoya LS, Orth G, Favre M. Mutations in two adjacent novel genes are associated with epidermodysplasia verruciformis. Nat Genet. 2002;32(4):579–81.

[40] Dubina M, Goldenberg G. Viral–associated nonmelanoma skin cancers: a review. Am J Dermatopathol. 2009;31(6):561–73.

[41] Mellerio JE, Robertson SJ, Bernardis C, Diem A,

Fine JD, George R, et al. Management of cutaneous squamous cell carcinoma in patients with epidermolysis bullosa: best clinical practice guidelines. Br J Dermatol. 2016;174(1):56–67.

[42] Fine JD, Johnson LB, Weiner M, Li KP, Suchindran C. Epidermolysis bullosa and the risk of life–threatening cancers: the National EB Registry experience, 1986–2006. J Am Acad Dermatol. 2009;60(2):203–11.

[43] Johnson TM, Rowe DE, Nelson BR, Swanson NA. Squamous cell carcinoma of the skin (excluding lip and oral mucosa). J Am Acad Dermatol. 1992;26(3 Pt 2): 467–84.

[44] Kerr–Valentic MA, Samimi K, Rohlen BH, Agarwal JP, Rockwell WB. Marjolin's ulcer: modern analysis of an ancient problem. Plast Reconstr Surg. 2009;123(1): 184–91.

[45] Wang J, Aldabagh B, Yu J, Arron ST. Role of human papillomavirus in cutaneous squamous cell carcinoma: a meta–analysis. J Am Acad Dermatol. 2014;70(4):621–9.

[46] Arron ST, Ruby JG, Dybbro E, Ganem D, Derisi JL. Transcriptome sequencing demonstrates that human papillomavirus is not active in cutaneous squamous cell carcinoma. J Invest Dermatol. 2011;131(8):1745–53.

[47] Arron ST, Jennings L, Nindl I, Rosl F, Bouwes Bavinck JN, Seçkin D, et al. Viral oncogenesis and its role in nonmelanoma skin cancer. Br J Dermatol. 2011;164(6):1201–13.

[48] Lichter MD, Karagas MR, Mott LA, Spencer SK, Stukel TA, Greenberg ER. Therapeutic ionizing radiation and the incidence of basal cell carcinoma and squamous cell carcinoma. The New Hampshire Skin Cancer Study Group. Arch Dermatol. 2000;136(8):1007–11.

[49] Davis MM, Hanke CW, Zollinger TW, Montebello JF, Hornback NB, Norins AL. Skin cancer in patients with chronic radiation dermatitis. J Am Acad Dermatol. 1989;20(4):608–16.

[50] Su F, Viros A, Milagre C, Trunzer K, Bollag G, Spleiss O, et al. RAS mutations in cutaneous squamous–cell carcinomas in patients treated with BRAF inhibitors. N Engl J Med. 2012;366(3):207–15.

[51] Williams K, Mansh M, Chin–Hong P, Singer J, Arron ST. Voriconazole–associated cutaneous malignancy: a literature review on photocarcinogenesis in organ transplant recipients. Clin Infect Dis. 2014;58(7):997–1002.

[52] Yu HS, Liao WT, Chai CY. Arsenic carcinogenesis in the skin. J Biomed Sci. 2006;13(5):657–66.

[53] Gallagher RP, Bajdik CD, Fincham S, Hill GB, Keefe AR, Coldman A, et al. Chemical exposures, medical history, and risk of squamous and basal cell carcinoma of the skin. Cancer Epidemiol Biomarkers Prev. 1996;5(6):419–24.

[54] Gawkrodger DJ. Occupational skin cancers. Occup Med (Lond). 2004;54(7):458–63.

[55] Sorahan T, Cooke MA, Wilson S. Incidence of cancer of the scrotum, 1971–84. Br J Ind Med. 1989;46(6):430–1.

[56] Karagas MR. Occurrence of cutaneous basal cell and squamous cell malignancies among those with a prior history of skin cancer. The Skin Cancer Prevention Study Group. J Invest Dermatol. 1994;102(6):10S–3S.

[57] Dzubow LM, Rigel DS, Robins P. Risk factors for local recurrence of primary cutaneous squamous cell carcinomas. Treatment by microscopically controlled excision. Arch Dermatol. 1982;118(11):900–2.

[58] Marcil I, Stern RS. Risk of developing a subsequent nonmelanoma skin cancer in patients with a history of nonmelanoma skin cancer: a critical review of the literature and meta–analysis. Arch Dermatol. 2000;136(12): 1524–30.

[59] van der Pols JC, Williams GM, Pandeya N, Logan V, Green AC. Prolonged prevention of squamous cell carcinoma of the skin by regular sunscreen use. Cancer Epidemiol Biomarkers Prev. 2006;15(12):2546–8.

[60] Olsen CM, Wilson LF, Green AC, Bain CJ, Fritschi L, Neale RE, et al. Cancers in Australia attributable to exposure to solar ultraviolet radiation and prevented by regular sunscreen use. Aust N Z J Public Health. 2015;39(5):471–6.

[61] Darlington S, Williams G, Neale R, Frost C, Green A. A randomized controlled trial to assess sunscreen application and beta carotene supplementation in the prevention of solar keratoses. Arch Dermatol. 2003;139(4):451–5.

[62] Damian DL. Nicotinamide for skin cancer chemoprevention. Australas J Dermatol. 2017;58(3):174–80.

[63] Chen AC, Martin AJ, Choy B, Fernández–Peñas P, Dalziell RA, McKenzie CA, et al. A phase 3 randomized trial of nicotinamide for skin–cancer chemoprevention. N Engl J Med. 2015;373(17):1618–26.

[64] Kreul SM, Havighurst T, Kim K, Mendonça EA, Wood GS, Snow S, et al. A phase III skin cancer chemoprevention study of DFMO: long–term follow–up of skin cancer events and toxicity. Cancer Prev Res (Phila). 2012;5(12):1368–74.

[65] Wu PA, Stern RS. Topical tretinoin, another failure in the pursuit of practical chemoprevention for non–melanoma skin cancer. J Invest Dermatol. 2012;132(6):1532–5.

[66] Weinstock MA, Bingham SF, Digiovanna JJ, Rizzo AE, Marcolivio K, Hall R, et al. Tretinoin and the prevention of keratinocyte carcinoma (Basal and squamous cell carcinoma of the skin): a veterans affairs randomized chemoprevention trial. J Invest Dermatol. 2012;132(6):1583–90.

[67] Harwood CA, Leedham–Green M, Leigh IM, Proby CM. Low–dose retinoids in the prevention of cutaneous squamous cell carcinomas in organ transplant recipients: a 16–year retrospective study. Arch Dermatol. 2005;141(4):456–64.

[68] George R, Weightman W, Russ GR, Bannister KM, Mathew TH. Acitretin for chemoprevention of non–melanoma skin cancers in renal transplant recipients. Australas J Dermatol. 2002;43(4):269–73.

[69] Prieto–Granada C, Rodriguez–Waitkus P. Cutaneous squamous cell carcinoma and related entities: epidemiology, clinical and histological features, and basic science overview. Curr Probl Cancer. 2015;39(4):206–15.

[70] Werner RN, Sammain A, Erdmann R, Hartmann V, Stockfleth E, Nast A. The natural history of actinic keratosis: a systematic review. Br J Dermatol. 2013;169(3): 502–18.

[71] Marks R, Rennie G, Selwood TS. Malignant transformation of solar keratoses to squamous cell carcinoma. Lancet. 1988;1(8589):795–7.

[72] Callen JP, Bickers DR, Moy RL. Actinic Keratoses. J Am Acad Dermatol. 1997 Apr; 36(4):650–3.

[73] Plasmeijer EI, Neale RE, de Koning MN, Quint WG, McBride P, Feltkamp MC, et al. Persistence

of betapapillomavirus infections as a risk factor for actinic keratoses, precursor to cutaneous squamous cell carcinoma. Cancer Res. 2009;69(23):8926–31.

[74] Stratigos A, Garbe C, Lebbe C, Malvehy J, del Marmol V, Pehamberger H, et al. Diagnosis and treatment of invasive squamous cell carcinoma of the skin: European consensus–based interdisciplinary guideline. Eur J Cancer. 2015;51(14):1989–2007.

[75] Kwiek B, Schwartz RA. Keratoacanthoma (KA): an update and review. J Am Acad Dermatol. 2016;74(6):1220–33.

[76] Klima M, Kurtis B, Jordan PH. Verrucous carcinoma of skin. J Cutan Pathol. 1980;7(2):88–98.

[77] Compton LA, Murphy GF, Lian CG. Diagnostic immunohistochemistry in cutaneous neoplasia: an update. Dermatopathology (Basel). 2015;2(1):15–42.

[78] Warszawik–Hendzel O, Olszewska M, Maj M, Rakowska A, Czuwara J, Rudnicka L. Non–invasive diagnostic techniques in the diagnosis of squamous cell carcinoma. J Dermatol Case Rep. 2015;9(4):89–97.

[79] Ulrich M, Lange–Asschenfeldt S. In vivo confocal microscopy in dermatology: from research to clinical application. J Biomed Opt. 2013;18(6):061212.

[80] Rishpon A, Kim N, Scope A, Porges L, Oliviero MC, Braun RP, et al. Reflectance confocal microscopy criteria for squamous cell carcinomas and actinic keratoses. Arch Dermatol. 2009;145(7):766–72.

[81] Wortsman X, Wortsman J. Clinical usefulness of variable–frequency ultrasound in localized lesions of the skin. J Am Acad Dermatol. 2010;62(2):247–56.

[82] Boone MA, Suppa M, Marneffe A, Miyamoto M, Jemec GB, Del Marmol V. A new algorithm for the discrimination of actinic keratosis from normal skin and squamous cell carcinoma based on in vivo analysis of optical properties by high–definition optical coherence tomography. J Eur Acad Dermatol Venereol. 2016;30(10):1714–25.

[83] Schmults CD, Karia PS, Carter JB, Han J, Qureshi AA. Factors predictive of recurrence and death from cutaneous squamous cell carcinoma: a 10–year, single–institution cohort study. JAMA Dermatol. 2013;149(5):541–7.

[84] Mourouzis C, Boynton A, Grant J, Umar T, Wilson A, Macpheson D, et al. Cutaneous head and neck SCCs and risk of nodal metastasis – UK experience. J Craniomaxillofac Surg. 2009;37(8):443–7.

[85] Brougham ND, Dennett ER, Cameron R, Tan ST. The incidence of metastasis from cutaneous squamous cell carcinoma and the impact of its risk factors. J Surg Oncol. 2012;106(7):811–5.

[86] Miller SJ. The National Comprehensive Cancer Network (NCCN) guidelines of care for nonmelanoma skin cancers. Dermatol Surg. 2000;26(3):289–92.

[87] Rowe DE, Carroll RJ, Day CL. Prognostic factors for local recurrence, metastasis, and survival rates in squamous cell carcinoma of the skin, ear, and lip. Implications for treatment modality selection. J Am Acad Dermatol. 1992;26(6):976–90.

[88] Thompson AK, Kelley BF, Prokop LJ, Murad MH, Baum CL. Risk factors for cutaneous squamous cell carcinoma recurrence, metastasis, and disease–specific death: a systematic review and meta–analysis. JAMA Dermatol. 2016;152(4):419–28.

[89] Jambusaria–Pahlajani A, Kanetsky PA, Karia PS, Hwang WT, Gelfand JM, Whalen FM, et al. Evaluation of AJCC tumor staging for cutaneous squamous cell carcinoma and a proposed alternative tumor staging system. JAMA Dermatol. 2013;149(4):402–10.

[90] Edge S, Byrd D, Comptom C, Fritz A, Greene F, Trotti A. AJCC cancer staging manual. 7th ed. New York: Springer; 2010.

[91] Sobin L, Gospodarowicz M, Wittekind C. TNM classification of malignant tumours. 7th ed. Chichester: Wiley–Blackwell; 2010.

[92] Gonzalez JL, Cunningham K, Silverman R, Madan E, Nguyen BM. Comparison of the American Joint Committee on Cancer Seventh Edition and Brigham and Women's Hospital cutaneous squamous cell carcinoma tumor staging in immunosuppressed patients. Dermatol Surg. 2017;43(6):784–91.

[93] Stevenson ML, Kim R, Meehan SA, Pavlick AC, Carucci JA. Metastatic cutaneous squamous cell carcinoma: the importance of T2 stratification and hematologic malignancy in prognostication. Dermatol Surg. 2016;42(8):932–5.

[94] Navarrete–Dechent C, Veness MJ, Droppelmann N, Uribe P. High–risk cutaneous squamous cell carcinoma and the emerging role of sentinel lymph node biopsy: a literature review. J Am Acad Dermatol. 2015;73(1):127–37.

[95] Kelder W, Ebrahimi A, Forest VI, Gao K, Murali R, Clark JR. Cutaneous head and neck squamous cell carcinoma with regional metastases: the prognostic importance of soft tissue metastases and extranodal spread. Ann Surg Oncol. 2012;19(1):274–9.

[96] Ross AS, Schmults CD. Sentinel lymph node biopsy in cutaneous squamous cell carcinoma: a systematic review of the English literature. Dermatol Surg. 2006;32(11):1309–21.

[97] Jank S, Robatscher P, Emshoff R, Strobl H, Gojer G, Norer B. The diagnostic value of ultrasonography to detect occult lymph node involvement at different levels in patients with squamous cell carcinoma in the maxillofacial region. Int J Oral Maxillofac Surg. 2003;32(1):39–42.

[98] Griffith JF, Chan AC, Ahuja AT, Leung SF, Chow LT, Chung SC, et al. Neck ultrasound in staging squamous oesophageal carcinoma – a high yield technique. Clin Radiol. 2000;55(9):696–701.

[99] Chan JY, Chan RC, Chow VL, To VS, Wei WI. Efficacy of fine–needle aspiration in diagnosing cervical nodal metastasis from nasopharyngeal carcinoma after radiotherapy. Laryngoscope. 2013;123(1):134–9.

[100] Allen JE, Stolle LB. Utility of sentinel node biopsy in patients with high–risk cutaneous squamous cell carcinoma. Eur J Surg Oncol. 2015;41(2):197–200.

[101] Schmitt AR, Brewer JD, Bordeaux JS, Baum CL. Staging for cutaneous squamous cell carcinoma as a predictor of sentinel lymph node biopsy results: meta–analysis of American Joint Committee on Cancer criteria and a proposed alternative system. JAMA Dermatol. 2014;150(1):19–24.

[102] Ruiz ES, Karia PS, Morgan FC, Schmults CD. The positive impact of radiologic imaging on high–stage cutaneous squamous cell carcinoma management. J Am Acad Dermatol. 2017;76(2):217–25.

[103] MacFarlane D, Shah K, Wysong A, Wortsman X, Humphreys TR. The role of imaging in the management of patients with nonmelanoma skin cancer: diagnostic modalities and applications. J Am Acad Dermatol.

2017;76(4):579–88.

[104] Cherpelis BS, Marcusen C, Lang PG. Prognostic factors for metastasis in squamous cell carcinoma of the skin. Dermatol Surg. 2002;28(3):268–73.

[105] Brodland DG, Zitelli JA. Surgical margins for excision of primary cutaneous squamous cell carcinoma. J Am Acad Dermatol. 1992;27(2 Pt 1):241–8.

[106] Alam M, Nanda S, Mittal BB, Kim NA, Yoo S. The use of brachytherapy in the treatment of nonmelanoma skin cancer: a review. J Am Acad Dermatol. 2011;65(2): 377–88.

[107] Delishaj D, Rembielak A, Manfredi B, Ursino S, Pasqualetti F, Laliscia C, et al. Non–melanoma skin cancer treated with high–dose–rate brachytherapy: a review of literature. J Contemp Brachytherapy. 2016;8(6):533–40.

[108] Nguyen TH, Ho DQ. Nonmelanoma skin cancer. Curr Treat Options Oncol. 2002;3(3):193–203.

[109] Reschly MJ, Shenefelt PD. Controversies in skin surgery: electrodessication and curettage versus excision for low–risk, small, well–differentiated squamous cell carcinomas. J Drugs Dermatol. 2010;9(7):773–6.

[110] Brightman L, Warycha M, Anolik R, Geronemus R. Do lasers or topicals really work for nonmelanoma skin cancers? Semin Cutan Med Surg. 2011;30(1):14–25.

[111] Morton C, Horn M, Leman J, Tack B, Bedane C, Tjioe M, et al. Comparison of topical methyl aminolevulinate photodynamic therapy with cryotherapy or fluorouracil for treatment of squamous cell carcinoma in situ: results of a multicenter randomized trial. Arch Dermatol. 2006;142(6):729–35.

[112] Calzavara–Pinton PG. Repetitive photodynamic therapy with topical delta–aminolaevulinic acid as an appropriate approach to the routine treatment of superficial non–melanoma skin tumours. J Photochem Photobiol B. 1995;29(1):53–7.

[113] Willey A, Mehta S, Lee PK. Reduction in the incidence of squamous cell carcinoma in solid organ transplant recipients treated with cyclic photodynamic therapy. Dermatol Surg. 2010;36(5):652–8.

[114] Salim A, Leman JA, McColl JH, Chapman R, Morton CA. Randomized comparison of photodynamic therapy with topical 5–fluorouracil in Bowen's disease. Br J Dermatol. 2003;148(3):539–43.

[115] Patel GK, Goodwin R, Chawla M, Laidler P, Price PE, Finlay AY, et al. Imiquimod 5% cream monotherapy for cutaneous squamous cell carcinoma in situ (Bowen's disease): a randomized, double–blind, placebo–controlled trial. J Am Acad Dermatol. 2006;54(6):1025–32.

[116] Mackenzie–Wood A, Kossard S, de Launey J, Wilkinson B, Owens ML. Imiquimod 5% cream in the treatment of Bowen's disease. J Am Acad Dermatol. 2001;44(3): 462–70.

[117] Cozzi SJ, Le TT, Ogbourne SM, James C, Suhrbier A. Effective treatment of squamous cell carcinomas with ingenol mebutate gel in immunologically intact SKH1 mice. Arch Dermatol Res. 2013;305(1):79–83.

[118] Connolly SM, Baker DR, Coldiron BM, Fazio MJ, Storrs PA, Vidimos AT, et al. AAD/ACMS/ASDSA/ASMS 2012 appropriate use criteria for Mohs micrographic surgery: a report of the American Academy of Dermatology, American College of Mohs Surgery, American Society for Dermatologic Surgery Association, and the American Society for Mohs Surgery. Dermatol Surg. 2012;38(10):1582–603.

[119] Alam M, Kakar R, Nodzenski M, Ibrahim O, Disphanurat W, Bolotin D, et al. Multicenter prospective cohort study of the incidence of adverse events associated with cosmetic dermatologic procedures: lasers, energy devices, and injectable neurotoxins and fillers. JAMA Dermatol. 2015;151(3):271–7.

[120] Jambusaria–Pahlajani A, Miller CJ, Quon H, Smith N, Klein RQ, Schmults CD. Surgical monotherapy versus surgery plus adjuvant radiotherapy in high–risk cutaneous squamous cell carcinoma: a systematic review of outcomes. Dermatol Surg. 2009;35(4):574–85.

[121] Galer CE, Corey CL, Wang Z, Younes MN, Gomez–Rivera F, Jasser SA, et al. Dual inhibition of epidermal growth factor receptor and insulin–like growth factor receptor I: reduction of angiogenesis and tumor growth in cutaneous squamous cell carcinoma. Head Neck. 2011;33(2):189–98.

[122] Bejar C, Maubec E. Therapy of advanced squamous cell carcinoma of the skin. Curr Treat Options Oncol. 2014;15(2):302–20.

[123] Rudnick EW, Thareja S, Cherpelis B. Oral therapy for nonmelanoma skin cancer in patients with advanced disease and large tumor burden: a review of the literature with focus on a new generation of targeted therapies. Int J Dermatol. 2016;55(3):249–58. quiz 56, 58.

[124] Trodello C, Pepper JP, Wong M, Wysong A. Cisplatin and cetuximab treatment for metastatic cutaneous squamous cell carcinoma: a systematic review. Dermatol Surg. 2017;43(1):40–9.

[125] Stevenson ML, Wang CQ, Abikhair M, Roudiani N, Felsen D, Krueger JG, et al. Expression of programmed cell death ligand in cutaneous squamous cell carcinoma and treatment of locally advanced disease with pembrolizumab. JAMA Dermatol. 2017;153(4):299–303.

[126] Deinlein T, Lax SF, Schwarz T, Giuffrida R, Schmid–Zalaudek K, Zalaudek I. Rapid response of metastatic cutaneous squamous cell carcinoma to pembrolizumab in a patient with xeroderma pigmentosum: case report and review of the literature. Eur J Cancer. 2017;83:99–102.

[127] Degache E, Crochet J, Simon N, Tardieu M, Trabelsi S, Moncourier M, et al. Major response to pembrolizumab in two patients with locally advanced cutaneous squamous cell carcinoma. J Eur Acad Dermatol Venereol. 2017 May 30. doi: 10.1111/jdv.14371. [Epub ahead of print].

[128] Chen J, Ruczinski I, Jorgensen TJ, Yenokyan G, Yao Y, Alani R, et al. Nonmelanoma skin cancer and risk for subsequent malignancy. J Natl Cancer Inst. 2008;100(17):1215–22.

[129] Wu S, Cho E, Li WQ, Qureshi AA. History of keratinocyte carcinoma and risk of melanoma: a prospective cohort study. J Natl Cancer Inst. 2017 Apr 1;109(4):1–8.

第5章 原位黑色素瘤

Melanoma In Situ

Charles Thomas Darragh　Anna S. Clayton　**著**

粟娟 陈翔 **译**　徐丹 **校**

摘要：原位黑色素瘤（melanoma in situ，MIS）是一种局限于表皮的恶性黑色素细胞肿瘤。据最新的数据统计，它是美国发病增长最快的肿瘤，年发病率增加 9.5%。原位黑色素瘤分期为 0，并不是一种高危肿瘤，诊断为 MIS 的患者与普通人群的预期寿命相同。评估可疑原位黑色素瘤病变时，黑色素瘤的 ABCDE 原则十分重要。该病有多种临床亚型，最常见的为恶性雀斑样痣，主要发生在日光暴露部位。需要组织病理学才能确诊 MIS，通常还需要进行 SOX10 和 Melan-A 等免疫组织化学染色。但在显微镜下，MIS 和严重晒伤皮肤很难鉴别，因此，如何鉴别这两种皮损对皮肤病理学家来说仍然是一个挑战。一旦确诊 MIS，可采用多种外科手术方式进行治疗，包括局部扩大切除术、Mohs 显微外科手术、分期切除或"慢 Mohs"手术，部分情况可考虑使用咪喹莫特或放疗作为术后辅助治疗。确诊 MIS 的患者需每隔 3～6 个月到皮肤科复查。

关键词：原位黑色素瘤；ABCDE 原则；恶性雀斑样痣；Mohs 显微外科手术；局部扩大切除术；分期切除；咪喹莫特；皮肤镜；SOX 10；皮肤病理学

一、概述及发生率

原位黑色素瘤（melanoma in situ，MIS）定义为局限于表皮，未侵犯表皮下组织的黑色素瘤 [1]（图 5-1）。幸运的是，MIS 与显著的死亡风险无关，患者的预期寿命与正常人群相似 [2]。最近的研究通过监测、流行病学和最终结果（surveillance，epidemiology，and end result，SEER）数据库得出结论，MIS 的发病率每年增长 9.5% [2]，是 SEER 数据库中发病率增长最快的恶性肿

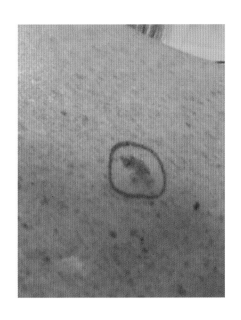

◀ 图 5-1　活检前标记的原位黑色
素瘤
照片由 Darrel Ellis 博士提供

瘤[2, 3]，远超同一时间段内侵袭性黑色素瘤发病率，其年增长速度为 3.6%[2]。在世界范围内均有记载相似增长的发病率[3-5]。尽管超出了本教科书的范围，但很重要的是要注意到 MIS 是否真的以如此惊人的速度增长。有些人认为，发病率的增加是由于活检率的增加以及诊断检查的增加[6]。然而，有数据表明 MIS 发病率确实有增加的因素[5, 7]。

二、流行病学

与侵袭性黑色素瘤相比，MIS 更好发于头颈部[2, 3, 8]（表 5-1）。MIS 好发于白种人，93.7% 发生在白种人[2]。除恶性雀斑样痣好发于女性，MIS 在男性较女性更易受累[2, 9-11]。最新数据表明，MIS 最常见于面部，但女性患者躯干的发生比例高于面部[12]。

表 5-1　MIS 与黑色素瘤的分布对比

部　位	MIS 比例（%）[2]	侵袭性黑色素瘤比例（%）[8]
头颈部	37.6%	18.2%
躯　干	24.9%	34.0%
上　肢	22.8%	23.4%
下　肢	14.0%	20.3%
未知 / 部位不明	0.7%	4.2%

三、危险因素

原位黑色素瘤发生的危险因素见表 5-2[13, 14]。

表 5-2　原位黑色素瘤发生的危险因素

- 老年患者（> 60 岁）
- 男性
- 既往有黑色素瘤病史
- 良性黑色素细胞痣数量（> 100，高风险）
- 临床诊断的非典型痣数量（> 5，高风险）
- 白色皮肤，红色或金色头发，蓝色眼睛（Fitzpatrick Ⅰ性皮肤）
- 高的总日光暴露量
- 多发的晒伤性水疱
- 间歇性、强烈的日光暴露
- 晒黑床的使用
- 光化性损伤的病史，尤其是日光性角化病和非黑色素瘤性皮肤癌
- 儿童期的肿瘤病史
- 免疫抑制
- 有一级亲属确诊黑色素瘤
- 日照时间长的地域或近赤道地区的居民

四、临床特征

在讨论任何类型的黑色素瘤，包括 MIS 时，记住有助于可疑黑色素瘤皮损诊断的 ABCDE 原则十分重要 [15]（图 5-2）。

A	皮损不对称
B	边界不规则
C	颜色多样
D	直径> 6mm
E	持续进展

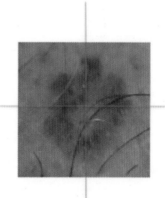

▲ 图 5-2　黑色素瘤的 ABCDE 原则，本图所示其中许多特征

ABCDE 原则：① A，不对称性；② B，边界；③ C，颜色；④ D，直径；⑤ E，进展。

数据表明，ABCDE 原则对 MIS 病例识别具有临床意义。一项关于 MIS 临床特征的正式研究显示其 87% 皮损不对称、88% 边界不规则、98% 色素不均匀、77% 直径大于 6mm [16]（图 5-3 和图 5-4）。皮损大小似乎为最不敏感的特征。在对比 MIS 和侵袭性黑色素瘤的临床特征时，侵袭性黑色素瘤直径大于 6mm 的比例更高 [17]。直径可能与侵袭性黑色素瘤的诊断更加相关，但无论直径大小如何，都应该对符合 ABCDE 原则中多项特征的色素性病变保持警惕。

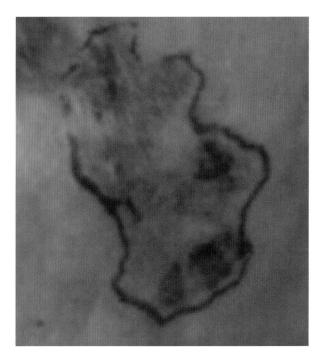

◀ 图 5-3　原位黑色素瘤，符合多项 ABCDE 原则

图片由 Wilfred Lumbang 博士提供

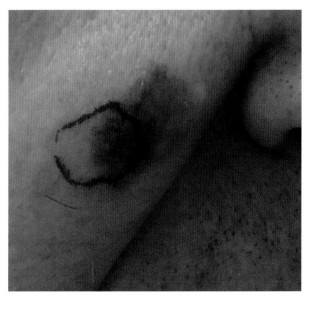

◀ 图 5-4　原位黑色素瘤

图片由 Matthew Livingood 博士提供

五、恶性雀斑样痣

恶性雀斑样痣（lentigo maligna，LM）是 MIS 的一种亚型，仅见于日光暴露部位 [3, 9, 11, 18]（图 5-5）。由于 LM 常发生在皮肤日光弹性纤维变性和色素沉着基础上，因此临床上诊断困难 [9]。在它开始垂直生长或侵袭性生长之前，处于水平生长阶段，常常是高度惰性且生长缓慢 [3, 11, 18]。一旦恶性雀斑样痣具有侵袭性，就被称为恶性雀斑样黑色素瘤。由于 LM 与严重日光损伤皮肤在病理学上高度相似，很难在显微镜下将两者区分开来。在一项收集了 201 个 LM 皮损的研究中，90% 皮损发生在头面部和头皮上，而绝大多数发生在面部，其中超过 50% 发生在面颊 [9]。发生在雀斑和其他色素沉着基础上时，LM 的面积更大 [9]，这也导致选择治疗方案更加困难。

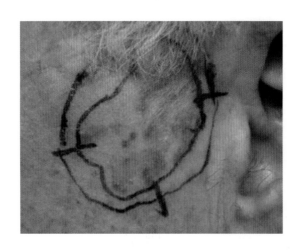

◀ 图 5-5　日光暴露部位的恶性雀斑样痣

六、无色素性 MIS

缺乏色素的黑色素瘤非常罕见，这种无色素的黑色素瘤被称为无色素性黑色素瘤，而这种亚型是最具挑战的病变之一。幸运的是，无色素性 MIS 只占了黑色素瘤的 1.8%～8.1% [19]。诊断为无色素性 MIS 的病例很罕见，这是由于辨别该类皮损时总会被延误，在首次确诊时肿瘤浸润程度就已经较深了 [18, 19]。

七、肢端雀斑样 MIS

与侵袭性黑色素瘤一样，MIS 也可以发生在肢端。在最近一项 149 例肢端雀斑样黑色素瘤患者的队列研究中，20 例（13%）0 期患者均为肢端 MIS[20]。这一亚型在组织学上增生更活跃，且偶见明显的树突状结构[21]。值得注意的是，肢端黑色素瘤是亚裔和非洲裔患者中最常见的类型，与无色素性黑色素瘤亚型相似，肢端黑色素瘤的确诊也通常更晚[22]。

八、鉴别诊断

原位黑色素瘤的鉴别诊断见表 5-3[9, 11, 15]。

表 5-3　MIS 的鉴别诊断

- 日光性黑子
- 色素性光线性角化病
- 色素性基底细胞癌
- 脂溢性角化病
- 良性黑色素细胞痣
- 不典型（发育不良）痣
- 雀斑
- 良性扁平苔藓样角化病
- 蓝痣
- 复发性痣
- 晕痣
- 乳房外 Paget 病
- 鲍温病
- 墨水点（网状）

九、诊断

最新的 NCCN 指南建议，应尽可能对可疑皮损进行切除活检（切缘 1~3mm），以确诊黑色素瘤。切除方法包括椭圆形切除术，钻孔法或深层削切法（楔形切除）[14]。然而，在某些情况下，切除活检并不必要（临床可疑程度较低的皮损）或不可行（面积较大或发生在某些特定区域的皮损）[14]。Silverstein 和 Mariwalla 在 2012 年发表的一篇文章中对每种活检的适应证以及每种技术的优缺点进行了极好的总结[23]。尽可能行椭圆形切除术是活检的金标准，但深层削切法（楔形切除）也有它的优势：快速、低价且无须患者复诊拆线[23, 24]。对于深层削切活检术，有一种固有印象，那就是这种术式倾向于横切色素性病变的底部，因此无法确定病变的浸润深度。然而，最近的研究表明，深层削切法能达到深部切缘阴性，尤其在当活检目标是完全切除时[24]。通常来说，钻孔活检的组织边缘清晰度远低于其他术式，而且很可能取不到具有代表性的组织[23, 24]。但有些色素性病变太大，特别是发生在面部的恶性雀斑样痣，无法通过活检方式完全切除。在这种情况下，钻孔活检就成了评估可疑病变的一种可行方式。在选择这种术式时，应选择多个位点取材[25]，所有组织都行病理检查（图 5-6），这有利于临床医生在未完全切除皮损的情况下更准确地评估病变。

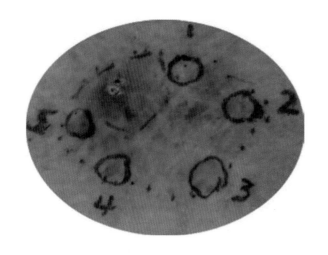

◀ 图 5-6 使用钻孔活检来评估大面积皮损

十、预后

一些大型研究调查了 MIS 和侵袭性黑色素瘤的预后，发现其十年死亡率随肿瘤厚度的增加而增加[2, 26]。1973—2011 年间确诊的 93 000 余例 MIS 患者，平均随访时间超过 5 年，黑色素瘤特异性总死亡率为 0.6%[2]。值得注意的是，这些患者的预期寿命与普通人群是相同的[2]。

十一、组织病理

MIS 的诊断完全基于组织病理学结果。它被定义为局限于表皮的非典型黑色素细胞增生，无任何真皮侵犯的依据[21]（图 5-7A 和 B），而这一点只能在显微镜下才能确认。组织病理学的诊断标准已确定，见表 5-4[21]。鉴别恶性雀斑样痣的皮损与伴有色素沉着的慢性日光晒伤皮损是很有挑战性的，因为在这种情况下，区分不典型黑色素细胞增殖（atypical melanocytic proliferation，AMP）和恶性雀斑样痣十分困难[21]。阿克曼尝试定义 12 个标准来帮助区分 MIS/LM 和 AMP（表 5-5）[27]。对于这些标准的回顾性研究显示，区分两者最有帮助的标准为黑色素细胞是否成巢分布、细胞间距是否不规则以及向上呈 Paget 样扩散[28]。免疫组织化学染色

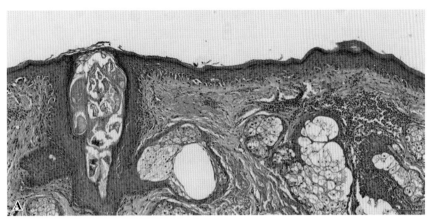

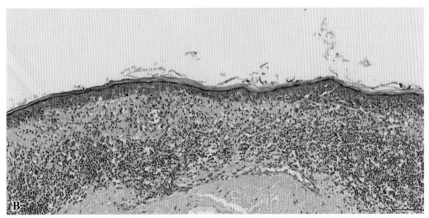

▲ 图 5-7　在 HE 染色下 MIS 的典型皮肤组织病理学图像

（imunnohistochemistry，IHC）有助于 MIS 的诊断。传统上 Melan-A 和 T 细胞识别黑色素瘤抗原 1（melanoma antigen recognized by T-cells 1，MART-1）被用于辅助诊断 MIS [29]。这两种 IHC 染色都可以识别细胞质蛋白，但它们都会过高估计黑色素细胞的数量，这认为是由于含色素的角质形成细胞和黑色素细胞树突同时被染色造成的 [29, 30]。一项用 Melan-A 对光线性角化病染色的研究显示，整个光线性角化病呈现弥漫阳性。有趣的是，Melan-A 也被发现在光线性角化病附近严重晒伤的皮肤上染色 [30]。可以想象，这可能造成对 MIS 的过度诊断，特别是鉴于上述问题。细胞核染色的 SOX10 和小眼畸形相关转录因子 -1（MITF-1）在 MIS 诊断上变得越来越热门 [21]。Bonaccorsi 及其同事评估了 SOX 10 和 MITF-1 在诊断 MIS 和光线性角化病中的作用。他们用两个指标 IHC 染色证明 MIS 染色的可靠性，其中 MITF-1 的特异性稍高一点 [29]（图 5-8）。他们还对组织学确诊的光线性角化病皮损进行这两种染色，结果均未发现邻近区域的色素角化形成细胞的染色 [29]。这使得 MIS 的黑色素细胞和通常在 MIS 和 LM 的背景下发生的晒伤皮损中的角质形成细胞之间有了区别。尽管如此，重要的是要注意到，即使有既定的标准，IHC 染色和专业皮肤病理学培训仍然是我们的皮肤病理学同事面临的最具挑战性的诊断困境之一。

表 5-4　原位黑色素瘤的组织病理学诊断标准

- 界限不清

- 不对称性

- 主要是单个的黑色素细胞（相较于巢状黑色素细胞），并具有以下特点：
  - 汇于表皮 - 真皮连接处（DEJ）
  - 表皮突消失
  - Paget 样表皮内扩散

- 不典型黑色素细胞巢，并具有以下特点：
  - 一些黑色素细胞巢融合
  - 黑色素细胞巢大小及形态不同
  - 表皮损耗

- 分布模式无规律

- 累及附属器上皮

表 5-5　有助于区分 MIS 和非典型黑色素细胞增生的组织病理学特征

	非典型黑色素细胞增生的特点	MIS 的特点
1	黑色素细胞主要位于真皮 - 表皮交界处（DEJ）	Paget 样扩散的黑色素细胞
2	黑色素细胞间距相等	黑色素细胞间距不等
3	侵及皮肤附属器表面	侵及皮肤附属器深部
4	真表皮交界处无融合	真表皮交界处有融合
5	不成巢	早期即有黑色素细胞巢
6	着色均一	着色不均匀
7	表皮突存在	表皮突变平
8	细胞核形态均一	细胞核形态多样
9	树突状黑色素细胞罕见	可见树突状黑色素细胞
10	细胞核大，形状典型	不典型细胞核
11	细胞质萎缩	细胞质不萎缩
12	无噬黑色素细胞	有噬黑色素细胞

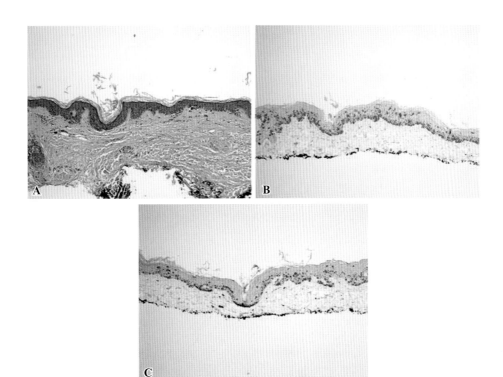

▲ 图 5-8　**A. MIS 的 HE 染色；B. MART-1 染色；C. SOX10 染色**

图片由 Jeffrey Zwerner 博士提供

十二、治疗

2017 年 1 月最新的 NCCN 指南推荐原位黑色素瘤尽可能采用局部扩大切除术，扩切边缘 0.5～1.0cm [14]。同时旁注补充到，对于较大的 MIS 或 LM，切缘可能需要大于 0.5cm，在这种情况下，可以考虑用相关技术能够完整检查切缘 [14]。但从近期一项针对 550 名皮肤科医生的调查研究中可以发现，医生们对原位黑色素瘤扩大切除的切缘宽度存在分歧 [31]。治疗 MIS 有手术、局部治疗和放疗的方法，具体包括以下几种 [21]。

- 局部扩大切除术。
- 分期切除术（也称"慢 Mohs"手术）。
- Mohs 显微描记外科手术（MMS）。
- 咪喹莫特。
- 放疗。

无论采用哪种手术方法切除 MIS，都必须将切除标本或中央主体标本（分期切除的一部分标本）送去进行永久垂直切片和组织病理学评估。有一部分原来考虑为 MIS 的病变，在对整个标本进行检查后，最终诊断为侵袭性黑色素瘤。一项近期的研究分析了 624 例 MIS，发现有

图 5-9 正文中未提到

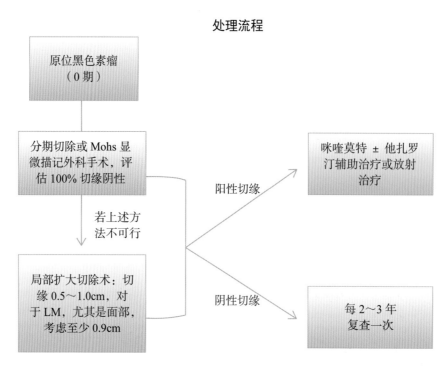

▲ 图 5-9　原位黑色素瘤的处理流程

24 例（4%）在切除后诊断为更高级别的肿瘤[32]。最近的一篇综述指出，原来诊断为 MIS 的患者在完整切除后病理诊断为更高级别黑色素瘤的比例为 5%～29%，平均比例为 19%[21]。值得注意的是，使用削除活检术取得的活检标本似乎进展成高级别肿瘤的概率较其他术式更大[33]。

十三、局部扩大切除术

一直以来，适当切缘的局部扩大切除术一直是治疗 MIS 的首选方法。目前 NCCN 指南建议切除 0.5～1.0cm 的肿瘤边缘[14]。而近期的数据表明，0.5cm 切缘很可能是不够的，更合适的为 0.8～0.9cm[34]。据报道，手术选择 0.5cm 切缘的复发率为 6%～20%[35]。一项 2012 年的大型研究调查了 26 年间 1120 例需要手术切除的 MIS 病例，得出的结论是切缘在 0.9cm 时，MIS 的病灶清除率是 98.9%。但当切缘为 0.6cm 时，仅有 86% 的 MIS 病灶被完全清除[34]。一项针对头颈部 MIS 的研究显示切缘至少要 1.5cm 才达到 97% 的 MIS 病灶清除率[36]。较宽的切缘可能是由于 LM 常存在亚临床传播。另一方面，一项仅对非日光照射部位的 MIS 进行评估的研究显示，155 例切缘为 5mm 的 MIS 中，病灶清除率达到了 100%[37]。因此，在选择用单纯手术切除作为 MIS 的治疗方法时，应考虑到肿瘤的大小、部位和类型来选择合适的切缘[21]。

十四、分期切除术（"慢 Mohs"）

分期切除术是一种先勾勒出肿瘤的中心区域，将肿瘤的外围分次进行扩大切除的术式（图 5-10）。首先，需要将切除的肿瘤中心区域标本进行垂直切片，以确保无残余肿瘤，防止进展为侵袭性黑色素瘤。随后根据肿瘤的大小，将肿瘤的边缘分次切除，行水平面切片并于显微镜下评估肿瘤的边缘。这种术式类似于 Mohs 手术，均需要检查完整的肿瘤边缘。通常，临床医生会将手术组织切片制成永久标本，待到完整的病理报告证实肿瘤边缘已被切除干净后，再对切口进行修补缝合，因此称这种术式为"慢 Mohs"。

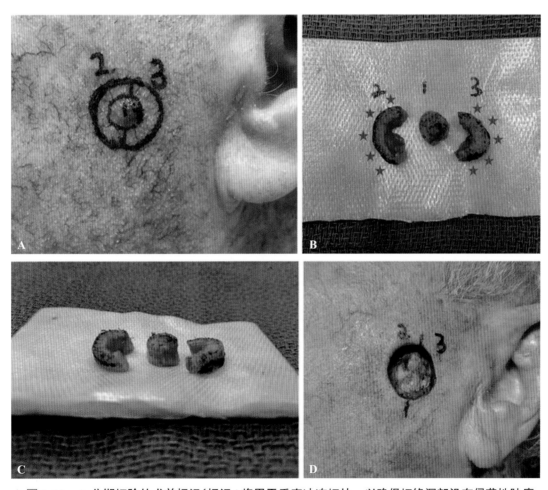

▲ 图 5-10　A. 分期切除的术前标记（标记 **1** 将用于垂直冰冻切片，以确保切缘深部没有侵袭性肿瘤；标记 **2** 和标记 **3** 将进行切片，以便对整个外侧切缘进行评估）；**B.** 对标记 **2** 和标记 **3** 平行于外部边缘（蓝色星形）进行切割，以完整评估外部边缘（也称为 **En Face Processing**）；**C.** 图 **B** 的另一角度，被墨水涂成黑色的外缘组织将以此平行面进行切片；**D.** 术后切口（病理检查确认肿瘤边缘干净之前不会予以缝合；切面结果为阳性，提示切缘仍然有肿瘤组织时，将对边缘进行再次切除并送检）

图片由 William Stebbins 博士提供

分期切除术的复发率比局部扩大切除术更低，可能是因为对肿瘤边缘进行了完整评估[38]。一项大型队列研究对接受分期切除术的 239 例肿瘤患者进行了为期 32 个月的随访，得到的术后复发率为 1.7%[38]，无病生存率为 95.2%～100%[38]。分期切除还有不同的术式，其中最有名的是方形切除术或称为 Spaghetti 切除术[39, 40]（图 5-11）。这种术式仅需扩大 2～3mm 切除肿瘤，一旦切片病理检查报告肿瘤边缘被完全切除，肿瘤中心组织制成永久切片，即可对切口进行修补缝合[39, 40]。

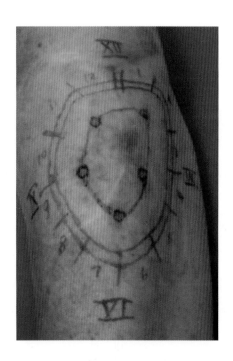

◀ 图 5-11　分期切除术

"Spaghetti 术"是将中心肿瘤边缘圈成 1cm；向外标记 3mm 的组织边缘，并均分成 12 份；由皮肤病理医生评估完整切缘（将外侧切缘分为 12 部分可以更准确地定位阳性边缘）。一旦切缘干净，即可切除标记的 1cm 肿瘤中心组织（图片由 Wilfred Lumbang 博士提供）

十五、Mohs 显微外科手术（MMS）

近年来，使用 MMS 治疗 MIS 的频率显著增加[41]。以往使用 MMS 治疗的复发率为 0%～10%[21]。使用 MMS 治疗 MIS 时，有几个因素需要考虑一下。由于在冰冻切片下评估黑色素细胞较为困难，因此需要手术医生及病理科医师具有较丰富的经验[21, 42]。为了更好地评估冰冻切片上的黑色素细胞，可以通过免疫组化检测 Mohs 的许多指标，如 MART-1 等。有研究对 863 例行 MMS 治疗的 MIS 组织切片行 MART-1 染色，其中只有 3 例复发（0.35%），平均随访时间超过 3.5 年，该研究还包含 119 例行 MMS 治疗的复发 MIS，其中只有 1 例复发（0.41%）[43]。这项大型队列的结果提示手术切缘干净对于减少患者的复发率尤为重要。对于头部和颈部的 MIS，0.9cm 的切缘对于 97% 的肿瘤可以得到干净切缘。相应的，分别需要 1.2cm 和 1.5cm 的切缘才能得使 97% 的肢端和头颈部 MIS 切缘干净[43]。近期发表的另一项研究也通过对 MMS 治疗的组织切片进行 MART-1 染色观察肿瘤复发率，在接受 MMS 治疗的 436 个 MIS 病变中，仅有 2 例复发（0.45%）[44]。这两项大规模研究都显示 MMS 治疗复发率显著低于局部扩大切除术 [43, 44]。

十六、咪喹莫特

咪喹莫特是一种免疫调节药，可激活 Toll 样受体 7 诱导局部免疫反应以靶向 MIS [15]。咪喹莫特已被 FDA 批准用于治疗生殖器疣、日光性角化和基底细胞癌 [15]。虽然其并未被批准用于 MIS，但已用于治疗 LM，根据用药频率和疗程的不同，存在多种用药方案 [21]，治疗成功率差异较大，清除率从 0% 到 100% [21, 45]。最近的一项系统综述评估了文献中所有使用咪喹莫特作为单一疗法治疗 LM 的病例，共纳入 347 例 LM 患者，其组织学清除率和临床清除率分别为 76.2% 和 78.3%，临床复发率为 2.3%，平均为 34 个月。统计分析发现，总治疗超过 60 次或每周治疗超过 5 次的 LM 病变组织学清除率更高，分别为 8 倍以上和 6 倍以上 [45]。除了单药使用外，咪喹莫特乳膏还可与其他治疗方法联合使用，特别是外科切除和他扎罗汀治疗 [21]。在外科手术治疗中，咪喹莫特常被用作术后切缘持续呈阳性的辅助治疗 [46]。在 21 例术后有 LM 残留的患者中，患者首先接受咪喹莫特治疗。如果没有出现明显的炎症反应，局部加用维 A 酸他扎罗汀以维持 12 周的炎症应答反应。在 21 例接受该方案治疗的 LM 肿瘤中，20 例患者平均 24 个月无复发 [46]。他扎罗汀有利于咪喹莫特的渗透从而增强炎症反应，理论上可以提高清除率 [47]。一项随机对照试验对咪喹莫特单用和咪喹莫特 / 他扎罗汀联用进行比较，结果显示联合用药有更高比例的 2 级炎症反应，这也与组织学清除率更高相吻合 [47]。当考虑应用咪喹莫特治疗 LM 时，需要注意其未被批准，并且单一疗法的清除率比前面提到的外科手术要低得多 [21, 47]。咪喹莫特适用于治疗美容敏感区皮损或有手术禁忌证的患者。

十七、放射治疗

既往放射治疗在 MIS 中的应用较少。根据研究规模的不同，已发表的复发率为 0%～20% [21]。澳大利亚黑色素瘤研究所最近的一项研究回顾了 1941 年至 2009 年的研究，纳入 349 例符合标准的接受初始放射治疗的雀斑样痣黑色素瘤患者。其中有 18 例（5%）报道复发，5 例进展为恶性雀斑样痣型黑色素瘤 [48]。结合既往文献及研究人员的临床经验，他们列出了如下放射治疗用于黑色素瘤的建议。

- 可见皮损治疗区域范围超过 1cm。

- 治疗深度达 5mm。

- 治疗单位至少需要 35Gy，辅助治疗为 50Gy，原发肿瘤治疗为 54Gy；由于不良反应的风险，不要超过 60Gy。

  - 给予 2～4Gy 的间隔。

放疗的不良反应较大，包括色素沉着、毛细血管扩张、脱发、皮肤弹性降低、放射性皮炎，以及非黑色素瘤性皮肤肿瘤风险 [21, 48]。放射治疗可作为二线治疗，适用于手术治疗不可行或者在无法得到干净切缘的情况下作为辅助治疗。

十八、随访

在最初的 2～3 年，侵袭性黑色素瘤患者应该每 3 个月复诊 1 次，随后每 6 个月复诊 1 次 [14, 49]。密切随访已被证明与继发黑色素瘤更薄、侵袭性更小相关 [50]。较薄的黑色素瘤对应较低的肿瘤分期。因此，密切随访也能改善预后 [50]。然而，由于 MIS 患者的预后较好，目前对 MIS 的筛查指南尚不完善。与自然人群相比，有 MIS 病史的患者患侵袭性黑色素瘤的风险更高 [2, 51]。近期的一项研究比较了初诊为黑色素瘤与 MIS 的患者发生继发黑色素瘤的风险 [52]，作者回顾了 SEER 数据库中 1973—2011 年的数据，发现约 56 000 例 MIS 和 113 000 例侵袭性黑色素瘤 [52]，有 6.5%（约 11 000）的患者出现了继发黑色素瘤 [52]。有趣的是，与侵袭性黑色素瘤组相比，MIS 组发生所有类型继发黑色素瘤的风险都更高，而二次发生侵袭性黑色素瘤的风险则大致相同 [52]。尽管 MIS 是一种预后良好的疾病，但有观点认为，考虑到再发黑色素瘤的风险相当，MIS 患者应该和侵袭性黑色素瘤患者一样进行密切随访，可使再发黑色素瘤得到更早的诊断和更好的预后。与自然人群相比，初诊为 MIS 的患者再发侵袭性黑色素瘤或 MIS 的风险更高；与初诊为侵袭性黑色素瘤的患者相比，其再发黑色素瘤的风险相当。因此，应该像随访侵袭性黑色素瘤患者一样，临床医生在前 2 年每 3 个月随访 1 次 MIS 患者，之后每半年随访 1 次。

参考文献

[1] Rapini RP. Practical dermatopathology. 2nd ed. Edinburgh: Elsevier/Saunders; 2012. p.450

[2] Mocellin S, Nitti D. Cutaneous melanoma in situ: translational evidence from a large population–based study. Oncologist. 2011;16(6):896–903.

[3] Higgins HW 2nd, Lee KC, Galan A, Leffell DJ. Melanoma in situ: part I. Epidemiology, screening, and clinical features. J Am Acad Dermatol. 2015;73(2):181–90. quiz 91–2.

[4] Coory M, Baade P, Aitken J, Smithers M, McLeod GR, Ring I. Trends for in situ and invasive melanoma in Queensland, Australia, 1982–2002. Cancer Causes Control. 2006;17(1):21–7.

[5] Helvind NM, Holmich LR, Smith S, Glud M, Andersen KK, Dalton SO, et al. Incidence of in situ and invasive melanoma in Denmark from 1985 through 2012: a National Database Study of 24,059 melanoma cases. JAMA Dermatol. 2015;151(10):1087–95.

[6] Welch HG, Woloshin S, Schwartz LM. Skin biopsy rates and incidence of melanoma: population based ecological

study. BMJ. 2005;331(7515):481.

[7] Linos E, Swetter SM, Cockburn MG, Colditz GA, Clarke CA. Increasing burden of melanoma in the United States. J Invest Dermatol. 2009;129(7):1666–74.

[8] Bradford PT, Freedman DM, Goldstein AM, Tucker MA. Increased risk of second primary cancers after a diagnosis of melanoma. Arch Dermatol. 2010;146(3):265–72.

[9] Wei EX, Qureshi AA, Han J, Li TY, Cho E, Lin JY, et al. Trends in the diagnosis and clinical features of melanoma in situ (MIS) in US men and women: a prospective, observational study. J Am Acad Dermatol. 2016;75(4):698–705.

[10] Tiodorovic–Zivkovic D, Argenziano G, Lallas A, Thomas L, Ignjatovic A, Rabinovitz H, et al. Age, gender, and topography influence the clinical and dermoscopic appearance of lentigo maligna. J Am Acad Dermatol. 2015;72(5):801–8.

[11] Lesage C, Barbe C, Le Clainche A, Lesage FX, Bernard P, Grange F. Sex–related location of head and neck melanoma strongly argues for a major role of sun exposure in cars and photoprotection by hair. J Invest Dermatol. 2013;133(5):1205.

[12] Cohen LM. Lentigo maligna and lentigo maligna melanoma. J Am Acad Dermatol. 1995;33(6):923–36. quiz 37–40.

[13] Australian Cancer Network Melanoma Guidelines Revision Working Party. Clinical practice guidelines for the managment of melanoma in Australia and New Zealand. Cancer Council Australia and Australian Cancer Network, Sydney and New Zealand Guidelines Group, Wellington; 2008.

[14] NCCN Clinical Practice Guidelines in Oncology (NCCN Guidelines) Melanoma Version 1.2017 [web page]. 2017. www.nccn.orgJanuary. [updated January 2017].

[15] Bolognia J, Jorizzo JL, Schaffer JV. Dermatology. Available from: https://www.clinicalkey. com/dura/browse/bookChapter/3–s2.0–C20101670885

[16] Bartoli C, Bono A, Clemente C, Del Prato ID, Zurrida S, Cascinelli N. Clinical diagnosis and therapy of cutaneous melanoma in situ. Cancer. 1996;77(5):888–92.

[17] Rosina P, Tessari G, Giordano MV, Girolomoni G. Clinical and diagnostic features of in situ melanoma and superficial spreading melanoma: a hospital based study. J Eur Acad Dermatol Venereol. 2012;26(2):153–8.

[18] Ara M, Maillo C, Martin R, Grasa MP, Carapeto FJ. Recurrent lentigo maligna as amelanotic lentigo maligna melanoma. J Eur Acad Dermatol Venereol. 2002; 16(5):506–10.

[19] Koch SE, Lange JR. Amelanotic melanoma: the great masquerader. J Am Acad Dermatol. 2000;42(5 Pt 1): 731–4.

[20] Jung HJ, Kweon SS, Lee JB, Lee SC, Yun SJ. A clinicopathologic analysis of 177 acral melanomas in Koreans: relevance of spreading pattern and physical stress. JAMA Dermatol. 2013;149(11):1281–8.

[21] Higgins HW 2nd, Lee KC, Galan A, Leffell DJ. Melanoma in situ: Part II. Histopathology, treatment, and clinical management. J Am Acad Dermatol. 2015;73(2):193–203; quiz −4.

[22] Goydos JS, Shoen SL. Acral Lentiginous Melanoma. Cancer Treat Res. 2016;167:321–9.

[23] Silverstein D, Mariwalla K. Biopsy of the pigmented lesions. Dermatol Clin. 2012;30(3): 435–43.

[24] Mendese G, Maloney M, Bordeaux J. To scoop or not to scoop: the diagnostic and therapeutic utility of the scoop–shave biopsy for pigmented lesions. Dermatol Surg. 2014;40(10):1077–83.

[25] Appert DL, Otley CC, Phillips PK, Roenigk RK. Role of multiple scouting biopsies before Mohs micrographic surgery for extramammary Paget's disease. Dermatol Surg. 2005;31(11 Pt 1):1417–22.

[26] Balch CM, Soong SJ, Gershenwald JE, Thompson JF, Reintgen DS, Cascinelli N, et al. Prognostic factors analysis of 17,600 melanoma patients: validation of the American Joint Committee on Cancer melanoma staging system. J Clin Oncol. 2001;19(16):3622–34.

[27] Ackerman AB, Briggs PL, Bravo F. Differential diagnosis in dermatopathology III. Philadelphia: Lea & Febiger; 1993.pp. xii,202.

[28] Weyers W, Bonczkowitz M, Weyers I, Bittinger A, Schill WB. Melanoma in situ versus melanocytic hyperplasia in sun–damaged skin. Assessment of the significance of histopathologic criteria for differential diagnosis. Am J Dermatopathol. 1996;18(6):560–6.

[29] Buonaccorsi JN, Prieto VG, Torres–Cabala C, Suster S, Plaza JA. Diagnostic utility and comparative immunohistochemical analysis of MITF–1 and SOX10 to distinguish melanoma in situ and actinic keratosis: a clinicopathological and immunohistochemical study of 70 cases. Am J Dermatopathol. 2014;36(2):124–30.

[30] El Shabrawi–Caelen L, Kerl H, Cerroni L. Melan–A: not a helpful marker in distinction between melanoma in situ on sun–damaged skin and pigmented actinic keratosis. Am J Dermatopathol. 2004;26(5):364–6.

[31] Charles CA, Yee VS, Dusza SW, Marghoob AA, Oliveria SA, Kopf A, et al. Variation in the diagnosis, treatment, and management of melanoma in situ: a survey of US dermatologists. Arch Dermatol. 2005;141(6):723–9.

[32] Gardner KH, Hill DE, Wright AC, Brewer JD, Arpey CJ, Otley CC, et al. Upstaging from melanoma in situ to invasive melanoma on the head and neck after complete surgical resection. Dermatol Surg. 2015;41(10):1122–5.

[33] Egnatios GL, Dueck AC, Macdonald JB, Laman SD, Warschaw KE, DiCaudo DJ, et al. The impact of biopsy technique on upstaging, residual disease, and outcome in cutaneous melanoma. Am J Surg. 2011;202(6):771–7; discussion 7–8.

[34] Kunishige JH, Brodland DG, Zitelli JA. Surgical margins for melanoma in situ. J Am Acad Dermatol. 2012;66(3):438–44.

[35] de Vries K, Greveling K, Prens LM, Munte K, Koljenovic S, van Doorn MB, et al. Recurrence rate of lentigo maligna after micrographically controlled staged surgical excision. Br J Dermatol. 2016;174(3):588–93.

[36] Felton S, Taylor RS, Srivastava D. Excision margins for melanoma in situ on the head and neck. Dermatol Surg. 2016;42(3):327–34.

[37] Welch A, Reid T, Knox J, Wilson ML. Excision of melanoma in situ on nonchronically sun–exposed skin using 5–mm surgical margins. J Am Acad Dermatol. 2014;71(4):834–5.

[38] Abdelmalek M, Loosemore MP, Hurt MA, Hruza G. Geometric staged excision for the treatment of lentigo maligna and lentigo maligna melanoma: a long–term

experience with literature review. Arch Dermatol. 2012;148(5):599–604.

[39] Johnson TM, Headington JT, Baker SR, Lowe L. Usefulness of the staged excision for lentigo maligna and lentigo maligna melanoma: the "square" procedure. J Am Acad Dermatol. 1997;37(5 Pt 1):758–64.

[40] Gaudy–Marqueste C, Perchenet AS, Tasei AM, Madjlessi N, Magalon G, Richard MA, et al. The "spaghetti technique": an alternative to Mohs surgery or staged surgery for problematic lentiginous melanoma (lentigo maligna and acral lentiginous melanoma). J Am Acad Dermatol. 2011;64(1):113–8.

[41] Viola KV, Rezzadeh KS, Gonsalves L, Patel P, Gross CP, Yoo J, et al. National utilization patterns of Mohs micrographic surgery for invasive melanoma and melanoma in situ. J Am Acad Dermatol. 2015;72(6):1060–5.

[42] Zitelli JA, Moy RL, Abell E. The reliability of frozen sections in the evaluation of surgical margins for melanoma. J Am Acad Dermatol. 1991;24(1):102–6.

[43] Valentin–Nogueras SM, Brodland DG, Zitelli JA, Gonzalez–Sepulveda L, Nazario CM. Mohs micrographic surgery using MART–1 immunostain in the treatment of invasive melanoma and melanoma in situ. Dermatol Surg. 2016;42(6):733–44.

[44] Etzkorn JR, Sobanko JF, Elenitsas R, Newman JG, Goldbach H, Shin TM, et al. Low recurrence rates for in situ and invasive melanomas using Mohs micrographic surgery with melanoma antigen recognized by T cells 1 (MART–1) immunostaining: tissue processing methodology to optimize pathologic staging and margin assessment. J Am Acad Dermatol. 2015;72(5):840–50.

[45] Mora AN, Karia PS, Nguyen BM. A quantitative systematic review of the efficacy of imiquimod monotherapy for lentigo maligna and an analysis of factors that affect tumor clearance. J Am Acad Dermatol. 2015;73(2):205–12.

[46] Pandit AS, Geiger EJ, Ariyan S, Narayan D, Choi JN. Using topical imiquimod for the management of positive in situ margins after melanoma resection. Cancer Med. 2015;4(4):507–12.

[47] Hyde MA, Hadley ML, Tristani–Firouzi P, Goldgar D, Bowen GM. A randomized trial of the off–label use of imiquimod, 5%, cream with vs without tazarotene, 0.1%, gel for the treatment of lentigo maligna, followed by conservative staged excisions. Arch Dermatol. 2012;148(5):592–6.

[48] Fogarty GB, Hong A, Scolyer RA, Lin E, Haydu L, Guitera P, et al. Radiotherapy for lentigo maligna: a literature review and recommendations for treatment. Br J Dermatol. 2014;170(1):52–8.

[49] Marsden JR, Newton–Bishop JA, Burrows L, Cook M, Corrie PG, Cox NH, et al. Revised U.K. guidelines for the management of cutaneous melanoma 2010. Br J Dermatol. 2010;163(2):238–56.

[50] DiFronzo LA, Wanek LA, Morton DL. Earlier diagnosis of second primary melanoma confirms the benefits of patient education and routine postoperative follow–up. Cancer. 2001;91(8):1520–4.

[51] Balamurugan A, Rees JR, Kosary C, Rim SH, Li J, Stewart SL. Subsequent primary cancers among men and women with in situ and invasive melanoma of the skin. J Am Acad Dermatol. 2011;65(5 Suppl 1):S69–77.

[52] Pomerantz H, Huang D, Weinstock MA. Risk of subsequent melanoma after melanoma in situ and invasive melanoma: a population–based study from 1973 to 2011. J Am Acad Dermatol. 2015;72(5):794–800.

第6章　恶性黑色素瘤
Melanoma

Jennifer Divine　Anna S. Clayton　**著**

粟　娟　张　雅　陈　翔　**译**　徐　丹　**校**

摘要：恶性黑色素瘤最常见的表现为在日光暴露部位出现新的或变化的色素病变。根据临床表现和解剖部位，可将其分为不同亚型。各亚型的预后相似，肿瘤厚度是影响生存率最重要的因素。恶性黑色素瘤的分期取决于患者的症状、临床检查和临床医生的警惕度。手术是治疗局部恶性黑色素瘤的一线治疗。肿瘤遗传学和免疫学的进展使转移性黑色素瘤的靶向治疗有了新的突破。

关键词：侵袭性；恶性黑色素瘤；痣；基因突变；BRAF；MAPK；MEK；NRAS；Kit CDKN2A；危险因素；紫外线辐射；发育不良痣；ABCD；皮肤镜检查；原位黑色素瘤；结节性黑色素瘤；转移性黑色素瘤；组织学；免疫组织化学；Breslow 厚度；分期；TNM；预后；生存；前哨淋巴结；广泛局部切除；边缘；放射疗法；化学疗法；辅助疗法；免疫疗法；细胞因子；癌症疫苗；溶瘤病毒治疗；靶向治疗

一、概述

恶性黑色素瘤是最致命的皮肤癌。恶性黑色素瘤最常发生的部位是皮肤，但也可以发生在黑色素细胞存在的任何部位，包括黏膜、葡萄膜和软脑膜。恶性黑色素瘤可以表现为新的或变化的痣。预后则取决于肿瘤侵袭真皮和皮下结构的深度。侵袭性病变具有转移的风险，并可增加发病率和死亡率。

二、流行病学

全球恶性黑色素瘤的发病率正在上升。在美国，非西班牙裔白种人占疾病发生的 95% 以上，但少数族裔更容易出现晚期疾病 [1]。恶性黑色素瘤在男性中比女性更常见。在 40 岁以下的患者中，女性恶性黑色素瘤发病率高于男性，这可能是由于紫外线暴露和激素因素的差异 [1, 2]。恶性黑色素瘤是青年人中最常见的癌症之一，平均发病年龄比大多数实体器官恶性肿瘤早约 10 年 [3]。随着筛查的完善，发现薄型恶性黑色素瘤（< 1mm）的发病率比较厚型的病变更高。尽管可早期发现问题，但对于年龄 > 65 岁、有薄型病变的白种人男性，黑色素瘤的死亡率仍在增加。青年人和较厚病变的死亡率则趋于稳定 [4]。

三、发病机制

恶性黑色素瘤的发病机制是由于身体部位、紫外线照射强度和持续时间变化而引起 DNA 拷贝的变化和几种不同基因组的畸变 [5]。丝裂原激活蛋白激酶（MAPK）途径在正常黑色素细胞功能和恶性黑色素瘤转化中起关键作用。最常见的遗传突变（占所有恶性黑色素瘤的 40%～60%）是单密码子替换：BRAF 基因的 V600E。随后，MAPK 信号通路失调，导致细胞增殖、生长和迁移 [6]。NRAS 位于 MAPK 通路的 BRAF 的上游，是第二常见突变。NRAS 和 BRAF 是间歇性日光暴露部位的主要突变 [5]。CDKN2A 基因编码下游 p16 肿瘤抑制蛋白，该蛋白在 MAPK 通路中发挥抑制作用。CDKN2A 基因突变是发生罕见的遗传性家族性恶性黑色素瘤的原因，但也可能是获得性的 [7]。KIT 基因编码酪氨酸激酶受体，这是 MAPK 和 P13K 信号传导的第一步，并在长期日光暴露的皮肤，黏膜和葡萄膜恶性黑色素瘤中起关键作用 [8]。其他关键突变位于 GNAQ 和 ERBB4 基因 [9]。这些发现促进了分子靶向疗法的发展，如 BRAF 激酶抑制药达拉非尼和维莫非尼。

四、危险因素

环境和遗传是恶性黑色素瘤的危险因素。紫外线辐射是已知的致癌物质，85% 以上的恶性黑色素瘤都是由紫外线辐射引起的。一生中任何时期晒伤超过 5 次，患恶性黑色素瘤的风险就会加倍，而每天使用 SPF 15 或更高倍数的防晒霜会使侵袭性恶性黑色素瘤的风险降低

73%[10-12]。间歇性强烈的紫外线暴露，通常与赤膊娱乐活动有关，增加了躯干恶性黑色素瘤的风险。长期低水平和持续职业性紫外线暴露会增加头颈部黑色素瘤的风险[1]。当室内美黑开始后，恶性黑色素瘤的风险随着室内美黑次数的增加和年龄的降低而增加[13]。

容易晒伤的倾向、浅肤色、浅色眼睛和浅色头发（特别是红头发）都是增加紫外线辐射敏感性的表型特征，因此增加了患恶性黑色素瘤的风险。雀斑和大量的痣表明过去有紫外线暴露史。个人的恶性黑色素瘤病史是发生后续恶性黑色素瘤的重要预测因素。恶性黑色素瘤的家族史与相似的皮肤表型和恶性黑色素瘤先天遗传倾向都具有双重效应。发育不良痣综合征（又名家族性非典型性多发性痣样黑色素瘤综合征）患者表现出遗传学的强烈影响。遗传方式可能是常染色体显性或散发。在易患恶性黑色素瘤的家族中发现两个恶性黑色素瘤易感基因，即CDKN2A 和更罕见的 CDK4。还有许多恶性黑色素瘤家族没有这些突变，因此还需要更多的研究[14, 15]。儿童、深肤色人群以及非皮肤恶性黑色素瘤［眼、口、鼻腔、阴道和肛门（即生殖器部位）］的存在，提示了进一步未知的遗传和可能的环境原因，因此需要更多的相关研究。

免疫系统在恶性黑色素瘤的发生和治疗中起着重要作用。免疫抑制患者罹患恶性黑色素瘤的风险增加，特别是医源性免疫抑制的实体器官移植受者和白血病患者。适当激活的 CD8+ 细胞毒性 T 细胞可识别恶性黑色素瘤抗原并杀死肿瘤细胞，导致肿瘤完全或不完全消退。CD4+ 辅助细胞和抗体在宿主对恶性黑色素瘤的免疫中也起关键作用。利用这些宿主的免疫反应是免疫治疗的基础[16, 17]。

五、临床表现

恶性黑色素瘤具有广泛的临床表现。一般情况下，恶性黑色素瘤出现在日光暴露的皮肤上，表现为变化的痣或新的、变化的色素沉着。ABCD 的首字母缩写最早出现于 1985 年，代表了恶性黑色素瘤诊断的临床特征。不对称（A）、边界不规则（B）、颜色变化（C）和直径＞ 6mm（D）与恶性黑色素瘤令人担忧的临床特征相关[18]。直径是一个有争议的参数，因为恶性黑色素瘤可以＜ 6mm。后来，由于外观变化也值得注意，E（外观变化）也被添加到首字母缩略语中[19]。恶性黑色素瘤的 ABCDE 有助于提醒公众恶性黑色素瘤的特征，但不包括所有色素性肿瘤。该首字母缩略词进一步扩展，包括增厚的、质硬的（F）和生长的（G），以涵盖结节性和无色素性恶性黑色素瘤的临床特征。

Grob 等观察到个体的痣彼此相似，临床上不同或"丑小鸭"痣有可能是令人担忧的恶性黑色素瘤[20]。例如，一个小的深色痣孤立于一个较大的浅棕色痣，即患者的标志痣。"丑小鸭"征有助于评估患者的多发性痣，包括家族性恶性黑色素瘤综合征。

侵袭性黑色素瘤四种最常见类型包括浅表扩散性（图 6-1）、结节性（图 6-2）、恶性雀斑样痣（图 6-3）和肢端雀斑痣性黑色素瘤（图 6-4）。大多数侵袭性黑色素瘤起源于原位黑色素瘤，这种恶性黑色素细胞局限于表皮和（或）毛囊上皮（见第 5 章）。经过一段时间的水平生长期，原位黑色素瘤可转变为垂直生长期，从而导致恶性雀斑样痣，浅表扩散性或肢端雀斑痣性亚型。侵袭的临床指征包括病灶内的硬结或硬丘疹。

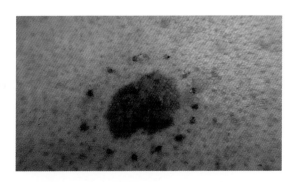

◀ 图 6-1　浅表扩散性恶性黑色素瘤
图片由 Anna Dewan 博士提供

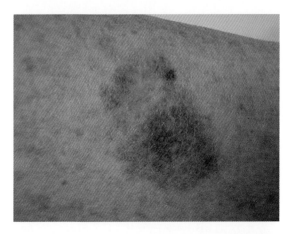

◀ 图 6-2　恶性雀斑样痣性黑色素瘤
图片由 Darrel Ellis 博士提供

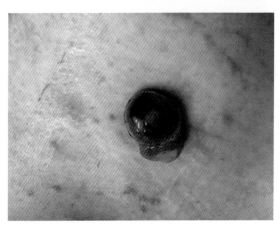

◀ 图 6-3　结节性黑色素瘤
图片由 Zachary Jones 博士提供

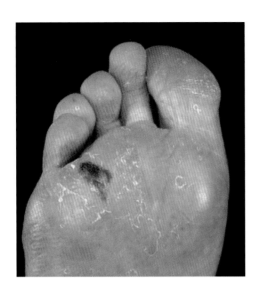

结节性黑色素瘤以垂直状快速生长，呈圆顶状，以蓝色、黑色或红色的坚硬丘疹出现，最常见于躯干、头部或颈部。结节性黑色素瘤占黑色素瘤的 10%～15%，但造成超过 40% 的黑色素瘤死亡。诊断时的 Breslow 厚度中位数（2.6mm）明显大于浅表扩散性黑色素瘤（0.6mm）[21]。诊断时 Breslow 厚度和溃疡，是影响局部恶性黑色素瘤预后的最关键因素[22]。巨大的先天性痣内形成的结节性黑色素瘤通常开始于深层真皮，导致存活期较短[23]。

较少见的恶性黑色素瘤类型包括无色素性黑色素瘤（图 6-5）、黏膜黑色素瘤、促结缔组织增生性和嗜神经性黑色素瘤和甲母质黑色素瘤（图 6-6）。无色素性黑色素瘤缺乏色素，表现为粉红色至红色的斑片或斑块。黏膜黑色素瘤可出现在口腔、鼻咽和阴道中。促结缔组织增生性和嗜神经性黑色素瘤可呈肉色或粉红色至色素沉着的硬结节。促结缔组织增生性和嗜神经性黑色素瘤可与恶性雀斑样痣黑色素瘤重叠。甲母质黑色素瘤表现为新的或进展的黑甲。甲表皮受累是黑色素瘤令人担忧的特征。

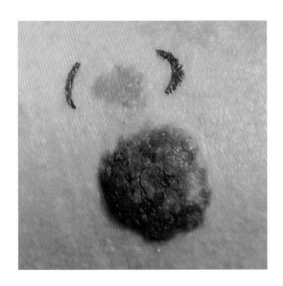

◀ 图 6-5 无色素性黑色素瘤（伴脂溢性角化病的无色素性黑色素瘤的临床照片）

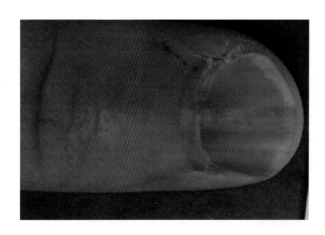

◀ 图 6-6 甲母质黑色素瘤

六、诊断技术

　　皮肤镜检查是一个新兴的领域，它帮助皮肤科医生区分良性和恶性病变。定期使用皮肤镜检查有助于揭示肉眼不可见的恶性特征，而有助于早期恶性黑色素瘤的诊断，同时如果发现可靠的特征，则可减少良性病变的切除[24]。提示侵袭的特征是两轴不对称、呈现两种或多种颜色以及出现伪足[25]。从临床上看，结节性黑色素瘤更可能具有对称的形状和色素网络，但可能有大的血管、主要的外周血管、均匀的蓝色色素沉着、蓝白色的面纱及黑色、粉红色和乳红色区域[26]。

　　当怀疑是恶性黑色素瘤时，可采用各种活检技术。美国皮肤病学会指南指出，首选的活检技术是狭窄的切除活检，不仅要覆盖皮损的整个宽度，而且临床上的阴性切缘要达到足够的深度，以确保病变不被横断。这可以通过椭圆或钻孔缝合切除，也可以在预期病变平面以下刮取切除。尽管没有一种选择是更正确的，但结果应为病理医师提供全部病变（通常超过临床明显可见的色素 1～3mm），以获得最正确和完整的诊断，从而最好地指导患者护理。指南进一步指出，在特定的临床情况下可采用部分取样（切口活检），如面部或肢端位置、临床怀疑度低或诊断不确定、病灶很大[27]。

七、组织病理

　　需要对可疑的恶性黑色素瘤进行组织学检查，以区别于其他临床症状相似的疾病（日光性雀斑样痣，脂溢性角化病，血栓性血管瘤，皮肤纤维瘤，色素性日光性角化病，色素性鳞状细胞癌和色素性基底细胞癌）。恶性黑色素瘤的定义是非典型性、多形性单个或成巢的黑色素细胞数量增加。这些变化可以极其细微，也可以非常明显。对于发育不良痣（也有非典型黑色素细胞）和晒伤处皮肤良性交界性黑色素细胞增生（单个黑色素细胞数量增多但表现相对正常的黑色素细胞）的鉴别诊断，仍是一个挑战，并且病理学家的解释存在明显差异[28-30]。当原位黑色素瘤引起侵袭性病变时，在表皮可见不对称、边界不清、大小和形状各异的黑色素细胞增殖，通常比良性病变大，胞质丰富呈嗜酸性细颗粒状，通常延伸到真皮以外。细胞较小或呈梭形的情况较少。黑色素细胞沿着真表皮交界处单细胞线性排列，偶有不规则的融合成巢，并且分布不均匀（图 6-7）。恶性肿瘤的其他标志是黑色素细胞在表皮内上移，即 Pagetoid 扩散及向下浸润至附属器（图 6-8）。

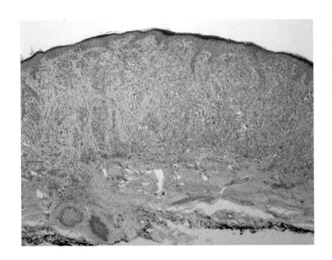

◀ 图 6-7　侵袭性浅表扩散性黑色素瘤

图片由 Jeffrey Zwerner 博士提供

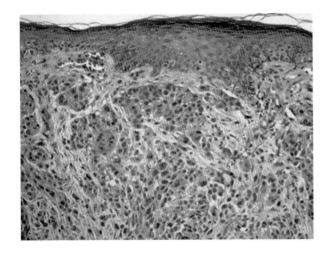

◀ 图 6-8　侵袭性浅表扩散性黑色素瘤

图片由 Jeffrey Zwerner 博士提供

　　原位黑色素瘤引起的侵袭性黑色素瘤的表皮受累范围广，而结节性黑色素瘤有明确的表皮受累，且不会超过真皮成分，这与临床检查有关，可能会发生溃疡，完全没有表皮受累时要警惕转移性病变。否则，浸润的肿瘤是无法区分的。黑色素细胞巢未随着深度的增加而成熟是真皮浸润的特征。在良性复合痣和皮内痣中，黑色素细胞巢和细胞核随着深度增加逐渐变小，在皮损底部散在分布，大小与淋巴细胞相似。与之相反，侵袭性黑色素瘤底部的黑色素细胞呈大的巢状和片状，在浅表部分可见同样大的细胞核和丰富的细胞质。从表皮的颗粒层（或溃疡表面）到肿瘤浸润的最深处，以毫米为单位测量 Breslow 深度 [31]。有丝分裂活性的差异很大，可能出现坏死的黑色素细胞。不对称的淋巴细胞炎性浸润支持黑色素瘤的诊断。其可能是完全性的、局部轻度的，甚至没有。可看到黑色素瘤消退区域。多形性纺锤形细胞、上皮样细胞和气球样细胞在单一皮损中都可看到 [32]。结构化病理报告协议旨在改善临床管理，数据收集和全球研究。在美国，美国病理学会鼓励所有病理医师在每份黑色素瘤报告中都包括表 6-1 所示的细节。

表 6-1　美国病理学会黑色素瘤报告方案

• 处理程序	• 边缘
• 标本侧面	• 有丝分裂率
• 肿瘤部位	• 微卫星灶
• 肿瘤大小	• 淋巴管浸润
• 宏观卫星结节	• [a] 神经周围浸润
• [a] 宏观色素沉着	• [a] 肿瘤浸润淋巴细胞
• 组织学类型	• [a] 肿瘤消退
• 最大肿瘤厚度	• [a] 生长期
• [a] 解剖水平	• 淋巴结（仅当标本中存在时）
• 溃疡	• TNM 分期

a. 不需要数据信息。这些信息可能在临床上很重要，但尚未经过验证或在患者管理中定期使用

广泛的黑色素瘤组织学形态学促进了免疫组织化学的应用和发展，以将其与许多相似疾病区分，并有助于鉴别良性和恶性黑色素细胞增殖。黑色素瘤的组织学鉴别诊断包括许多恶性肿瘤，如神经内分泌肿瘤、肉瘤、淋巴瘤、生殖细胞肿瘤以及多种良性肿瘤。S100 是一种广泛使用的标志物，对黑色素瘤的敏感性高，但特异性差，对神经鞘、肌上皮、脂肪细胞和朗格汉斯细胞瘤均染色。它是促结缔组织增生性黑色素瘤最敏感的标志物 [33]。HMB-45 是一种黑色素瘤单克隆抗体，敏感性较 S100 低，但特异性高，可用于区分良性和恶性黑色素细胞 [34]。MelanA/MART1 对黑色素细胞高度敏感且具有特异性，但对良性和恶性细胞均具有染色作用。Ki-67 是一种活跃增殖细胞标志物，在鉴别良恶性黑色素细胞时最有用 [35]。一些研究表明，Ki-67 免疫反应的密度可作为转移的预后指标 [36]。其他不太常用的标志物包括酪氨酸酶、MITF、NKI/C3 和波形蛋白。

八、分期和预后

美国癌症联合委员会（AJCC）于 2017 年发布了第 8 版黑色素瘤分期系统[37]。更新的分期系统包括了第 7 版的循证建议。分期系统包括原发性肿瘤（T）特征、区域淋巴结（N）和远处转移部位（M），以确定患者的预后。原发性肿瘤的厚度和溃疡的组织病理学证据决定了肿瘤（T）的分类（表 6–2）。第 8 版修订中，将 T_x 和 T_0 添加至原发肿瘤分期。T_x 指不能评估原发肿瘤的厚度，T_0 表示没有原发肿瘤的证据。肿瘤有丝分裂率是所有肿瘤类别中的重要预后因素，但已不再包括在分期系统中。第 8 版对 T_1 肿瘤进行了细分，包括薄型黑色素瘤患者的黑色素瘤特异性生存率的差异[38]。区域淋巴结受累不再由临床上是否发现决定，而改为在显微镜下或临床上发现并经组织学证实（表 6–3）。转移的具体大小不再与淋巴结分期有关。

表 6–2　美国癌症联合委员会第 8 版黑色素瘤分期指南：原发性肿瘤（T）

T 分类	厚度 (mm)	溃疡状态
T_X	不适用	不适用
T_0	不适用	不适用
Tis	不适用	不适用
T_1	≤ 1.0mm	未知
T_{1a}	< 0.8mm	无溃疡
T_{1b}	< 0.8mm	有溃疡
	0.8～1mm	有或无溃疡
T_2	> 1～2mm	未知
T_{2a}	> 1～2mm	无溃疡
T_{2b}	> 1～2mm	有溃疡
T_3	> 2～4mm	未知
T_{3a}	> 2～4mm	无溃疡
T_{3b}	> 2～4mm	有溃疡
T_4	> 4mm	未知
T_{4a}	> 4mm	无溃疡
T_{4b}	> 4mm	有溃疡

经伊利诺伊州芝加哥市美国癌症联合委员会（AJCC）许可转载，引自 AJCC Cancer Staging Manual, Eighth Edition（2017）published by Springer International Publishing

表 6–3　美国癌症联合委员会第 8 版黑色素瘤分期指南：区域淋巴结（N）

N 分类	淋巴结受累数目	存在中途转移，卫星和（或）微卫星灶
N_X	区域淋巴结未评估	无
N_0	无区域淋巴结转移	无
N_1	1 个淋巴结受累，或无淋巴结受累但有中途转移、卫星灶或微卫星灶	
N_{1a}	1 个临床隐匿性淋巴结受累	无
N_{1b}	1 个临床显性淋巴结受累	无
N_{1c}	无区域淋巴结受累	有
N_2	2～3 个淋巴结受累，或 1 个淋巴结受累同时伴有中途转移、卫星灶或微卫星灶	
N_{2a}	2 到 3 个临床隐匿性淋巴结受累	无
N_{2b}	2 或 3 个淋巴结受累，其中至少 1 个是临床显性淋巴结	无
N_{2c}	1 个临床隐匿或显性淋巴结受累	有
N_3	4 个或以上淋巴结受累，或 2～3 个淋巴结受累同时伴有中途转移、卫星灶或微卫星灶，或任何融合淋巴结伴或不伴中途转移、卫星灶和（或）微卫星灶	
N_{3a}	4 个或以上临床隐匿性淋巴结受累	无
N_{3b}	4 个或以上淋巴结受累，其中至少 1 个为临床显性淋巴结，或任何数量的融合淋巴结	无
N_{3c}	2 个或以上临床隐匿或显性淋巴结受累，和（或）任何数量的融合淋巴结	有

经伊利诺伊州芝加哥市美国癌症联合委员会（AJCC）许可转载，引自 AJCC Cancer Staging Manual, Eighth Edition（2017）published by Springer International Publishing

　　微卫星转移、卫星转移、中途转移和（或）皮下转移是原发性肿瘤与引流淋巴结之间的黑色素瘤转移类型。根据受累淋巴结的数目进行局部转移类别分层。远处转移按解剖位置分类。在第 8 版中，转移分期包括血清乳酸脱氢酶（LDH），这是转移性黑色素瘤患者的重要独立预测因素。黑色素瘤转移分为 M_{1a}，转移至远处的皮肤，皮下或淋巴结；M_{1b}，肺转移；M_{1c}，转移到其他内脏部位，中枢神经系统除外；M_{1d}，转移到中枢神经系统，包含或不包含其他部位（表 6–4）。M_{1d} 是一个新类别，与不良预后相关。LDH 血清水平将转移组分为 0（LDH 不升高）或 1（LDH 升高）。

表 6-4 美国癌症联合委员会第 8 版黑色素瘤分期指南（远处转移 M）

M 分类	解剖部位	乳酸脱氢酶水平
M_0	无远处转移证据	不适用
M_1	有远处转移	见下文
M_{1a}	远处转移至皮肤，包括肌肉在内的软组织和（或）非区域淋巴结	未记录或不明确
$M_{1a}（0）$	远处转移至皮肤，包括肌肉在内的软组织和（或）非区域淋巴结	不升高
$M_{1a}（1）$	远处转移至皮肤，包括肌肉在内的软组织和（或）非区域淋巴结	升高
M_{1b}	远处转移至肺，包含或不包含 M_{1a} 中的部位	未记录或不明确
$M_{1b}（0）$	远处转移至肺，包含或不包含 M_{1a} 中的部位	不升高
$M_{1b}（1）$	远处转移至肺，包含或不包含 M_{1a} 中的部位	升高
M_{1c}	远处转移至非中枢神经系统的内脏器官，包含或不包含 M_{1a} 或 M_{1b} 中的部位	未记录或不明确
$M_{1c}（0）$	远处转移至非中枢神经系统的内脏器官，包含或不包含 M_{1a} 或 M_{1b} 中的部位	不升高
$M_{1c}（1）$	远处转移至非中枢神经系统的内脏器官，包含或不包含 M_{1a} 或 M_{1b} 中的部位	升高
M_{1d}	远处转移至中枢神经系统，包含或不包含 M_{1a}，M_{1b} 或 M_{1c} 中的部位	未记录或不明确
$M_{1d}（0）$	远处转移至中枢神经系统，包含或不包含 M_{1a}，M_{1b} 或 M_{1c} 中的部位	不升高
$M_{1d}（1）$	远处转移至中枢神经系统，包含或不包含 M_{1a}，M_{1b} 或 M_{1c} 中的部位	升高

经伊利诺伊州芝加哥市美国癌症联合委员会（AJCC）许可转载，引自 AJCC Cancer Staging Manual, Eighth Edition（2017）published by Springer International Publishing

当仅有临床和影像学数据评估淋巴结时，TNM 分型转换为临床分期；当有区域淋巴结的病理信息时，TNM 分型转换为病理分型（表 6-5）。临床和病理分期为临床医生和患者提供生存预后（表 6-5）。原位黑色素瘤为 0 期。Ⅰ期患者的浸润深度≤ 1mm 伴或不伴溃疡，或浸润深度为 1～2mm 不伴溃疡，被认为是低风险的。Ⅱ期患者随着 Breslow 厚度增加和溃疡出现，死亡风险增加。Ⅲ期患者具有局部转移，生存范围变化最大。Ⅳ期患者有远处转移疾病。

影响生存率的独立且混杂的危险因素包括肿瘤厚度，溃疡，原发肿瘤的解剖位置，确诊时年龄和性别。对于局限性疾病（Ⅰ和Ⅱ期），Breslow 深度是≤ 1mm 病变患者最有力的预后指标，而溃疡、年龄和部位是 2～4mm 病变的最重要的预测因素[27]。老年患者更容易出现较厚和溃疡性的黑色素瘤，并且更有可能伴有影响生存的并发症。年龄较大的患者更有可能是男性，预后较差。女性患黑色素瘤年龄较小，治疗时间较早且预后较好。头部、颈部和躯干部患肿瘤风险更高，并且在 65 岁以上的人群和男性中更易发生。肢端肿瘤在年轻患者和女性中更常见。Ⅰ 期的 5 年生存率很高，为 92%～97%。随着厚度和溃疡的增加，Ⅱ 期的 5 年生存率显著下降，从 Ⅱ$_A$ 期的 81% 降至 Ⅱ$_C$ 期的 53% [39]。

表 6-5　具有 5 年和 10 年生存期的黑色素瘤的临床和病理分期 [27, 42]

分　期	5 年生存率（%）	10 年生存率（%）	临床分期			病理分期		
0			T$_{is}$	N$_0$	M$_0$	Tis	N$_0$	M$_0$
Ⅰ$_A$	97	95	T$_{1a}$	N$_0$	M$_0$	T$_{1a}$	N$_0$	M$_0$
Ⅰ$_B$	92	86	T$_{1b}$ T$_{2a}$	N$_0$	M$_0$	T$_{1b}$ T$_{2a}$	N$_0$	M$_0$
Ⅱ$_A$	81	67	T$_{2b}$ T$_{3a}$	N$_0$	M$_0$	T$_{2b}$ T$_{3a}$	N$_0$	M$_0$
Ⅱ$_B$	70	57	T$_{3b}$ T$_{4a}$	N$_0$	M$_0$	T$_{3b}$ T$_{4a}$	N$_0$	M$_0$
Ⅱ$_C$	53	40	T$_{4b}$	N$_0$	M$_0$	T$_{4b}$	N$_0$	M$_0$
Ⅲ			任何 T	N$_{1\sim3}$	M$_0$			
Ⅲ$_A$	78	68				T$_{1\sim4a}$ T$_{1\sim4a}$	N$_{1a}$ N$_{2a}$	M$_0$
Ⅲ$_B$	59	43				T$_{1\sim4b}$ T$_{1\sim4b}$ T$_{1\sim4a}$ T$_{1\sim4a}$ T$_{1\sim4a}$	N$_{1a}$ N$_{2a}$ N$_{1b}$ N$_{2b}$ N$_{2c}$	M$_0$
Ⅲ$_C$	40	24				T$_{1\sim4b}$ T$_{1\sim4b}$ T$_{1\sim4b}$ 任何 T	N$_{1b}$ N$_{2b}$ N$_{2c}$ N$_3$	M$_0$
Ⅳ	15～20	10～15	任何 T	任何 N	任何 M$_1$	任何 T	任何 N	任何 M$_1$

经伊利诺伊州芝加哥市美国癌症联合委员会（AJCC）许可转载，引自 AJCC Cancer Staging Manual, Eighth Edition（2017）published by Springer International Publishing

　　对于有区域转移的患者（Ⅲ 期），包括区域淋巴结，卫星灶和（或）中途转移，有 3 个对生存率影响最重要的因素，按降序排列分别为转移性淋巴结的数量、受累淋巴结的肿瘤负荷和原发肿瘤的溃疡。最好用 1、2、3 和 4 个以上的淋巴结来预测生存率。溃疡是唯一的原发性肿瘤特征，它是 Ⅲ 期患者生存率的独立危险因素。这种混杂型患者的 5 年生存率变化范围很大，分别从Ⅲ$_A$期的 78% 降至Ⅲ$_B$的 59% 和Ⅲ$_C$期的 40%。与Ⅱ期患者一样，Ⅲ$_A$期患者的生存率与原发肿瘤厚度和溃疡等特征紧密相关，与Ⅲ$_B$期和Ⅲ$_C$期相比，Ⅲ$_A$期患者的生存率与Ⅱ期更为相似[31]。

Ⅳ期疾病定义为远处转移。它的 5 年生存率非常低，只有 15%～20%。转移到非内脏部位（远端皮肤、皮下组织和淋巴结）比转移到内脏的存活率有所提高。肺转移具有微弱的 1 年生存优势，其生存率与非内脏部位转移相似，其他内脏部位转移的生存优势与肺转移相比则下降了 2 年。近来，血清 LDH 升高是生存率低的独立高度预测指标[31]。

一般不推荐对无症状黑色素瘤患者进行常规血液检查和影像学筛查。血清 LDH 在检测转移性疾病方面不敏感且无特异性，仅在已知有远处转移时才提供预后价值。常规胸部 X 线片无特异性，与前哨淋巴结检查结果不相关，成本无效，使患者暴露于不必要的辐射，并可能导致不必要的后续成像或操作。应根据体格检查发现，系统报告的评价和疾病怀疑程度来进行检查[40]。

九、前哨淋巴结

黑色素瘤前哨淋巴结（SLN）活检存在争议。作为淋巴结清扫术的保守替代方法，该术式始于 1892 年，包括淋巴水肿和感染在内的并发症发生率达 37%。对于原发肿瘤厚度≥ 1mm 或 < 1mm 且有溃疡，淋巴结检查临床阴性的患者，可以选择前哨淋巴结活检。它提供预后信息并预测其他区域淋巴结的状态。当区域淋巴结明显受累，或已知有远处扩散时，不进行 SLN 活检。SLN 活检不是治疗，也不能改善生存结果。如果 SLN 活检阳性，则建议进行彻底的淋巴结清扫术，并将患者正确的归为Ⅲ期亚组，从而为新辅助治疗提供生存信息和临床试验入组。但是，SLN 并非没有风险。它具有 10% 的并发症率，包括伤口愈合延迟，感染，假阴性（如果肿瘤已经转移到区域中其他淋巴结或远处器官），假阳性（由于淋巴结中正常且相对普遍的存在良性色素痣），和对蓝色染料过敏[41-43]。

SLN 活检的支持者声称，其益处包括更准确的分期。这为患者，家属和临床医生提供了可能影响黑色素瘤治疗以及其他并发症的信息。SLN 状态通常用于确定哪些患者可能从额外治疗中受益并允许临床试验入组。SLN 阳性可为早期彻底淋巴结清扫提供机会。一些研究表明，与某些患者亚群中存在临床上明显的淋巴结病相比，早期进行彻底的淋巴结清扫术可以改善发病率和死亡率。尽管 SLN 活检没有改善短期或长期生存的情况，但一些研究发现 SLN 活检使无病生存时间增加，并且在此期间生活质量可以改善，这使得 SLN 活检优于单独观察[41, 44]。其他研究还没有发现通过早期完全淋巴结清扫术可以提高生存率，或者通过 SLN 活检可以提高无病生存率[45, 46]。最近的一项前瞻性研究，对 SLN 阳性后的观察与完全淋巴结清扫进行了比较，发现前哨淋巴结阳性患者立即进行完全淋巴结清扫可以提高局部疾病控制率，但不会增加黑色素瘤特异性生存率[47]。

反对 SLN 活检的学者认为，Breslow 的厚度和溃疡可提供足够的归类分层信息。接受 SLN 活检的患者中只有 17% 的患者呈阳性结果，并且绝大多数患者处于 N_{1a} 或 N_{2a} 期，这与临床的 I 和 II 期非常匹配。SLN 活检有几种潜在的并发症。价格昂贵，特别是使用全身麻醉时。SLN 阳性可能会导致不必要的完全淋巴结清扫，从而引起更严重的不良反应。SLN 活检的前提是要制定能够提高生存率的程序。但是，由于证据表明没有生存优势，因此对原发性和循环性肿瘤细胞，侵入性较小且费用较低，可提供相似的预后信息的检查是首选，但仍处于开发阶段[48, 49]。

十、治疗

1. 手术

手术切除是原发性局限性黑色素瘤的首选治疗。推荐使用广泛的局部切除（WLE），因为肿瘤细胞通常会超过临床可见的黑色素瘤扩散几毫米，有时甚至几厘米。目的是完全切除并减少疾病的局部复发。当前的指南建议，对于厚度 ≤ 1mm 的病灶，切除边缘为 1cm；对于厚度 1.01～2.0mm 的病灶，切除边缘为 1～2cm；对于厚度 > 2mm 的肿瘤，切除边缘为 2cm。大于 2cm 的切缘并没有优势。手术切除应在合理的情况下，延伸至肌筋膜的深度，如果脂肪组织丰富，则至少延伸至深部脂肪组织。组织学检查应彻底，可考虑外科病理用 "Mohs 显微术" 或 "切面" 切割处理组织标本。两种技术都允许对深部和侧向边缘进行 100% 的检查，而不是使用 < 1% 的标准面包片样技术检查[27]。

2. 放射治疗

对于不可切除的局部病灶和远处转移的姑息治疗，放射疗法的应用取得了显著的成功。全脑放射治疗，手术切除以及最近的立体定向放射外科手术是治疗脑转移的主要手段[50, 51]。其他适应证包括骨转移和脊髓压迫。淋巴结清扫术后，不建议放疗作为辅助治疗[52]。

3. 化学疗法

对于转移性黑色素瘤患者（III 和 IV 期），传统的细胞毒性化疗药物的疗效和用途有限。达卡巴嗪是唯一经 FDA 批准用于治疗晚期黑色素瘤的化疗药物，可用于姑息治疗以减缓肿瘤生长或暂时减轻肿瘤负担，但尚未证实具有生存优势。达卡巴嗪与替莫唑胺、纳布紫杉醇、紫杉醇、顺铂、卡铂和长春碱也可以单独使用或彼此组合使用，或添加到生物化疗或免疫化疗等新疗法中。美法仑和放线菌素 D 用于分离的肢体灌注化疗，可提高疗效并降低全身毒性，治疗肢体局限性晚期疾病[53, 54]。

4. 免疫疗法

由于对细胞毒性化疗的不良反应，以及对宿主免疫在黑色素瘤的重要性，因此免疫疗法（增强患者自身抗肿瘤能力的方法）得到了特别的关注。除了下文描述的已经上市的药物外，许多其他疗法目前正在临床试验中。

5. 细胞因子

细胞因子白介素 –2（IL–2）和干扰素 α（IFN–α）是首批获得 FDA 批准的免疫刺激药物。IL–2 增强 CD8[+]T 细胞和 NK 细胞，产生 15%～20% 的客观应答率和约 5% 的长期持久完全应答。IL–2 必须以高剂量静脉注射，其不良反应较多，包括发热、寒战、不适、潮红、低血压和毛细血管渗漏综合征，在一定程度上限制了其在临床上的应用[55, 56]。干扰素 α 已得到更广泛的研究，但结果相互矛盾，导致公众关注度突然上升和下降。现已经提出了大剂量、中等剂量、低剂量和聚乙二醇化制剂的给药方案。剂量 – 反应关系的一些证据表明，随着剂量的增加，无复发生存率显著增加。目前尚不清楚，是否对整体生存有利[57]。作用机制包括对肿瘤细胞的直接抗增殖作用，NK 的活性增强，T 辅助淋巴细胞和肿瘤特异性 CD8[+]T 细胞增加以及肿瘤浸润性 T 淋巴细胞增加[58]。干扰素 α 的不良反应包括发热、寒战、不适、恶心和呕吐、肝炎、中性粒细胞减少、抑郁和自杀。需要进一步研究以确定最佳剂量，持续时间和适当的患者资料，以优化对这种有毒药物的反应[59]。

6. 检查点抑制药

免疫检查点抑制药是免疫疗法中发展最快的类别之一。T 细胞激活需要抗原提呈细胞的刺激。除了协同刺激分子外，抑制分子还存在于 T 细胞和抗原提呈细胞上，以控制免疫应答的水平并避免自身免疫。类似的抑制分子存在于肿瘤细胞上，可以防止 T 细胞对肿瘤细胞的杀伤。阻断这些抑制信号可解除免疫系统抗肿瘤的制动作用。检查点抑制药的反应时间较慢，可能需要几个月才能开始缩小肿瘤。肿瘤在最初的几个月内会肿胀，因此在扫描中会显得更大，这是一种普遍的现象，即假性进展。

伊匹木单抗是一种抗 CTLA-4 单克隆抗体，是 FDA 批准的首个用于治疗转移性或不可切除的黑色素瘤的检查点抑制药。伊匹木单抗与活化 T 细胞表面的 CTLA-4 结合，以防止抗原呈递细胞通过 CTLA-4/CD80/CD86 相互作用抑制 T 细胞活化。早期试验表明，总生存期从对照组的 6.4 个月提高到治疗组的 10.1 个月。长期数据显示，生存期为 2 年、5 年，甚至 10 年的患者显示出持久的反应[60, 61]。单一药物的客观应答率为 7%～15%，与达卡巴嗪组合时的客观应答率提高至 20.8%，与纳武利尤单抗组合可高达 57.6%[60, 62, 63]。

纳武利尤单抗和帕博利珠单抗随后成为 2014 年 FDA 批准的下一代检查点抑制药。程序性细胞死亡蛋白 1（PD–1）是一种 T 细胞表面分子，其功能是识别自身并抑制自身免疫。黑色素瘤细胞上存在的程序性死亡配体 1（PDL-1）与活化的抗原特异性 T 细胞上的 PD-1 结合，并阻止肿瘤细胞介导的免疫反应。纳武利尤单抗和帕博利珠单抗是人源化单克隆抗体，可与 PD-1 结合并阻止其与 PDL-1 结合。在没有 PDL-1 和 PD-1 连接的情况下，T 细胞保持活跃状态并对肿瘤具有细胞毒性。帕博利珠单抗的总体客观缓解率已达到 33%（包括伊匹木单抗无效的患者），未接受过治疗的患者，有效率则高达 45%[64]。除了比伊匹木单抗更高的应答率，帕博利珠单抗还具有更长的无进展生存期[65]。纳武利尤单抗与帕博利珠单抗的应答率相同，为 33%，且与先前的治疗和 BRAF 状态无关[66]。如前所述，伊匹木单抗与纳武利尤单抗的联合治疗可产生叠加效应，应答率接近 60%，并在可用时迅速成为治疗的金标准[63]。

　　阻断 T 细胞检查点会带来免疫介导的不良反应的风险。由于过度活跃的免疫系统会攻击除预期癌细胞以外的身体其他器官，因此已观察到自身免疫介导的皮炎、黏膜炎、结肠炎、肝炎、肺炎和内分泌疾病。较少见的是肾炎、胰腺炎、脑膜炎、脊髓炎、心肌炎，以及各种骨髓抑制和眼部炎症。免疫介导的不良反应通常是短暂的，但可能是严重甚至致命的。对于中度（2 级）反应，应停用检查点抑制药，直到症状减轻或缓解。如果 1 周内反应没有改善，应开始使用糖皮质激素。对于有严重或危及生命（3 级或 4 级）反应的患者，应永久停用检查点抑制药，并应立即开始大剂量糖皮质激素治疗。如果激素不能在几天内迅速改善症状，应考虑使用英夫利昔单抗[64]。在最大的报告数据中，伊匹木单抗免疫介导的不良反应发生在 85% 的患者中，其中 35% 需要皮质类固醇，而 10% 需要英夫利昔单抗。帕博利珠单抗 3～5 级不良反应发生率显著低于伊匹木单抗（10%～13.3% vs. 19.9%）[65]。2.8%～11.7% 使用纳武利尤单抗的患者发生了 3 级和 4 级不良事件[66, 67]。

7. 溶瘤病毒疗法和治疗性疫苗

　　溶瘤病毒疗法是另一种有前景的肿瘤治疗新方法。这一概念出现在 20 世纪 70 年代，当时在病灶内注射了卡介苗（BCG）疫苗，获得了无统计学意义的可重复结果。这项研究一直在进行，转基因单纯疱疹病毒（HSV-1）T-VEC 于 2015 年被 FDA 首次批准，目前也是唯一用于转移性黑色素瘤的溶瘤病毒疗法[68]。科学家对该病毒进行了修饰，去除了两个基因，其中一个基因负责逃避免疫系统，另一个基因负责在健康细胞内复制。并添加了人类粒细胞 – 巨噬细胞集落刺激因子（GM-CSF）基因，希望能增强免疫识别。该病毒被直接注入肿瘤中，并在癌细胞中优先复制，直到癌细胞破裂。在肿瘤细胞颗粒释放后，直接导致癌细胞死亡和肿瘤抗原呈递增加，效果是双重的。Ⅲ期试验显示总体缓解率为 26.4%，持久缓解率为 16.3%。治疗组和对照组之间的总生存率没有统计学差异。不良事件包括发热，寒战和疲劳，但大多为轻度至中度。3 级和 4 级不良事件仅发生率为 2%，无死亡[67, 68]。

　　治疗性癌症疫苗旨在增强免疫系统通过细胞毒性 T 细胞或抗体介导的细胞死亡来识别和破坏肿瘤的能力。治疗性疫苗接种在刺激免疫应答方面远不如预防性癌症疫苗（例如 HPV 和

B 型肝炎疫苗）有效。对于那些通过酶联免疫斑点法证实具有免疫应答的患者，总生存期从 10.8 个月增加到 21.3 个月 [69]。

8. 免疫治疗的其他途径：过继性细胞治疗、单克隆抗体和辅助免疫治疗

免疫疗法的发展仍在继续。在过继细胞疗法中，T 细胞从患者体内取出，用黑色素瘤受体进行基因修饰，或以其他方式提高活性或数量，然后重新注入患者体内。针对肿瘤抗原促进免疫反应的单克隆抗体也在开发中。临床试验中的其他辅助免疫疗法包括使用先天免疫 Toll 样受体 3、8 和 9。

9. 靶向分子疗法

由于认识到黑色素瘤发病机制的分子途径，因此研发出以 BRAF，MEK，NRAS 和 KIT 为靶点的 MAPK 途径抑制药。多达 66% 的黑色素瘤患者中都存在 BRAF 突变。维拉非尼和达拉非尼是 FDA 批准，针对 BRAF 分子突变的单克隆抗体。与达卡巴嗪治疗相比，BRAF 抑制药具有更高的应答率和更高的中位总生存率 [70, 71]。尽管它们最初的应答较佳，但当采用单药治疗时，抑制作用减弱，并且产生耐药性。常见的不良事件包括皮肤鳞状细胞癌（角化棘皮瘤类型）、皮疹、光敏、关节痛、腹泻和疲劳。严重的不良事件很少见。

曲美替尼和考比替尼是 MEK 的抑制药，MEK 是 MAPK 途径中 BRAF 下游的酶。曲美替尼在用于 BRAF 突变患者的单药治疗时表现出适度的活性，但低于 BRAF 抑制药。尚未将考比替尼作为单一疗法进行研究。MEK 抑制药通常耐受良好，不良事件包括皮疹、腹泻、疲劳、水肿、心功能障碍和间质性肺疾病。与 BRAF 抑制药相似，也会产生抗药性。

为了克服高耐药率，提高应答率并降低毒性，进行了 BRAF 和 MEK 抑制药双重治疗的临床试验。达拉非尼加曲美替尼的客观缓解率为 79%，维莫非尼加考比替尼联合疗法的客观缓解率为 68%。与 BRAF 单药治疗相比，两种组合均提高了无进展生存期和总体生存期。耐药是不可避免的，并且是一个尚未解决的障碍。当达拉非尼与曲美替尼合用时，不良反应减少，但当维莫非尼与考比替尼联用时，不良反应没有改变 [72, 73]。尚未对两种组合进行直接比较，但间接比较表明维莫非尼加考比替尼的疗效相同，但不良事件增加 [74]。

现有的 KIT 抑制药（如伊马替尼和尼罗替尼）在具有这种突变的黑色素瘤中发挥有限但重要的作用 [75]。NRAS 抑制药目前正在试验中。此外，抑制 mTOR 和 AKT 也显示有成功的希望 [76, 77]。靶向分子抑制药和免疫疗法的联合治疗正在研究中。

参考文献

[1] Erdei E, Torres SM. A new understanding in the epidemiology of melanoma. Expert Rev Anticancer Ther. 2010;10(11):1811–23. https://doi.org/10.1586/era.10.170.

[2] Bradford PT, Anderson WF, Purdue MP, Goldstein AM, Tucker MA. Rising melanoma incidence rates of the trunk among younger women in the United States. Cancer Epidemiol Biomark Prev Publ Am Assoc Cancer Res Cosponsored Am Soc Prev Oncol. 2010;19(9):2401–6.

https://doi.org/10.1158/1055–9965.epi–10–0503.

[3] Siegel RL, Miller KD, Jemal A. Cancer statistics, 2016.CA Cancer J Clin. 2016;66(1):7–30. https://doi.org/10.3322/caac.21332.

[4] Jemal A, Saraiya M, Patel P, Cherala SS, Barnholtz–Sloan J, Kim J, Wiggins CL, Wingo PA. Recent trends in cutaneous melanoma incidence and death rates in the United States, 1992–2006. J Am Acad Dermatol. 2011;65(5 Suppl 1):S17–25.e11–3. https://doi.org/10.1016/j.jaad.2011.04.032.

[5] Curtin JA, Fridlyand J, Kageshita T, Patel HN, Busam KJ, Kutzner H, Cho KH, Aiba S, Brocker EB, LeBoit PE, Pinkel D, Bastian BC. Distinct sets of genetic alterations in melanoma. N Engl J Med. 2005;353(20):2135–47. https://doi.org/10.1056/NEJMoa050092.

[6] Millington GW. Mutations of the BRAF gene in human cancer, by Davies et al. (Nature 2002; 417: 949–54). Clin Exp Dermatol. 2013;38(2):222–3. https://doi.org/10.1111/ced.12015.

[7] Goldstein AM, Chan M, Harland M, Gillanders EM, Hayward NK, Avril MF, Azizi E, Bianchi–Scarra G, Bishop DT, Bressac–de Paillerets B, Bruno W, Calista D, Cannon Albright LA, Demenais F, Elder DE, Ghiorzo P, Gruis NA, Hansson J, Hogg D, Holland EA, Kanetsky PA, Kefford RF, Landi MT, Lang J, Leachman SA, Mackie RM, Magnusson V, Mann GJ, Niendorf K, Newton Bishop J, Palmer JM, Puig S, Puig–Butille JA, de Snoo FA, Stark M, Tsao H, Tucker MA, Whitaker L, Yakobson E. High–risk melanoma susceptibility genes and pancreatic cancer, neural system tumors, and uveal melanoma across GenoMEL. Cancer Res. 2006;66(20):9818–28. https://doi.org/10.1158/0008–5472.can–06–0494.

[8] Curtin JA, Busam K, Pinkel D, Bastian BC. Somatic activation of KIT in distinct subtypes of melanoma. J Clin Oncol. 2006;24(26):4340–6. https://doi.org/10.1200/JCO.2006.06.2984.

[9] Bello DM, Ariyan CE, Carvajal RD. Melanoma mutagenesis and aberrant cell signaling. Cancer Control. 2013;20(4):261–81.

[10] Parkin DM, Mesher D, Sasieni P.13. Cancers attributable to solar (ultraviolet) radiation exposure in the UK in 2010. Br J Cancer. 2011;105(Suppl 2):S66–9. https://doi.org/10.1038/bjc.2011.486.

[11] Pfahlberg A, Kolmel KF, Gefeller O, Febim Study G. Timing of excessive ultraviolet radiation and melanoma: epidemiology does not support the existence of a critical period of high susceptibility to solar ultraviolet radiation–induced melanoma. Br J Dermatol. 2001;144(3):471–5.

[12] Green AC, Williams GM, Logan V, Strutton GM. Reduced melanoma after regular sunscreen use: randomized trial follow–up. J Clin Oncol. 2011;29(3):257–63. https://doi.org/10.1200/JCO.2010.28.7078.

[13] Ghivasand R, Ruegg CS, Welderpass E, Green AC, Lund E, Velerod MB. Indoor tanning and melanoma risk: long–term evidence from a Prospective Population Based Cohort Study. Am J Epidemiol. 2017;185(3):147–56.

[14] Friedman RJ, Farber MJ, Warycha MA, Papathasis N, Miller MK, Heilman ER. The "dysplastic" nevus. Clin Dermatol. 2009;27(1):103–15. https://doi.org/10.1016/j.clindermatol.2008.09.008.

[15] Silva JH, Sa BC, Avila AL, Landman G, Duprat Neto JP. Atypical mole syndrome and dysplastic nevi: identification of populations at risk for developing melanoma – review article. Clinics (Sao Paulo). 2011;66(3):493–9.

[16] Nestle FO, Burg G, Dummer R. New perspectives on immunobiology and immunotherapy of melanoma. Immunol Today. 1999;20(1):5–7.

[17] Zhang M, Graor H, Yan L, Kim J. Identification of melanoma–reactive CD4+ T–cell subsets from human melanoma draining lymph nodes. J Immunother. 2016;39(1): 15–26. https://doi.org/10.1097/CJI.0000000000000103.

[18] Friedman RJ, Rigel DS, Kopf AW. Early detection of malignant melanoma: the role of physician examination and self–examination of the skin. CA Cancer J Clin. 1985;35:130–51.

[19] Abbasi NR, Shaw HM, Rigel DS, Friedman RJ, McCarthy WH, Osman I, Kopf AW, Polsky D. Early diagnosis of cutaneous melanoma: revisiting the ABCD criteria. JAMA. 2004;29(22):2771–6.

[20] Grob JJ, Bonerandi JJ. The 'ugly duckling' sign: identification of the common characteristics of nevi in an individual as a basis for melanoma screening. Arch Dermatol. 1998;134(1):103–4.

[21] Mar V, Roberts H, Wolfe R, English DR, Kelly JW. Nodular melanoma: a distinct clinical entity and the largest contributor to melanoma deaths in Victoria, Australia. J Am Acad Dermatol. 2013;68(4):568–75. https://doi.org/10.1016/j.jaad.2012.09.047.

[22] Thompson JF, Soong SJ, Balch CM, Gershenwald JE, Ding S, Coit DG, Flaherty KT, Gimotty PA, Johnson T, Johnson MM, Leong SP, Ross MI, Byrd DR, Cascinelli N, Cochran AJ, Eggermont AM, McMasters KM, Mihm MC Jr, Morton DL, Sondak VK. Prognostic significance of mitotic rate in localized primary cutaneous melanoma: an analysis of patients in the multi–institutional American joint committee on cancer melanoma staging database. J Clin Oncol. 2011;29(16):2199–205. https://doi.org/10.1200/JCO.2010.31.5812.

[23] Jen M, Murphy M, Grant–Kels JM. Childhood melanoma. Clin Dermatol. 2009;27(6):529–36. https://doi.org/10.1016/j.clindermatol.2008.09.011.

[24] Vestergaard ME, Macaskill P, Holt PE, Menzies SW. Dermoscopy compared with naked eye examination for the diagnosis of primary melanoma: a meta–analysis of studies performed in a clinical setting. Br J Dermatol. 2008;159(3):669–76. https://doi.org/10.1111/j.1365–2133.2008.08713.x.

[25] Gallegos–Hernandez JF, Ortiz–Maldonado AL, Minauro–Munoz GG, Arias–Ceballos H, Hernandez–Sanjuan M. Dermoscopy in cutaneous melanoma. Cir Cir. 2015;83(2):107–11. https://doi.org/10.1016/j.circir.2015.04.004.

[26] Menzies SW, Moloney FJ, Byth K, Avramidis M, Argenziano G, Zalaudek I, Braun RP, Malvehy J, Puig S, Rabinovitz HS, Oliviero M, Cabo H, Bono R, Pizzichetta MA, Claeson M, Gaffney DC, Soyer HP, Stanganelli I, Scolyer RA, Guitera P, Kelly J, McCurdy O, Llambrich A, Marghoob AA, Zaballos P, Kirchesch HM, Piccolo D, Bowling J, Thomas L, Terstappen K, Tanaka M, Pellacani G, Pagnanelli G, Ghiglietti G, Ortega BC, Crafter G, Ortiz AM, Tromme I, Karaarslan IK, Ozdemir F, Tam A, Landi C, Norton P, Kacar N, Rudnicka L, Slowinska M, Simionescu O, Di Stefani A, Coates E, Kreusch J. Dermoscopic evaluation of nodular melanoma. JAMA Dermatol. 2013;149(6):699–709. https://doi.org/10.1001/

jamadermatol.2013.2466.

[27] Bichakjian CK, Halpern AC, Johnson TM, Foote Hood A, Grichnik JM, Swetter SM, Tsao H, Barbosa VH, Chuang TY, Duvic M, Ho VC, Sober AJ, Beutner KR, Bhushan R, Smith Begolka W, American Academy of Dermatology. Guidelines of care for the management of primary cutaneous melanoma. American Academy of Dermatology. J Am Acad Dermatol. 2011;65(5):1032–47. https://doi.org/10.1016/j.jaad.2011.04.031.

[28] Hendi A, Brodland DG, Zitelli JA. Melanocytes in long-standing sun-exposed skin: quantitative analysis using the MART-1 immunostain. Arch Dermatol. 2006;142(7):871–6. https://doi. org/10.1001/archderm.142.7.871.

[29] Duffy K, Grossman D. The dysplastic nevus: from historical perspective to management in the modern era: part I. Historical, histologic, and clinical aspects. J Am Acad Dermatol. 2012;67(1):1.e1–16. quiz 17–8. https://doi.org/10.1016/j.jaad.2012.02.047.

[30] Patrawala S, Maley A, Greskovich C, Stuart L, Parker D, Swerlick R, Stoff B. Discordance of histopathologic parameters in cutaneous melanoma: clinical implications. J Am Acad Dermatol. 2016;74(1):75–80. https://doi. org/10.1016/j.jaad.2015.09.008.

[31] Balch CM, Soong SJ, Gershenwald JE, Thompson JF, Reintgen DS, Cascinelli N, Urist M, McMasters KM, Ross MI, Kirkwood JM, Atkins MB, Thompson JA, Coit DG, Byrd D, Desmond R, Zhang Y, Liu PY, Lyman GH, Morabito A. Prognostic factors analysis of 17,600 melanoma patients: validation of the American Joint Committee on Cancer melanoma staging system. J Clin Oncol. 2001;19(16):3622–34. https://doi.org/10.1200/JCO.2001.19.16.3622.

[32] Smoller BR. Histologic criteria for diagnosing primary cutaneous malignant melanoma. Mod Pathol. 2006;19(Suppl 2):S34–40. https://doi.org/10.1038/modpathol.3800508.

[33] Schmitt FC, Bacchi CE. S–100 protein: is it useful as a tumour marker in diagnostic immunocytochemistry? Histopathology. 1989;15(3):281–8.

[34] Gown AM, Vogel AM, Hoak D, Gough F, McNutt MA. Monoclonal antibodies specific for melanocytic tumors distinguish subpopulations of melanocytes. Am J Pathol. 1986;123(2):195–203.

[35] Ohsie SJ, Sarantopoulos GP, Cochran AJ, Binder SW. Immunohistochemical characteristics of melanoma. J Cutan Pathol. 2008;35(5):433–44. https://doi. org/10.1111/j.1600–0560.2007.00891.x.

[36] Moretti S, Spallanzani A, Chiarugi A, Fabiani M, Pinzi C. Correlation of Ki–67 expression in cutaneous primary melanoma with prognosis in a prospective study: different correlation according to thickness. J Am Acad Dermatol. 2001;44(2):188–92. https://doi.org/10.1067/mjd.2001.110067.

[37] Gershenwald JE, Scolyr RA, Hess KR, et al. Melanoma of the skin. In: Amin MD, editor. AJCC cancer staging manual. 8th ed. Chicago: American Joint Committee on Cancer; 2017. p. 563.

[38] Maurichi A, Miceli R, Camerini T, et al. Prediction of survival in patients with thin melanoma: results from a multi–institution study. J Clin Oncol. 2014;32:2479.

[39] Schuchter L, Schultz DJ, Synnestvedt M, Trock BJ, Guerry D, Elder DE, Elenitsas R, Clark WH, Halpern AC. A prognostic model for predicting 10–year survival in patients with primary melanoma. The Pigmented Lesion Group. Ann Intern Med. 1996;125(5):369–75.

[40] Wang TS, Johnson TM, Cascade PN, Redman BG, Sondak VK, Schwartz JL. Evaluation of staging chest radiographs and serum lactate dehydrogenase for localized melanoma. J Am Acad Dermatol. 2004;51(3):399–405. https://doi.org/10.1016/j.jaad.2004.02.017.

[41] Morton DL, Thompson JF, Cochran AJ, Mozzillo N, Nieweg OE, Roses DF, Hoekstra HJ, Karakousis CP, Puleo CA, Coventry BJ, Kashani–Sabet M, Smithers BM, Paul E, Kraybill WG, McKinnon JG, Wang HJ, Elashoff R, Faries MB, MSLT Group. Final trial report of sentinel–node biopsy versus nodal observation in melanoma. N Engl J Med. 2014; 370(7):599–609. https://doi.org/10.1056/NEJMoa1310460.

[42] Biddle DA, Evans HL, Kemp BL, El–Naggar AK, Harvell JD, White WL, Iskandar SS, Prieto VG. Intraparenchymal nevus cell aggregates in lymph nodes: a possible diagnostic pitfall with malignant melanoma and carcinoma. Am J Surg Pathol. 2003;27(5):673–81.

[43] Carson KF, Wen DR, Li PX, Lana AM, Bailly C, Morton DL, Cochran AJ. Nodal nevi and cutaneous melanomas. Am J Surg Pathol. 1996;20(7):834–40.

[44] Morton DL, Thompson JF, Cochran AJ, Mozzillo N, Elashoff R, Essner R, Nieweg OE, Roses DF, Hoekstra HJ, Karakousis CP, Reintgen DS, Coventry BJ, Glass EC, Wang HJ, MSLT Group. Sentinel–node biopsy or nodal observation in melanoma. N Engl J Med. 2006;355(13):1307–1317. https://doi.org/10.1056/NEJMoa060992.

[45] Wong SL, Morton DL, Thompson JF, Gershenwald JE, Leong SP, Reintgen DS, Gutman H, Sabel MS, Carlson GW, McMasters KM, Tyler DS, Goydos JS, Eggermont AM, Nieweg OE, Cosimi AB, Riker AI, GC D. Melanoma patients with positive sentinel nodes who did not undergo completion lymphadenectomy: a multi–institutional study. Ann Surg Oncol. 2006;13(6):809–16. https://doi.org/10.1245/ASO.2006.03.058.

[46] Kingham TP, Panageas KS, Ariyan CE, Busam KJ, Brady MS, Coit DG. Outcome of patients with a positive sentinel lymph node who do not undergo completion lymphadenectomy. Ann Surg Oncol. 2010;17(2):514–20. https://doi.org/10.1245/s10434–009–0836–3.

[47] Faries MB, Thompson JF, Andtbacka RH, Mozzillo N, et al. Complete dissection or observation for sentinel–node metastasis in melanoma. N Engl J Med. 2017;376(23):2211–22.

[48] Torjesen I. Sentinel node biopsy for melanoma: unnecessary treatment? BMJ. 2013;346:e8645. https://doi.org/10.1136/bmj.e8645.

[49] Balch CM, Gershenwald JE, Soong SJ, Thompson JF, Atkins MB, Byrd DR, Buzaid AC, Cochran AJ, Coit DG, Ding S, Eggermont AM, Flaherty KT, Gimotty PA, Kirkwood JM, McMasters KM, Mihm MC Jr, Morton DL, Ross MI, Sober AJ, Sondak VK. Final version of 2009 AJCC melanoma staging and classification. J Clin Oncol. 2009;27(36):6199–206. https://doi.org/10.1200/JCO.2009.23.4799.

[50] Schild SE. Role of radiation therapy in the treatment of melanoma. Expert Rev Anticancer Ther. 2009;9(5):583–6. https://doi.org/10.1586/era.09.21.

[51] Samlowski WE, Watson GA, Wang M, Rao G, Klimo P Jr, Boucher K, Shrieve DC, Jensen RL. Multimodality treatment of melanoma brain metastases incorporating stereotactic radiosurgery (SRS). Cancer. 2007;109(9):1855–62. https://doi.org/10.1002/cncr.22605.

[52] Fuhrmann D, Lippold A, Borrosch F, Ellwanger U, Garbe C, Suter L. Should adjuvant radiotherapy be recommended following resection of regional lymph node metastases of malignant melanomas? Br J Dermatol. 2001;144(1):66–70.

[53] Yang AS, Chapman PB. The history and future of chemotherapy for melanoma. Hematol Oncol Clin North Am. 2009;23(3):583–597, x. https://doi.org/10.1016/j.hoc.2009.03.006.

[54] Kroon HM. Treatment of locally advanced melanoma by isolated limb infusion with cytotoxic drugs. J Skin Cancer. 2011;2011:106573. https://doi.org/10.1155/2011/106573.

[55] Zloza A, Dharmadhikari ND, Huelsmann EJ, Broucek JR, Hughes T, Kohlhapp FJ, Kaufman HL. Low–dose interleukin–2 impairs host anti–tumor immunity and inhibits therapeutic responses in a mouse model of melanoma. Cancer Immunol Immunother. 2017;66(1):9–16. https://doi.org/10.1007/s00262–016–1916–4.

[56] Schwartz RN, Stover L, Dutcher J. Managing toxicities of high–dose interleukin–2. Oncology (Williston Park). 2002;16(11 Suppl 13):11–20.

[57] Wheatley K, Ives N, Hancock B, Gore M, Eggermont A, Suciu S. Does adjuvant interferon–alpha for high–risk melanoma provide a worthwhile benefit? A meta–analysis of the randomised trials. Cancer Treat Rev. 2003;29(4):241–52.

[58] Ferrantini M, Capone I, Belardelli F. Interferon–alpha and cancer: mechanisms of action and new perspectives of clinical use. Biochimie. 2007;89(6–7):884–93. https://doi.org/10.1016/j.biochi.2007.04.006.

[59] Sabel MS, Sondak VK. Pros and cons of adjuvant interferon in the treatment of melanoma. Oncologist. 2003;8(5):451–8.

[60] Hodi FS, O'Day SJ, McDermott DF, Weber RW, Sosman JA, Haanen JB, Gonzalez R, Robert C, Schadendorf D, Hassel JC, Akerley W, van den Eertwegh AJ, Lutzky J, Lorigan P, Vaubel JM, Linette GP, Hogg D, Ottensmeier CH, Lebbe C, Peschel C, Quirt I, Clark JI, Wolchok JD, Weber JS, Tian J, Yellin MJ, Nichol GM, Hoos A, Urba WJ. Improved survival with ipilimumab in patients with metastatic melanoma. N Engl J Med. 2010;363(8):711–23. https://doi.org/10.1056/NEJMoa1003466.

[61] Schadendorf D, Hodi FS, Robert C, Weber JS, Margolin K, Hamid O, Patt D, Chen TT, Berman DM, Wolchok JD. Pooled analysis of long–term survival data from phase II and phase III trials of Ipilimumab in Unresectable or metastatic melanoma. J Clin Oncol. 2015;33(17):1889–94. https://doi.org/10.1200/JCO.2014.56.2736.

[62] Robert C, Thomas L, Bondarenko I, O'Day S, Weber J, Garbe C, Lebbe C, Baurain JF, Testori A, Grob JJ, Davidson N, Richards J, Maio M, Hauschild A, Miller WH Jr, Gascon P, Lotem M, Harmankaya K, Ibrahim R, Francis S, Chen TT, Humphrey R, Hoos A, Wolchok JD. Ipilimumab plus dacarbazine for previously untreated metastatic melanoma. N Engl J Med. 2011;364(26):2517–26. https://doi.org/10.1056/NEJMoa1104621.

[63] Larkin J, Chiarion–Sileni V, Gonzalez R, Grob JJ, Cowey CL, Lao CD, Schadendorf D, Dummer R, Smylie M, Rutkowski P, Ferrucci PF, Hill A, Wagstaff J, Carlino MS, Haanen JB, Maio M, Marquez–Rodas I, McArthur GA, Ascierto PA, Long GV, Callahan MK, Postow MA, Grossmann K, Sznol M, Dreno B, Bastholt L, Yang A, Rollin LM, Horak C, Hodi FS, Wolchok JD. Combined nivolumab and Ipilimumab or monotherapy in untreated melanoma. N Engl J Med. 2015;373(1):23–34. https://doi.org/10.1056/NEJMoa1504030.

[64] Ribas A, Hamid O, Daud A, Hodi FS, Wolchok JD, Kefford R, Joshua AM, Patnaik A, Hwu WJ, Weber JS, Gangadhar TC, Hersey P, Dronca R, Joseph RW, Zarour H, Chmielowski B, Lawrence DP, Algazi A, Rizvi NA, Hoffner B, Mateus C, Gergich K, Lindia JA, Giannotti M, Li XN, Ebbinghaus S, Kang SP, Robert C. Association of pembrolizumab with tumor response and survival among patients with advanced melanoma. JAMA. 2016;315(15):1600–9. https://doi.org/10.1001/jama.2016.4059.

[65] Robert C, Schachter J, Long GV, Arance A, Grob JJ, Mortier L, Daud A, Carlino MS, McNeil C, Lotem M, Larkin J, Lorigan P, Neyns B, Blank CU, Hamid O, Mateus C, Shapira–Frommer R, Kosh M, Zhou H, Ibrahim N, Ebbinghaus S, Ribas A, KEYNOTE–006 Investigators. Pembrolizumab versus Ipilimumab in Advanced Melanoma. N Engl J Med. 2015;372(26):2521–32. https://doi.org/10.1056/NEJMoa1503093.

[66] Larkin J, Lao CD, Urba WJ, McDermott DF, Horak C, Jiang J, Wolchok JD. Efficacy and safety of nivolumab in patients with BRAF V600 mutant and BRAF wild–type advanced melanoma: a pooled analysis of 4 clinical trials. JAMA Oncol. 2015;1(4):433–40. https://doi.org/10.1001/jamaoncol.2015.1184.

[67] Linardou H, Gogas H. Toxicity management of immunotherapy for patients with metastatic melanoma. Ann Transl Med. 2016;4(14):272. https://doi.org/10.21037/atm.2016.07.10.

[68] Andtbacka RH, Kaufman HL, Collichio F, Amatruda T, Senzer N, Chesney J, Delman KA, Spitler LE, Puzanov I, Agarwala SS, Milhem M, Cranmer L, Curti B, Lewis K, Ross M, Guthrie T, Linette GP, Daniels GA, Harrington K, Middleton MR, Miller WH Jr, Zager JS, Ye Y, Yao B, Li A, Doleman S, VanderWalde A, Gansert J, Coffin RS. Talimogene laherparepvec improves durable response rate in patients with advanced melanoma. J Clin Oncol. 2015;33(25):2780–8. https://doi.org/10.1200/JCO.2014.58.3377.

[69] Kirkwood JM, Lee S, Moschos SJ, Albertini MR, Michalak JC, Sander C, Whiteside T, Butterfield LH, Weiner L. Immunogenicity and antitumor effects of vaccination with peptide vaccine+/–granulocyte–monocyte colony–stimulating factor and/or IFN–alpha2b in advanced metastatic melanoma: Eastern Cooperative Oncology Group Phase II Trial E1696. Clin Cancer Res. 2009;15(4):1443–51. https://doi.org/10.1158/1078–0432.CCR–08–1231.

[70] Chapman PB, Hauschild A, Robert C, Haanen JB, Ascierto P, Larkin J, Dummer R, Garbe C, Testori A, Maio M, Hogg D, Lorigan P, Lebbe C, Jouary T, Schadendorf D, Ribas A, O'Day SJ, Sosman JA, Kirkwood JM, Eggermont AM, Dreno B, Nolop K, Li J, Nelson B, Hou J, Lee RJ, Flaherty KT, McArthur GA, BRIM–3 Study Group. Improved survival with vemurafenib in melanoma with BRAF

V600E mutation. N Engl J Med. 2011;364(26):2507–16. https://doi. org/10.1056/NEJMoa1103782.

[71] Hauschild A, Grob JJ, Demidov LV, Jouary T, Gutzmer R, Millward M, Rutkowski P, Blank CU, Miller WH Jr, Kaempgen E, Martin–Algarra S, Karaszewska B, Mauch C, Chiarion–Sileni V, Martin AM, Swann S, Haney P, Mirakhur B, Guckert ME, Goodman V, Chapman PB. Dabrafenib in BRAF–mutated metastatic melanoma: a multicentre, open–label, phase 3 randomised controlled trial. Lancet. 2012;380(9839):358–65. https://doi. org/10.1016/S0140–6736(12)60868–X.

[72] Long GV, Stroyakovskiy D, Gogas H, Levchenko E, de Braud F, Larkin J, Garbe C, Jouary T, Hauschild A, Grob JJ, Chiarion–Sileni V, Lebbe C, Mandala M, Millward M, Arance A, Bondarenko I, Haanen JB, Hansson J, Utikal J, Ferraresi V, Kovalenko N, Mohr P, Probachai V, Schadendorf D, Nathan P, Robert C, Ribas A, DeMarini DJ, Irani JG, Swann S, Legos JJ, Jin F, Mookerjee B, Flaherty K. Dabrafenib and trametinib versus dabrafenib and placebo for Val600 BRAF–mutant melanoma: a multicentre, double–blind, phase 3 randomised controlled trial. Lancet. 2015;386(9992):444–51. https://doi. org/10.1016/S0140–6736(15)60898–4.

[73] Larkin J, Ascierto PA, Dreno B, Atkinson V, Liszkay G, Maio M, Mandala M, Demidov L, Stroyakovskiy D, Thomas L, de la Cruz–Merino L, Dutriaux C, Garbe C, Sovak MA, Chang I, Choong N, Hack SP, McArthur GA, Ribas A. Combined vemurafenib and cobimetinib in BRAF–mutated melanoma. N Engl J Med. 2014;371(20):1867–76. https://doi.org/10.1056/NEJMoa1408868.

[74] Daud A, Gill J, Kamra S, Chen L, Ahuja A. Indirect treatment comparison of dabrafenib plus trametinib versus vemurafenib plus cobimetinib in previously untreated metastatic melanoma patients. J Hematol Oncol. 2017;10(1):3. https://doi.org/10.1186/s13045–016–0369–8.

[75] Carvajal RD, Antonescu CR, Wolchok JD, Chapman PB, Roman RA, Teitcher J, Panageas KS, Busam KJ, Chmielowski B, Lutzky J, Pavlick AC, Fusco A, Cane L, Takebe N, Vemula S, Bouvier N, Bastian BC, Schwartz GK. KIT as a therapeutic target in metastatic melanoma. JAMA. 2011;305(22):2327–34. https://doi.org/10.1001/jama.2011.746.

[76] Meier F, Busch S, Lasithiotakis K, Kulms D, Garbe C, Maczey E, Herlyn M, Schittek B. Combined targeting of MAPK and AKT signalling pathways is a promising strategy for melanoma treatment. Br J Dermatol. 2007;156(6):1204–13. https://doi. org/10.1111/j.1365–2133.2007.07821.x.

[77] Lasithiotakis KG, Sinnberg TW, Schittek B, Flaherty KT, Kulms D, Maczey E, Garbe C, Meier FE. Combined inhibition of MAPK and mTOR signaling inhibits growth, induces cell death, and abrogates invasive growth of melanoma cells. J Invest Dermatol. 2008;128(8):2013–23. https://doi.org/10.1038/jid.2008.44.

第 7 章　Merkel 细胞癌
Merkel Cell Carcinoma

Sheena Tsai　Jeremy S. Bordeaux　著

曹　灿　译　　刘彤云　校

摘要：Merkel 细胞癌（Merkel cell carcinoma，MCC）是一种罕见的侵袭性皮肤癌。在过去 20 年中，其发病率有所增加，这可能是由于紫外线照射增加所致。MCC 在 69 岁以上的男性白种人中更为常见。免疫抑制的患者罹患 MCC 的风险更高。MCC 临床表现为圆顶状的红色或蓝色结节。英文缩写"AEIOU"描述了常见的临床特征，包括无症状（asymptomatic，A）、快速扩大（expanding rapidly，E）、免疫抑制（immunosuppression，I）、年龄 > 50 岁（older than 50 years，O）和紫外线暴露 / 皮肤白皙（ultraviolet–exposed/fair skin，U）。MCC 最常见于头颈部，其次是四肢和躯干。其诊断需依据组织活检，手术切除原发肿瘤病灶是一线治疗手段。所有患者均推荐采用前哨淋巴结活检（sentinel lymph node biopsy，SLNB），前哨淋巴结（SLN）阴性患者可进行局部病灶广泛切除（wide local excision，WLE）、Mohs 显微外科手术（Mohs micro– graphic surgery，MMS）或原发肿瘤病灶放疗；SLN 阳性患者可进行 WLE 或 MMS，然后进行完全淋巴结清扫（complete lymph node dissection，CLND）和（或）淋巴结放疗。转移性疾病患者可接受化疗或免疫治疗。MCC 患者的预后取决于疾病的分期，生存率随着分期级别的升高而降低。由于 MCC 复发率高，建议患者经常至皮肤科复诊。

关键词：Merkel 细胞癌；皮肤癌；流行病学；临床特征；诊断；组织病理；分期；治疗；预后

一、概述

Merkel 细胞癌（Merkel cell carcinoma，MCC）是一种罕见的侵袭性皮肤癌，好发于日光暴露部位。MCC 具有多个同义词，包括原发性皮肤神经内分泌癌、皮肤原发性小细胞癌和皮肤柱状癌。MCC 在 Merkel 细胞生长失调时发生。Merkel 细胞位于真表皮交界处的表皮基底层 [1-4]。它们是轻触觉感受器，由有髓鞘的 Aβ 感觉神经支配 [5]。

二、流行病学

过去 20 年里 Merkel 细胞癌的发病率在美国增加了 3 倍，达到每年 1500 例 [6]。发病率增加的原因是紫外线照射增加、免疫功能不全的人数增加以及更特异的诊断技术。因为暴晒、日光浴和光疗法［如使用补骨脂后进行长波紫外线（PUVA）照射］导致过度的紫外线辐射。Merkel 多元癌细胞病毒（Merkel cell polyomavirus，MCPyV）感染是一个重要的危险因素，高达 80% 的患者被发现 MCPyV 阳性 [7]。MCC 最常见于老年人，平均诊断年龄为 69 岁 [8]。对于 65 岁以下的男性，Merkel 细胞癌主要发生在躯干和四肢，而在 65 岁及以上的男性中，最常见的是头颈部 [9]。相比女性，MCC 更易见于男性（白种人和非裔美国人的比例为 2∶1；其他所有族裔群体的比例为 1.5∶1）[10]。皮肤白皙是一个危险因素，超过九成的病例都是白种人 [11]。

免疫抑制是 MCC 的一个危险因素，HIV 患者患 MCC 的相对风险增加 13 倍，实体器官移植受者增加 10 倍。慢性淋巴细胞白血病（CLL）患者发展为 MCC 的风险也会增加 [12]。

三、临床特征

MCC 通常表现为在长期日光照射的皮肤上迅速生长的无症状圆顶状红色或蓝色结节（图 7-1）[13]。鉴别诊断包括基底细胞癌（BCC）、黑色素瘤、表皮囊肿、小细胞肺癌、皮肤淋巴瘤、神经母细胞瘤和肉瘤 [14]。

MCC 最常见于头颈部（41%～50%）（图 7-1），其次是四肢（32%～38%）（图 7-2）和躯干（12%～14%）[13]。原发肿瘤的大小差异性很大，一项研究中 21.3% 的患者原发肿瘤直径 < 1cm，43.3% 的患者原发肿瘤直径为 1～2cm，35.3% 的患者原发肿瘤直径 > 2cm [15]。如果怀疑 MCC，则应进行彻底的淋巴结检查，以评估临床淋巴结是否转移。

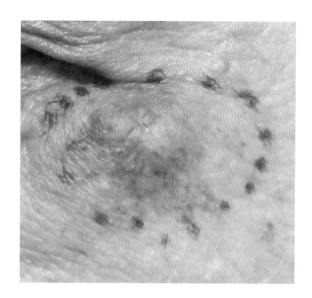

◀ 图 7-1　眼睑 Merkel 细胞癌

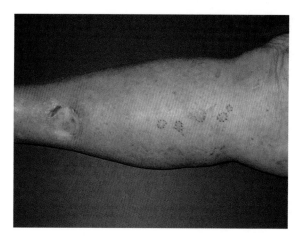

◀ 图 7-2　下肢 Merkel 细胞癌

四、组织病理

　　Merkel 细胞是透明的椭圆形细胞，位于真皮 - 表皮交界处，并作为轻触觉的机械感受器与真皮神经结合（图 7-3 和图 7-4）。Merkel 细胞遍布皮肤，但在无毛皮肤和毛囊中密度增加 [15a]。毛囊和口腔黏膜内的 Merkel 细胞与神经无关。在光学显微镜下，肉眼几乎无法看到 Merkel 细胞。然而，在电子显微镜下，Merkel 细胞以分叶核为特征，由中间丝组成细胞骨架，微绒毛延伸到附近的角质形成细胞，以提高对机械刺激的敏感性和增加膜结合的细胞质颗粒 [16]。在免疫组织化学中，Merkel 细胞的中间丝染色标志物为细胞角蛋白（CK）8、18、19 和 20 [17]。在正常的 Merkel 细胞中，CK20 染色呈弥漫阳性，而在 MCC 中为核周阳性。另外，胞质颗粒的突触素、嗜铬粒蛋白 A（CHGA）和神经元特异性烯醇化酶（NSE）染色均呈阳性，结蛋白（desmin）和 S100 染色阴性。

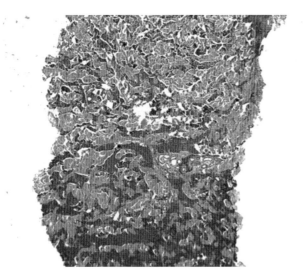

◀ 图 7-3　HE 染色的 Merkel 细胞癌
（HE，4×）

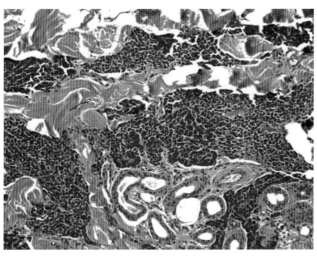

◀ 图 7-4　HE 染色的 Merkel 细胞癌
（HE，20×）

五、诊断和分期

建议对临床上可疑为 MCC 的皮肤病变采取削切、切开或切除活检进行评估。MCC 的组织学诊断依据是真皮内簇集性分布的核深染的圆形或卵圆形细胞，这是神经内分泌肿瘤的典型特征。然而，由于可变的组织病理特征，细胞角蛋白免疫组织化学染色可用于区分 MCC 和其他神经内分泌肿瘤。

无论临床上是否注意到淋巴结病，建议在 MCC 的评估和治疗中进行前哨淋巴结活检（SLNB）。MCC 通常转移至盆腔淋巴结引流区。淋巴结受累是影响生存的重要因素，也是 MCC 分期的必要组成部分 [18]。初次就诊时，高达 33% 的患者发现 SLN 阳性 [19]。对于原发肿瘤大于 2cm 的患者，可以进行胸部 X 线和计算机断层扫描（CT）/ 正电子发射断层扫描（PET）检查，以评估 MCC 是否转移或与小细胞肺癌、神经内分泌肿瘤转移至皮肤鉴别。

表 7-1 概述了 MCC 的 TNM（肿瘤厚度，淋巴结受累，转移）分期系统。分期基于原发肿瘤的临床大小、SLNB 是否存在、SLN 中是否有肿瘤转移、淋巴结是否受累以及是否发生远处转移。

表 7-1　Merkel 细胞癌分期（第 8 版，AJCC）

分　期	原发肿瘤大小	淋巴结转移	远处转移
0	原位	无区域淋巴结转移	无
I 期临床 [a]	肿瘤最大直径 ≤ 2cm	仅临床淋巴结检查阴性	无
I 期病理 [b]	肿瘤最大直径 ≤ 2cm	淋巴结病检阴性	无
II_A 期临床	> 2cm	仅临床淋巴结检查阴性	无
II_A 期病理	> 2cm	淋巴结病检阴性	无
II_B 期临床	原发肿瘤侵犯骨、肌肉、筋膜或软骨	仅临床淋巴结检查阴性	无
II_B 期病理学	原发肿瘤侵犯骨、肌肉、筋膜或软骨	淋巴结病检阴性	无
III 期临床	任何大小 / 深度	仅临床淋巴结检查阳性	无
III_A 期病理学	任何大小 / 深度	仅淋巴结病检阳性（临床淋巴结检查未见明显阳性）	无
	未检测到（"不明原发肿瘤"）	临床淋巴结检查阳性，并通过病检证实	无
III_B 期病理学	任何大小 / 深度	临床淋巴结检查阳性，并通过病检证实或中途转移 [c]	无
IV 期临床	任何	+/– 区域淋巴结受累	临床检查发现远处转移
IV 期病理学	任何	+/– 区域淋巴结受累	病检证实远处转移

经 American Joint Committee on Cancer（AJCC），Chicago，Illinois 许可转载，引自 AJCC Cancer Staging Manual, Eighth Edition（2017），published by Springer International Publishing

a. 通过检验、触诊和（或）影像学进行检查

b. 通过前哨淋巴结活检、淋巴结切除术或穿刺活检进行检查；转移性疾病的病理证实可能是通过对可疑转移病灶的活检

c. 中途转移：一种与原发灶不同的肿瘤，位于原发灶和引流区域淋巴结之间，或位于原发灶的远端

1. 原发性肿瘤（T）

T 是指原发肿瘤的大小和（或）浸润深度，特别是骨骼，肌肉，筋膜或软骨。体积 < 2cm

（T_1）的肿瘤预后较 > 2cm（T_2~T_3）的好；T_2 期肿瘤 > 2cm，但 < 5cm；T_3 期肿瘤 > 5cm；T_4 期肿瘤侵犯了下面的骨骼、肌肉、筋膜或软骨[20]。

2. 淋巴结转移（N）

第 8 版 AJCC 分期系统定义 N 是以临床或病理检查发现的区域淋巴结受累为特征（表 7–2）[20]。N_0 表示无淋巴结受累，而 cN_0 表示临床淋巴结检查阴性，pN_0 表示淋巴结病检阴性。这一区别至关重要，因为临床淋巴结检查阳性患者比病检或显微镜下淋巴结阳性的患者预后差。

表 7–2　淋巴结（N）转移分级

临床分期	病理分期	淋巴结转移（N）
N_X	N_X	区域淋巴结无法评估
N_0	N_0	无区域淋巴结转移
	cN_0	淋巴结临床检查阴性[a]
	pN_0	淋巴结病理检查阴性
N_1	N_1	区域淋巴结转移
	N_{1a}	微转移[b]
	N_{1b}	巨大转移[c]
N_2	N_2	中途转移[d]
N_3	N_3	中途转移伴淋巴结转移

经 American Joint Committee on Cancer（AJCC），Chicago，Illinois 许可转载，引自 AJCC Cancer Staging Manual，Eighth Edition（2017），published by Springer International Publishing
a. 通过触诊、检验或影像学进行临床检查
b. 微转移指淋巴结中孤立的肿瘤细胞
c. 巨大转移指临床可检测到的淋巴结，经淋巴结切除术或穿刺活检证实
d. 中途转移指与原发病灶不同的肿瘤，位于原发灶和区域淋巴结之间或原发灶的远端

淋巴结转移，无论是临床或组织学检查阳性，都表示为 N_1。如果存在无临床淋巴结肿大的微小转移（淋巴结中有孤立的肿瘤细胞），则病理淋巴结分期进一步分为 N_{1a}，如果存在具有临床淋巴结肿大和组织学确诊的巨大转移，则分为 N_{1b}。N_{1b} 分期的患者比 N_{1a} 的患者预后更差。处于远处转移中的淋巴结转移称为 N_2。

3. 远处转移（M）

M 是指最常转移至脑、肝、肺和骨的远处转移。M 将 IV 期与其他期区分开来。区域淋巴结以外的转移表示为 M_1，皮肤、皮下组织或远处淋巴结转移为 M_{1a}，肺转移为 M_{1b}，内脏转移为 M_{1c}[20]。

4. 分期

表 7-3 和表 7-4 显示了基于 TNM 系统的最终分期。分期对于临床或病理检查而言都是特定的。Ⅰ 期指 ≤ 2cm 的肿瘤；Ⅱ 期指 ≥ 2cm 的肿瘤；$Ⅱ_C$ 期表示已侵入骨骼、肌肉、筋膜或软骨但无淋巴结受累或远处转移的肿瘤；Ⅲ 期指伴有局部淋巴结转移的肿瘤，与肿瘤大小无关，细分为微转移、巨大转移；Ⅳ 期指转移超过盆腔引流淋巴结区域，与原发肿瘤大小和引流淋巴结受累无关[20]。

表 7-3 基于 TNM 系统的最终分期（用于临床检查）

最终分期	肿瘤厚度（T）	淋巴结转移（N）	远处转移（M）
0	Tis	N_0	M_0
Ⅰ	T_1	N_0	M_0
$Ⅱ_A$	T_2/T_3	N_0	M_0
$Ⅱ_B$	T_4	N_0	M_0
Ⅲ	任何 T	$N_1 \sim N_3$	M_0
Ⅳ	任何 T	任何 N	M_1

经 American Joint Committee on Cancer（AJCC），Chicago，Illinois 许可转载，引自 AJCC Cancer Staging Manual, Eighth Edition（2017），published by Springer International Publishing

表 7-4 基于 TNM 系统的最终分期（用于病理检查）

最终分期	肿瘤厚度（T）	淋巴结转移（N）	远处转移（M）
0	Tis	N_0	M_0
Ⅰ	T_1	N_0	M_0
$Ⅱ_A$	T_2/T_3	N_0	M_0
$Ⅱ_B$	T_4	N_0	M_0
$Ⅲ_A$	任何 T	N_{1a}	M_0
$Ⅲ_A$	T_0	N_{1b}	M_0
$Ⅲ_B$	任何 T	N_{1b}，N_2，N_3	M_0
Ⅳ	任何 T	任何 N	M_1

经 American Joint Committee on Cancer（AJCC），Chicago，Illinois 许可转载，引自 AJCC Cancer Staging Manual, Eighth Edition（2017），published by Springer International Publishing

5. 治疗

手术是 MCC 的一线治疗[15]。为降低术后复发率和病死率，加之 MCC 患者的淋巴结转移率高，术中 SLNB 建议用于所有 MCC 患者。

SLN 阴性的 T_1 期患者可以接受广泛的局部切除（WLE）或 Mohs 显微手术（MMS）治疗。建议 WLE 的手术切缘距离为 1～2cm。如果肿瘤处于美容敏感区，可以选择 MMS。MMS 切缘距离为 2～4mm。对组织进行处理利于研究整个边缘。MMS 技术保证了肿瘤的完全切除，同时保留了正常的邻近组织 [21]。

对于 SLN 阳性的患者，有 3 种治疗方案，包括完全淋巴结清扫术（CLND）、CLND 结合盆腔淋巴结放疗或盆腔淋巴结的放疗。

放疗通常与手术结合使用，如果患者不能耐受手术，则可作为单独的治疗方式。决定放射治疗的因素包括患者的免疫抑制水平、原发肿瘤的体积、SLN 状态、肿瘤深度和技术性治疗（肿瘤位置，缺乏 SLNB 依据）[15]。对于复发风险较低的患者（如 SLNB 阴性、手术切缘清晰或原发肿瘤＜ 1cm）不推荐放射治疗。然而，对于复发风险高的患者（宏观淋巴结转移、多个淋巴结受累、切缘阳性、原发肿瘤＞ 2cm），强烈推荐对原发肿瘤病灶或 SLN 进行放射治疗。手术联合局部淋巴结放疗可降低 3.7 倍的复发率 [22, 23]。对于头颈部的原发病变，即使 SLN 阴性，也推荐放射治疗，因为在这一地区进行的 SLNBS 不一定可靠。对于躯干或四肢的原发病变，如果 SLN 为阴性，则可能不需要放疗，因为追踪引流淋巴结更可靠。

由于没有随机对照研究来指导治疗，因此化疗不常用作 MCC 的主要或辅助治疗方法 [24]。化疗主要用于姑息治疗，而不是主要或辅助的疗法。用细胞毒性化学疗法治疗的患者中位无进展生存期仅为 3 个月 [25]。目前尚无美国食品药品管理局（FDA）批准的用于晚期 MCC 的化学疗法，但目前的标准疗法是铂剂联合依托泊苷 [25]。

免疫治疗是 MCC 的一种有前景的新治疗方法。程序性死亡配体 1（PDL-1）在许多 MCC 肿瘤中过表达 [26]。PDL-1 与程序性死亡 1（PD-1）结合可抑制淋巴细胞肿瘤反应。PD-1 受体拮抗药纳武单抗和派姆单抗的检查点抑制药免疫疗法在 MCC 患者中分别显示 8 个月和 9.7 个月的无复发期 [27, 28]。Avelumab 是一种结合 PDL-1 的单克隆抗体，是 FDA 批准的唯一一种治疗 MCC 的药物。在 88 例接受过化疗的 MCC 患者中，有 20 例患者出现了部分肿瘤反应；8 例使用 Avelumab 的患者发生了完全的肿瘤反应。重要的是这些反应是持久的，40% 患者的无进展生存期及 60% 患者的总体生存期达到了 6 个月 [29]。免疫疗法仅适用于转移性 MCC，而不是手术后的辅助疗法。

六、预后

MCC 的 5 年生存率与分期有关，I_A 期和 I_B 期的 5 年生存率分别为 80% 和 60%。随着疾病的进展，Ⅱ 期的生存率下降到 50%，Ⅳ 期的生存率下降到 25% [30]。MCC 经常复发。局部复发或淋巴结转移通常在第一年内出现。建议患者定期进行皮肤科检查，第 1 年每 2～3 个月进行 1 次淋巴结临床评估，以后每 6 个月进行 1 次。

参考文献

[1] Smith KR. The ultrastructure of the human Haarscheibe and Merkel cell. J Invest Dermatol. 1970;54:150–9.

[2] Hashimoto K. The ultrastructure of the skin of human embryos. X. Merkel tactile cells in the finger and nail. J Anat. 1972;111:99–120.

[3] Kurosumi K, Kurosumi U, Suzuki H. Fine structures of Merkel cells and associated nerve fibers in the epidermis of certain mammalian species. Arch Histol Jpn. 1969;30: 295–313.

[4] Halata Z, Grim M, Bauman KI. Friedrich Sigmund Merkel and his "Merkel cell", morphology, development, and physiology: review and new results. Anat Rec. 2003;271:225–39.

[5] Iggo A, Muir AR. The structure and function of a slowly adapting touch corpuscle in hairy skin. J Physiol. 1969;200:763–96.

[6] Lemos B, Nghiem P. J Investig Dermatol. 2007;127:2100.

[7] Feng H, Shuda M, Chang Y, Moore PS. Clonal integration of a polyomavirus in human Merkel cell carcinoma. Science. 2008;319(5866):1096–100.

[8] Miller RW, Rabkin CS. Merkel cell carcinoma and melanoma: etiological similarities and differences. Cancer Epidemiol Biomark Prev. 1999;8:153–8.

[9] Hussain SK, Sundquist J, Hemminki K. Incidence trends of squamous cell and rare skin cancers in the Swedish national cancer registry point to calendar year and age–dependent increases. J Invest Dermatol. 2010;130:1323–8.

[10] Medina–Franco H, Urist MM, Fiveash J, Heslin MJ, et al. Multimodality treatment of Merkel cell carcinoma: case series and literature review of 1024 cases. Ann Surg Oncol. 2001;8:204–8.

[11] Key statistics for Merkel cell carcinoma [Internet]. American Cancer Society. 2016 [cited 12 December 2016]. Available from: http://www.cancer.org/cancer/skincancer–merkelcell/detailedguide/skin–cancer–merkel–cell–carcinoma–key–statistics.

[12] Tadmor T, Aviv A, Polliack A. Merkel cell carcinoma, chronic lymphocytic leukemia and other lymphoproliferative disorders: an old bond with possible new viral ties. Ann Oncol. 2011;22:250–6.

[13] Duprat JP, Landman G, Salvajoli JV, Brechtbühl ER. A review of the epidemiology and treatment of Merkel cell carcinoma. Clinics (Sao Paulo). 2011;66(10):1817–23.

[14] Wang TS, Byrne PJ, Jacobs LK, Taube JM. Merkel cell carcinoma: update and review. Semin Cutan Med Surg. 2011;30:48–56.

[15] Heath M, Jaimes N, Lemos B, et al. Clinical characteristics of Merkel cell carcinoma at diagnosis in 195 patients: the AEIOU features. J Am Acad Dermatol. 2008;58:375–81.

[16] Kim DK, Holbrook KA. The appearance, density and distribution of Merkel cells in human embryonic and fetal skin: their relation to sweat gland and hair follicle development. J Invest Dermatol. 1995;104(3):411–416.

[17] Eispert AC, Fuchs F, Brandner JM, et al. Evidence for distinct populations of human Merkel cells. Histochem Cell Biol. 2009;132:83–93.

[18] Moll R, Löwe A, Cytokeratin LJ. 20 in human carcinomas. A new histodiagnostic marker detected by monoclonal antibodies. Am J Pathol. 1992;140:427–47.

[19] Hill AD, Brady MS, Coit DG. Intraoperative lymphatic mapping and sentinel lymph node biopsy for Merkel cell carcinoma. Br J Surg. 1999;86(4):518–21.

[20] Messina JL, Reintgen DS, Cruse CW, et al. Selective lymphadenectomy in patients with Merkel cell (cutaneous neuroendocrine) carcinoma. Ann Surg Oncol. 1997;4(5):389–95.

[21] Edge S, Greene FL, Byrd DR, Brookland RK, et al., editors. AJCC cancer staging manual. 8th ed. New York: Springer; 2017.

[22] Overview of Mohs Micrographic Surgery: Mohs Surgery Patient Education [Internet]. Skincancermohssurgery.org. 2016 [cited 13 December 2016]. Available from: http://www. skincancermohssurgery.org/about–mohs–surgery/overview–of–mohs–micrographic–surgery.

[23] Lewis KG, Weinstock MA, Weaver AL, et al. Adjuvant local irradiation for Merkel cell carcinoma. JAMA Dermatol. 2006;142:693–700.

[24] Mojica P, Smith D, Ellenhorn JD. Adjuvant radiation therapy is associated with improved survival in Merkel cell carcinoma of the skin. J Clin Oncol. 2007;25:1043–7.

[25] Voog E, Biron P, Martin JP, et al. Chemotherapy for patients with locally advanced or metastatic Merkel cell carcinoma. Cancer. 1999;85:2589–95.

[26] Lipson EJ, Vincent JG, Loyo M, Kagohara LT, et al. PD–L1 expression in the Merkel cell microenvironment association with inflammation, Merkel cell polyomavirus and overall survival. Cancer Immunol Res. 2013;1:10.

[27] Walocko FM, Scheier BY, Harms PW, et al. Metastatic Merkel cell carcinoma response to nivolumab. J Immunother Cancer. 2016;4:79.

[28] Nghiem PT, Bhatia S, Lipson EJ, et al. PD–1 blockade with pembrolizumab in advanced Merkel–cell carcinoma. N Engl J Med. 2016;374:2542–52.

[29] Kaufman HL, Russell J, Hamid O, Bhatia S, et al. Avelumab in patients with chemotherapy refractory metastatic Merkel cell carcinoma: a multicenter, single–group, open–label, phase 2 trial. Lancet Oncol. 2016;17(10):1374–85.

[30] Survival rates for Merkel cell carcinoma, by stage [Internet]. American Cancer Society. 2016 [cited 12 December 2016]. Available from: http://www.cancer.org/cancer/skincancermerkelcell/detailedguide/skin–cancer–merkel–cell–carcinoma–survival–rates.

第 8 章　皮肤淋巴瘤
Cutaneous Lymphomas

Trisha Bhat　Jeffrey P. Zwerner　Amy Musiek　**著**

肖芷珣　纪　超　**译**　　张　韡　**校**

　　摘要： 皮肤 B 细胞和 T 细胞淋巴瘤是非霍奇金淋巴瘤（non- Hodgkin lymphoma，NHL）的不同亚型。它们是主要累及皮肤的淋巴细胞恶性肿瘤，皮肤是结外 NHL 最常见的单器官累及部位［Groves et al., J Natl cancer Inst. 2000；92（15）：1240–1251］。皮肤淋巴瘤可能长期局限于皮肤，但在晚期病例中可扩散至血液、淋巴结和内脏。皮肤 T 细胞淋巴瘤（cutaneous T-cell lymphomas，CTCL）涉及主要存在于皮肤中的恶性克隆性 T 细胞，它占所有原发性皮肤淋巴瘤的 75% 以上［Willemze et al., Blood. 2005；105（10）：3768–3785］。CTCL 包括惰性、侵袭性和多变等多种临床特点，而蕈样肉芽肿（mycosis fungoides，MF）和 Sézary 综合征（Sézary syndrome，SS）占所有 CTCL 的 50% 以上［Willemze et al.，Blood. 2005；105（10）：3768–3785］。第二常见的 CTCL 类型是 CD30$^+$ 淋巴增生性疾病，占所有皮肤淋巴瘤的 20%。皮肤 B 细胞淋巴瘤（cutaneous B-cell lymphoma，CBCL）较少见，常表现为惰性。

　　关键词： 皮肤 T 细胞淋巴瘤；蕈样肉芽肿；Sézary 综合征；亲毛囊型蕈样肉芽肿；Paget 样网状组织细胞增生症（Woringer-Kolopp）；肉芽肿型皮肤松弛；色素减退型蕈样肉芽肿；皮肤 B 细胞淋巴瘤；原发性皮肤滤泡中心淋巴瘤；原发性皮肤边缘区 B 细胞淋巴瘤；原发性皮肤大 B 细胞淋巴瘤（PCLBCL）；腿型

一、流行病学

MF/SS 占 NHL 的 4%，每 10 万患者中约有 0.96 例 CTCL，每年有 3000 例新发病例。自

20 世纪 70 年代初以来，CTCL 的年发病率持续上升，这可能是由于病例数量的绝对增加，但也可能是由于医生检测技术和诊断技术的改善和增多。目前已证明较高的发病率与医生和医学专家密度相对应 [3, 4]。CTCL 的年总发病率从 1973—2002 年的 6.4 人 /100 万上升为 2001—2005 年的 7.7 人 /100 万，仅 MF 发病率就占 4.1 人 /100 万 [1, 5]。考虑到通常未向肿瘤登记研究报告的早期 MF 患者，Zic 等估计 2000—2013 年每年有 3000 例新发 MF 病例 [6]。然而，自 1998 年以来，CTCL 总体发生率的年度百分比变化已趋于稳定，在人种、性别、年龄、诊断和登记中也观察到相似的稳定发生率。CTCL 的 5 年生存率也随着时间的推移而增加 [7]。诊断时的中位年龄为55—65 岁，2/3 的患者表现为早期疾病（IB–IIA）。CTCL 对非裔美国人、老年人和男性的影响不成比例，男女比例为 2 : 1 [3, 5, 8]。最显著的临床预后因素包括 TNMB 分类和临床分期、是否存在皮肤外疾病以及患者年龄 [9]。

二、发病机制

正常皮肤被节肢动物叮咬或接触变应原等刺激后可募集 T 细胞，其受体能识别特定抗原并启动免疫反应。下游的炎症反应导致淋巴结中的幼稚 T 细胞被活化为抗原特异性效应细胞 / 记忆细胞，随后可归巢于皮肤。这些皮肤效应 / 记忆 T 细胞的免疫标记是 $CD3^+$、$CD4^+$、$CD7^-$、$CD26^-$、CLA^+、$CXCR3^+$ 和 $CCR4^+$。皮肤淋巴细胞抗原（CLA）是一种 E- 选择素配体，与真皮中毛细血管后小静脉上的 E- 选择素受体（ELAM–1）相互作用，从而使 T 淋巴细胞沿小静脉壁内皮细胞缓慢滚动 [10, 11]。CXC 趋化因子受体 3（CXCR3）和 CC 趋化因子受体 4（CCR4）均可与皮肤产生的趋化因子结合，从而协助淋巴细胞趋化并归巢于皮肤 [11-14]。

任何恶性肿瘤对皮肤的趋向性都是基于相关淋巴细胞的异常皮肤归巢能力及它们获得的克隆优势和在皮肤内增殖的能力。在 MF 中，皮肤中成熟的效应记忆 T 细胞存在缺陷；而 SS 是在皮肤、淋巴结和血液之间迁移的中央记忆 T 细胞存在缺陷 [15]。

CLA^+ 恶性 T 淋巴细胞表达高水平的 CC 趋化因子受体 4（CCR4）及 CXCR3 [6, 11, 16–18]（图8-1）。此外，MF 通常表达高水平的 CCR4 配体 CCL17（TARC）及 CCL22（MDC）[16, 19, 20]。CCR4 和 CXCR3 及其趋化配体在皮肤 T 淋巴细胞上表达增加有助于解释 MF 中 T 细胞的皮肤归巢行为失调及亲表皮特性增加 [21]。值得注意的是，晚期 CTCL 的亲表皮性消失；肿瘤期则可见 CCR4 和 CXCR3 的表达降低，但 CCR7 这种与淋巴细胞归巢相关的受体表达增加 [18]。

尽管 CTCL 在组织病理上可观察到特征性 Pautriers 微脓肿中所见大量的朗格汉斯细胞，但恶性 T 淋巴细胞的活化和增殖的机制尚不清楚（见下文）[11]。朗格汉斯细胞是皮肤中未成熟的树突状细胞，可能会持续刺激皮肤中的 T 细胞，从而导致其活化及克隆性增殖 [22]。

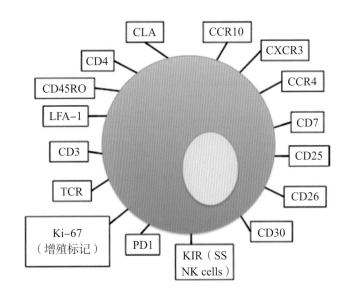

◀ 图 8-1　恶性 T 淋巴细胞 [6, 11]

　　蕈样肉芽肿中的恶性 T 细胞也表现出 Th2 型细胞活性，其高水平表达 IL-4、IL-5 和 IL-10 等 Th2 细胞分泌的因子，这些细胞因子在变态反应及抗胞外寄生虫中起重要作用。Th2 反应还可通过下调 Th1 分化和细胞因子产生来降低细胞毒性、胞内杀菌活性及细胞免疫 [11, 23]。此外，用于传递细胞因子信号信息的 JAK-STAT 信号通路中的 Stat3 和 Stat5，甚至在 CTCL 早期也存在异常，并表现为组成性激活，与此同时在细胞介导的细胞毒性中起重要作用的 Fas 的表达和转导信号减低，可能与对凋亡刺激的敏感性降低有关，这将会导致肿瘤细胞增殖 [24-27]。恶性 T 淋巴细胞还可拮抗转化生长因子 TGF-β 对生长的抑制作用 [11]。恶性淋巴细胞还可以通过免疫抑制性细胞表面蛋白 PD-1 从而避免被细胞介导的细胞毒性作用清除，PDL-1 参与了免疫细胞的功能损伤，而正常情况下免疫细胞会被激活以对抗 MF/SS 细胞。在各种类型的 CTCL 中，其恶性 T 淋巴细胞表面均可见 PD-1，但在早期 MF 病例中最常见。

　　早期 CTCL 中尚未检测到显著的遗传异常。在晚期 MF/SS 中，通过比较基因组杂交分析已筛检出多个常见染色体结构畸变的位点。SCNV 似乎是 CTCL 的驱动突变基因，约占所有驱动突变的 92%[28]。最常见的突变类型是 1p、17p、10q/10、19 缺失，1p31p36 和 10q26 的缺失较为罕见。17p 缺失可导致肿瘤抑制因子 TP53 的缺失，导致无限增殖。重复突变多见于 4/4q，18 和 17q/17 号染色体 [29]。这些染色体的重复或缺失涉及许多特定的、可识别的基因，这可能与 CTCL 的发病相关。Choi 等在对 40 例白血病 CTCL 患者的研究中，通过分析单个氨基酸的反复变化和特定基因的周期性蛋白质变化，明确了 CD28、RHOA、PLCG1、BRAF、STAT5B、TP53、DNMT3A、FAS、NFKB、ARID1A、ZEB1、CDKN2A 可能为 CTCL 的驱动突变基因 [28]。

　　疾病进展与抑癌基因及其启动子的过度甲基化有关。BCL7a、PTPRG、血小板反应蛋白 -4 基因的过甲基化及抑癌基因 *p73*、*p16*、*CHFR p15*、*TMS1* 的启动子过甲基化，会导致这些基因的功能丧失，对 DNA 修复、细胞周期和凋亡信号通路产生影响[30]。还可见原癌基因的扩增，尤其是含有 *MYC* 原癌基因的 8q 的扩增[28, 31]。

三、分期

CTCL 分期需结合全身的体格检查、全血细胞计数、代谢相关检查及影像学检查[11]。体格检查需评估皮肤病变的大小和类型，触诊浅表淋巴结、肿块及器官[32, 33]。CTCL 的标准分期系统（包括 MF 和 Sézary 综合征）都是按照 TNMB 肿瘤分期系统进行分期分型的，包括皮肤、淋巴结、内脏和外周血的侵袭[34]。

1. T（肿瘤）

T 分类包括所涉及的身体表面积和病灶厚度（表 8-1）。仅有斑片和斑块的患者被分类为 T_1 期（且皮损面积小于 10% 的体表面积）或 T_2 期（皮损面积大于 10% 的体表面积），一只手掌的面积占全身表面积的 1%。斑片是指任何大小不高出于皮面的皮损，（表 8-2，斑片期 A），而斑块则指可触及硬结或高出皮面的皮损（表 8-2，斑片期 B）。T_1 可分为 T_{1a}（仅斑片）和 T_{1b}（斑块 ± 斑片），T_2 期可分为 T_{2a}（仅斑片）和 T_{2b}（斑块 ± 斑片）。患者有皮肤肿瘤直径 ≥ 1cm 的实性或结节性病变、皮肤深层浸润和（或）垂直生长中的至少 1 种，被归类为 T_3（表 8-2，肿瘤分期）[35, 36]。出现红皮病则被归为 T_4 期，定义为受累面积超过全身表面积的 80%。

表 8-1 肿瘤分类

T_{1a}	仅斑片 < 10% 的 BSA
T_{1b}	斑块 ± 斑片 < 10% 的 BSA
T_{2a}	仅斑片 总面积 > 10%BSA
T_{2b}	斑块 ± 斑片 总面积 > 10%BSA
T_3	肿瘤直径 > 1cm
T_4	红皮面积 > 80%BSA

表 8-2 **MF** 和 **SS** 的临床表现

	临床表现	预后和管理	占主导地位 T 细胞亚群
经典 MF	斑片（图 8-2） 斑块（图 8-3） 肿瘤（图 8-4） 红皮病 瘙痒 皮肤溃疡	临床进展缓慢 晚期阶段的预后更差 抗组胺药物，局部疗法和抗精神病药物用于治疗瘙痒 早期 MF 皮肤导向疗法 • Ⅰ类外用类固醇 • PUVA • NB–UVB • 局部用甲氧乙胺治疗 晚期 MF 治疗 • 贝沙罗汀 • TSEBT • 伏立诺他或罗米地辛 • 布伦妥昔单抗 • IFN–α • ECP • 多种疗法联合	CD4⁺
亲毛囊型 MF（FMF）（图 8-5）	皮脂溢出区：头部、颈部、躯干上部[83] 逐渐增大的孤立斑片，斑块或肿瘤 囊肿、粉刺 脱发 黏液沉积 瘙痒	比典型 MF 更具侵袭性，且疾病进展风险增加 难以通过皮肤导向疗法获得完全应答 抗组胺药，局部疗法、精神药物缓解皮肤瘙痒 早期 FMF 的系统治疗 • PUVA 与口服贝沙罗汀或阿维 A 酸 • IFN–α 与 PUVA • TSEBT± 维 A 酸或 IFN 晚期 FMF 的系统治疗 • 放疗 • 同种异体干细胞移植 • 化疗	CD4⁺
Paget 样 网状组织细胞增生症（Woringer–Kolopp 病）	四肢、肢端皮肤 孤立性银屑病样或角化过度斑片或斑块	临床进展缓慢，预后良好 适合于皮肤导向疗法 • 外用类固醇 • 局部用甲氧乙胺 • PUVA • NB–UVB • 定向放疗 • 孤立 / 局部区域可用局部电子束治疗	CD4⁺ 或 CD8⁺

（续　表）

	临床表现	预后和管理	占主导地位 T 细胞亚群
肉芽肿型皮肤松弛症	腹股沟、腋下等皮肤皱褶松弛部位	进展缓慢且预后良好 参见经典疗法 • PUVA • 放疗 • 系统性使用类固醇 • IFN-α	CD4⁺ 或 CD8⁺
色素减退型 MF	边界不规则但界限清晰的色素减退斑块 偶有瘙痒 大多无症状	临床进展缓慢，预后良好，可恢复颜色 治疗方法 • NB-UVB • PUVA • 局部化疗	主要是 CD8⁺
Sézary 综合征（SS） （图 8-6）	侵袭性临床行为 红皮病 掌跖角化过度 头发稀疏 睑外翻 瘙痒剧烈 淋巴结肿大 金黄色葡萄球菌频繁的感染[84]	疾病进展极快，预后不良 系统治疗 • IFN-α • 贝沙罗汀 • 罗米地辛 • 联合疗法 难治性疾病 • 布伦妥昔单抗 • 小剂量阿仑单抗 • 同种异体干细胞移植 皮肤导向疗法	CD4⁺

PUVA. 补骨脂素 +UVA；NB-UVB. 窄谱 UVB；TSEBT. 全皮肤电子束治疗；IFN. 干扰素；ECP. 体外光分离法

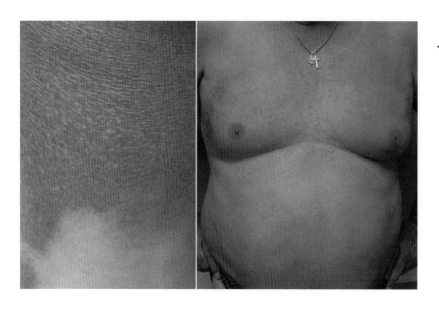

◀ 图 8-2　斑片期经典 MF

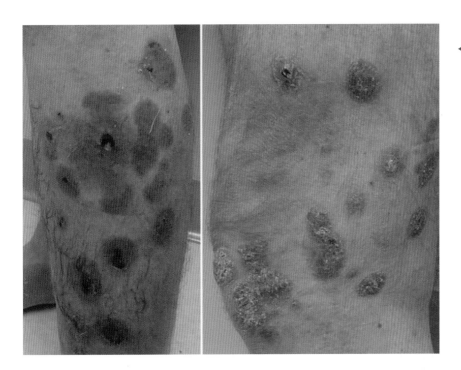

◀ 图 8-3　斑块期经典 MF

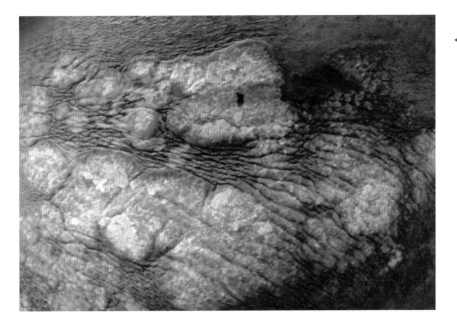

◀ 图 8-4　肿瘤期经典 MF

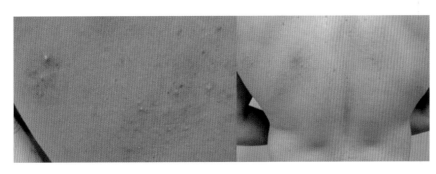

◀ 图 8-5　亲毛囊型 MF

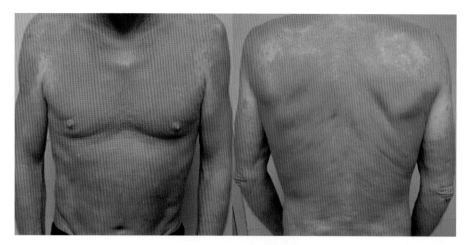

▲ 图 8-6　**Sézary** 综合征

2. N（淋巴结）

淋巴结活检不作为 CTCL 的常规诊断手段，通常仅在有难以明确诊断的患者中进行[32]。TNMB 系统将大多数患者定义为 N_0，临床上未见异常淋巴结或 N_x，但并未经过活检明确。N_x 患者可能因继发于皮肤病的变化、淋巴瘤或其他疾病而出现反应性淋巴结肿大。对于淋巴结肿大的患者，淋巴结肿大的定义为直径 ≥ 1.5cm，或者淋巴结质地坚实或不规则。淋巴结的切除活检优于细针穿刺活检，因为淋巴结受累的程度可影响分期和预后。N_1 指可触及肿大的淋巴结，但组织学检查无异常（荷兰分级 1 级或 NCI $LN_{0\sim2}$）；N_2 表示淋巴结肿大、组织学检查异常，但淋巴结结构无变化（荷兰分级 2 级或 NCI LN_3）；N_3 表示淋巴结肿大、组织学检查异常，且正常淋巴结结构消失（荷兰分级 3～4 级或 NCI LN_4）[33]。

3. M（转移）

M 分期表示皮肤外转移。M_0 表示淋巴瘤细胞尚未扩散到皮肤或淋巴结外，而 M_1 表示内脏受累。M_1 表示仅累及皮肤或淋巴结外一个器官（通常是肝脏或脾脏）受累[36]。

4. B（血液）

通过全血细胞计数，并通过光学显微镜和外周血流式细胞仪分析 Sézary 细胞，评估血液受累情况。在光学显微镜下，Sézary 细胞表现为不典型的脑型单核 T 淋巴细胞。还表现出正常 T 细胞标志物的改变，包括 $CD4^+$ 细胞表面 CD3、CD7 和（或）CD26 的缺失[37-39]。但是，肿瘤的表型不一，同一 SS 患者可能出现多种克隆。血液中的 CD7-T 淋巴细胞也可能存在于良性炎症性疾病，进一步混淆了 Sézary 细胞的鉴定[40, 41]。CD26 的缺失可用于肿瘤性淋巴细胞的定性及定量分析[34, 37]。尽管将淋巴细胞归类为非典型增生是主观的，但是一旦血液中有超过 20% 的 Sézary 细胞，则其与预后肿瘤的 T、N 分期无关[9]。

修改后的 ISCL/EORTC 分类将 B_0 定义为 5% 或更少的 Sézary 细胞。B_1 被定义为超过 5% 的 Sézary 细胞，同时伴有 T 细胞受体（TCR）克隆重排缺失、Sézary 细胞绝对值小于 1.0k/μl

两者中的一种或两种。B_2 定义为血液中 TCR 克隆重排，且 Sézary 细胞的绝对值大于 1.0k/µl，CD4/CD8 ≥ 10、$CD4^+$ 或 $CD3^+$ 细胞增加，或异常 $CD4^+$ 细胞的增加 [33, 42]。

四、组织病理和免疫组织化学

在 MF 中，肿瘤性淋巴细胞通常以苔藓样或带状形式存在于浅表层真皮内。在疾病的早期阶段细胞的异型性并不明显，大多数是小或中等大小的、伴有深染、脑型核的肿瘤细胞。真皮乳头纤维增生是较为常见的病理改变，肿瘤性淋巴细胞通常沿真皮 – 表皮交界排列并进入表皮 [43]。表皮内淋巴细胞周围有晕圈，可能形成小巢，称为 Pautrier 微脓肿（图 8-7）。相对于淋巴细胞亲表皮现象，海绵水肿在 MF 中较为罕见。值得注意的是，在肿瘤期可能不存在亲表皮现象 [11]。大细胞转化（LCT）是 MF 的预后不良的征象，其淋巴细胞的大小至少是典型淋巴细胞的 4 倍，总数超过总淋巴细胞的 25% 或成簇分布 [44]。典型的 MF–T 淋巴细胞表型为 $CD3^+$、$CD4^+$、$CD45RO^+$ 及 $CD8^-$，并可见 CD7（成熟 T 细胞标志物）缺失（图 8-8）。CD4/CD8 T 细胞比率有所增加，但在罕见的 MF 类型中可观察到 CD8 表达 [32, 45, 46]。

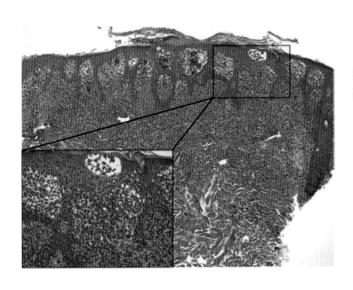

◀ 图 8-7 斑片 / 斑块期 MF
淋巴细胞沿真皮 – 表皮连接处排列，可见 Pautrier 微脓肿

亲毛囊型 MF（FMF）在形态上与经典的 MF 相似，具有脑形核、Th2 细胞因子、亲表皮性，Pautrier 脓肿多见。但在 FMF 中，表现为亲毛囊性，伴或不伴毛囊黏蛋白沉积。此外，嗜酸性粒细胞和浆细胞在反应性浸润中更明显。FMF 在毛囊上皮细胞中也可能含有 $CD1a^+$ 朗格汉斯细胞 [47, 48]。Paget 样网状组织细胞增生症是 MF 的一种亚型，通常累及肢端部位，与经典的 MF 相比亲表皮现象较为少见 [49]。肉芽肿型皮肤松弛症可见克隆性 $CD4^+$ T 淋巴细胞、巨噬细胞和多核巨细胞在皮肤浅部和深部肉芽肿性浸润，其多核巨细胞胞质中通常含有宿主淋巴细胞或弹性

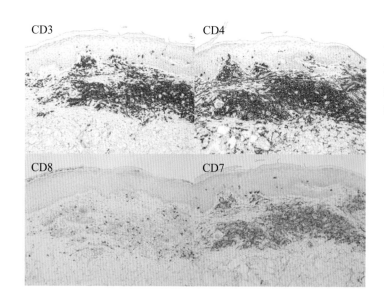

▲ 图 8-8　**Sézary** 综合征患者的免疫组织化学

染色显示 CD4/CD8 比例升高和 CD7 缺失

纤维 [50]。色素减退型 MF 表现出与经典斑片 / 斑块型 MF 相似的组织病理特征；然而，非典型淋巴细胞群通常为 CD8 阳性 [51]。

SS 很难单独通过组织病理来诊断，因为其缺乏 MF 的病理特征—— 即亲表皮现象和不伴有海绵水肿。SS 患者病理特征不典型，在进行明确诊断之前需要进行多次活检。通常需要免疫组织化学标志物来做出或确认诊断，如存在 CD4/CD8 比值大于 10 或 CD7、CD26 表达缺失 [34, 37]。KIR3DL2/CD158k 也是一种被用于评估 SS 中循环肿瘤负荷的细胞特异性标志物 [52]。病理表现需要结合典型的红皮病皮损、全身性淋巴结病变、外周血流式细胞术和 TCRγ 基因重排来做出最终诊断 [42, 53, 54]。

五、临床表现

即使治疗手段和效果得到改善，CTCL 诊断和治疗中仍存在诸多的问题。临床和组织病理均典型的 CTCL 的鉴别诊断包括各种良性疾病，包括特应性皮炎、药疹和银屑病，因此用于区分 CTCL 和与其类似疾病的诊断性工具至关重要。还必须根据患者的预后因素以及当前可用的治疗方法制定综合管理方案 [55]。

区分 CTCL 与良性炎症性疾病的最重要的因素是临床特征及病理之间的相关性。此外，辅助检查，如聚合酶链反应（PCR）可用于评估 T 细胞受体（TCR）基因。但是，TCRγ 链重排的 PCR 分析结果可能会产生误导，因为一些炎症性皮肤病也可能存在 T 细胞克隆性增殖，且部分患者 PCR 结果可能为阴性。通过使用两组引物来检测和评估 TCRγ 和 TCRβ 重排，以及通过检测和证明两个不同部位的皮肤存在相同的克隆，可以改善诊断效能 [56, 57]。一些研究人员还发现，高通量测序在检测 T 细胞克隆性方面具有更高的敏感性和特异性，可能比 PCR 更为可取，尤其是在可疑肿瘤性 T 细胞的百分比较低的皮肤活检样本中 [58]。其他探索性诊断试验［包括荧光原位杂交（FISH）］可用以区分恶性和炎症细胞、免疫组化表型特征标记的 IHC 及 miRNA 表达谱 [55, 59]。

六、指导临床治疗的预后因素

1. 临床因素

预测 CTCL 疾病进展的关键临床因素包括人口因素、临床分期（使用 TNMB 分期）、疾病类型以及向侵袭性临床行为的转化。容易导致 MF/SS 发展和恶化的人口学因素包括年龄、性别（男：女性比例为 2 : 1）及黑种人 [5, 8, 60, 61]。疾病晚期患者的病情比早期患者差。不同疾病亚型的预后也不同，包括 Paget 样网状组织细胞增生症、肉芽肿型皮肤松弛症及色素减退型 MF，进展缓慢，预后更佳，而亲毛囊型 MF（表 8-2）和 Sézary 综合征（表 8-2）侵袭性较强，预后也较差。临床表现恶化与疾病进展和预后欠佳相关 [9, 60, 62-64]。

2. 组织病理和实验室检查

从组织病理上讲，大细胞转化与存活率降低有关 [65-67]。亲毛囊性现象更具侵袭性，预后更差 [48]。乳酸脱氢酶（LDH）升高、β_2- 微球蛋白升高和 IgE（嗜酸性粒细胞增多）均预示 MF 预后不良 [65, 68]。例如，SS 患者的血清 IgE 和外周嗜酸性粒细胞增多 [69]。血清中可溶性细胞因子和细胞因子受体水平的升高，尤其是 IL-6 的升高，也可作为不良预后的指标 [70]。

Ki-67、CD25 和（或）CD30 的水平升高也预示着不良的预后。Ki-67 是增殖的细胞标记，在迅速增殖的恶性 T 淋巴细胞中表面表达增加；真皮 Ki-67 升高是预后不良的指标 [71, 72]。CD25 是 T 细胞生长因子 IL-2 受体的 α 亚基，在晚期 MF 中表面表达增加；CD25 血清浓度升高预示肿瘤负荷增加和预后不良 [73-75]。CD30 是肿瘤标志物，是肿瘤坏死因子（TNF）超家族的成员，在转化的 MF 中具有高水平的表面表达；血清 CD30 升高是预后不良指标 [70, 76, 77]。CD30 表达不仅限于转化的 MF；未转化的 MF 中皮肤 CD30 表达水平的上调也预示着预后不良 [72]。

相反，宿主肿瘤出现 CD8+ 细胞毒性 T 淋巴细胞（TIL）和调节性 T 细胞（Treg）与 CTCL 患者的预后改善和生存率增加相关。如果按 T 期划分，则早期疾病患者的活检 TIL 比例要高于晚期疾病患者。TIL 比例较高也与各个 T 期内更好的预后和生存率相关 [78]。宿主肿瘤微环境中较高水平的 Treg 也与 MF 患者的存活率增加相关，这一结果在其他实体肿瘤中均未见报道 [79]。

3. 基因表达模式

基因表达模式还可用于区分惰性 MF 与侵袭性 MF。惰性 MF 表达与表皮分化有关的基因及抑癌基因的表达增加，包括负性细胞周期调节因子以及与细胞凋亡和 DNA 修复有关的基因。侵袭性 MF 肿瘤显示出调节 T 细胞增殖和存活的基因的表达增加，包括与耐药有关的基因、肿瘤坏死因子（TNF）途径（包括 CD40L 和 TNF 依赖性凋亡调控分子）、细胞因子信号分子（包括 STAT4）、其他癌基因和凋亡抑制基因 [80-82]。

七、疾病管理

根据疾病的临床症状和体征、组织病理、实验室检查及分子分析可做出诊断，从而进行预后判断。其他有用的诊断方式包括 IHC 和针对 TCR 重排的皮肤活检分子分析。使用 Sézary 细胞制剂评估外周血的 Sézary 细胞、流式细胞术检测免疫异常的表型及 TCR 基因重排（克隆性评估）、可疑淋巴结活检的 PCR 可辅助诊断仅依靠皮损难以明确诊断的病例 [11, 32]。CTCL 的临床分期决定了预后并需要不同的治疗方法，因此，一旦完成分期评估就可以选择相应的治疗方法（表 8-2）。

CTCL 的总体治疗目标各不相同，但可能包括消除所有斑片、斑块和肿瘤，减少瘤细胞，预防恶性 T 淋巴细胞迁移，肿瘤细胞生长的阻滞，恢复免疫平衡能力和（或）减轻症状。在疾病晚期，症状的缓解，尤其是疼痛、瘙痒、灼痛和容貌受损的恢复变得越来越重要。无症状、惰性、斑片面积较小的患者可以选择"随访观察"，而 CTCL 面积更广或达到更高级别的患者（包括斑块、肿瘤或红皮病面积更大的患者）可能需要更快和更全面的治疗方法。不同治疗方式的累积毒性和重叠毒性限制了可提供的治疗方式和治疗的持续时间和程度。

蕈样肉芽肿（MF）可以采用皮肤靶向治疗、系统性治疗以及对症支持治疗，如润肤剂、止痒剂。通常，对于 I 期患者应选用皮肤靶向治疗，而对于晚期或难治性患者可采用系统性治疗或联合疗法（皮肤靶向治疗联合系统性治疗或两种系统性药物治疗）。

II_A 期可观察到靶向治疗的确切疗效 [85]。皮损面积小于 3% 的患者可局部外用糖皮质激素类药物。对于皮损面积超过 3% 的患者可合理选用包括窄波 UVB（NB-UVB）、补骨脂联合 UVA（PUVA）及局部外用氮芥在内的治疗方法。NB-UVB 适用于红斑期及局限性斑块期患者，疗效确切，耐受性好 [86]。PUVA 可有效诱导长期缓解，患者 5 年和 10 年的无病生存率分别为 74% 和 50% [87]。T_1、T_2 期患者可安全局部外用氮芥治疗 [88]。难治性患者可予贝沙罗汀凝胶、咪喹莫特及局部放射治疗 [32, 89]。

I_B 期、II_A 期患者也可接受 NB-UVB、PUVA 或氮芥治疗。难治性患者需使用全身皮肤电子束治疗（TSEBT）、HADC 抑制药（罗米地辛）、本妥昔单抗、贝沙罗汀凝胶或干扰素（IFN）治疗。贝沙罗汀可局部外用或联合 NB–UVB、PUVA 或氮芥 [32]。

对于 II$_B$ 和 III$_B$ 期浸润更明显的患者，可予 TSEBT、系统性治疗联合皮肤靶向治疗。对于处于肿瘤期、红皮病期、皮损面积过大的患者，低剂量 TSEBT（< 30Gy）耐受性好、副作用较小 [90]。其他治疗包括单独使用贝沙罗汀或联合 NB–UVB、PUVA 或氮芥。对于血液系统受累的患者（B$_1$ 或 B$_2$ 期）的患者应当接受体外光化学治疗（ECP）联合干扰素或维 A 酸类药物或两者均使用 [32]。ECP 是一种白细胞去除技术，通过分离患者外周血白细胞，与光敏剂混合，照射紫外线，诱导活化的和异常的 T 淋巴细胞凋亡。将凋亡的淋巴细胞重新输回患者血液中，通过抗原呈递树突细胞和巨噬细胞吸收并呈递，调节淋巴细胞的活化。因此，ECP 不仅消耗血液系统中异常的 T 淋巴细胞，还可激活抗原特异性调节淋巴细胞，从而有助于恢复免疫系统稳态。对于受累面积广泛的患者也可采用小剂量的普拉曲沙和本妥昔单抗治疗 [91]。对于顽固难愈或处于进展期的患者可考虑参加临床试验或采用同种异体干细胞移植治疗 [32, 92, 93]。

IV 期患者可单独使用 ECP 或联合干扰素或维 A 酸类药物或两者均使用。而对于顽固难愈的患者可考虑参加临床试验或采用同种异体干细胞移植治疗 [32, 92, 93]。Sézary 综合征（SS）患者也可给予小剂量阿仑单抗，阿仑单抗对血液系统受累的患者有效，但对早期 MF 无效 [94]。

1. 支持治疗

CTCL 会出现包括瘙痒、疲劳、脱屑、红斑和感染风险增加在内的伴随症状，这些伴随症状可能影响患者生活质量。对症治疗也会出现一些相关的不良反应，包括皮炎（贝沙罗汀）、恶心（罗米地辛）、日常活动受限（光疗）、全身长期而反复的涂抹外用药物（氮芥）、脱发（放疗）或神经病变（本妥昔单抗），或死亡率上升（移植）[95]。联合治疗会出现一些额外的副作用。支持治疗旨在缓解由疾病本身及用于治疗该疾病的疗法所引起的症状。

CTCL 还会增加感染风险，这也是 CTCL 患者常见的死亡原因 [96, 97]。为避免耐甲氧西林金黄色葡萄球菌（MRSA）和其他抗生素耐药性的发生，不建议预防性使用系统性抗生素治疗。相反，当存在可疑的皮肤糜烂时，需重复进行皮肤组织培养，针对鉴定的细菌使用特异性抗生素治疗。正确的皮肤护理包括合理使用润肤剂和防晒霜、尽量减少阳光照射及使用局部抗生素，可以帮助提高皮肤抵抗细菌定植的屏障能力。稀释的消毒剂联合局部外用抗生素能够最大限度的减少细菌定植并预防感染 [32]。

CTCL 治疗中常见的不良反应包括严重的皮肤瘙痒和皮肤干燥。对症处理包括外用糖皮质激素和润肤剂、口服止痒药及抗组胺药。比较简单的处理方法是使用可以带来清凉感的非处方外用药物，难治性皮肤瘙痒偶尔可用窄波 UVB 治疗，通常抗抑郁药（米氮平、多普新）、抗癫痫药（加巴喷丁）和止吐药（阿瑞匹坦）亦有效 [98–100]。

CTCL 治疗中其他的严重不良反应包括 HADC 抑制药（罗米地辛）引起的恶心、本妥昔单抗引起的神经病变以及单克隆抗体引起的肿瘤溶解综合征。恶心、呕吐可单独使用 5-HT₃ 受体拮抗药或与苯二氮䓬类药物联用处理。对于神经病变的患者，应定期监测神经病变以调整本妥昔单抗的剂量，普瑞巴林可与选择性 5- 羟色胺 – 去甲肾上腺素再摄取抑制药物联用以缓解神经症状。肿瘤溶解综合征可通过补液治疗及控制电解质和尿酸来处理。

2. 新型疗法

恶性 T 淋巴细胞高表达趋化因子受体 4（CCR4），它与皮肤产生的细胞因子结合后能增强 MF/SS T 细胞的表皮趋向性 [16, 21, 101]。抗 CCR4 单克隆抗体通过与抗体相关的细胞毒性和对 CCL22 诱导的 T 淋巴细胞表皮趋向性的抑制作用，破坏表达 CCR4 的 CTCL 细胞。莫加木珠单抗（Mogamulizumab，KW-0761）是针对 CCR4 的人源化单克隆抗体（mAb），能够抵抗 CTCL 中表达 CCR4 的恶性淋巴细胞 [102, 103]。I 和 II 期随机对照试验证明了莫加木珠单抗的有效性 [104, 105]。

程序性死亡受体 1（program death-1，PD-1）以多种形式存在于 CTCL 中恶性 T 淋巴细胞的表面，可能在恶性 T 细胞抑制宿主免疫功能中起作用。在疾病晚期发现患者 PD-1 水平升高，并且阻断 PD-1 后 IFN-γ 的产生增多和细胞免疫功能增强 [106, 107]。莫加木珠单抗是针对 PD-1 的人源化单克隆抗体，因而可增强宿主对 MF/SS 肿瘤细胞的免疫功能。目前正在对难治性或复发性 MF/SS 患者进行使用莫加木珠单抗 II 期临床试验。一项正在进行中的莫加木珠单抗用于复发 / 难治性 MF/SS 的 II 期研究显示有效率为 38%，耐受性好 [108, 109]。

靶向分子治疗是原发性皮肤 T 细胞淋巴瘤的研究热点（表 8-3）。

表 8-3　改编自 Thornton 2016 和 Rozati 2016 [110, 111]

- 分子靶点
  - 局部 JAK 和 STAT 信号通路抑制药靶向细胞因子信号通路
  - IPH4102 是一种抗 KIR3DL2 的抗体，后者是 Sézary 细胞标志物 [112]
  - MRG-106 是 miR-155 的抑制药，miR-155 是一种可能在恶性 T 淋巴细胞增殖和发育中重要作用的 microRNA [113]
  - Resimmune 是一种抗 CD3 免疫毒素 [114]

- 局部治疗
  - Remetinostat 是一种局部 HDAC 抑制药 [115]
  - SGX301 含有一种合成金丝桃素，一种可被安全可见光范围激活的光敏剂，正处于临床应用的第二阶段试验 [116]
  - 局部应用 resiquimod 是一种增强 T 细胞效应器功能的 Toll 样受体激动药 [117]

- 生物制品
  - E7777（改良纯度的 denileukin diftitox）正在进行临床应用的 III 期试验 [118]

- 异体造血干细胞移植 [119]

- 个体化用药
  - 对患者基因组进行测序，分离出个体突变和分子靶点

八、预后

基于人口统计学因素、临床阶段（使用 TNMB 分类）、组织病理和实验室检查值以及疾病自身情况，CTLC 的预后不尽相同。老年、男性和黑种人是预后不良因素 [5, 8, 60, 61]。当临床分期向高级别进展，大细胞转化和 LDH 增加时，CTCL 的存活率逐渐降低而且疾病扩散的风险逐渐增加 [60]。Paget 样网状组织细胞增生症、肉芽肿型皮肤松弛症及色素减退型 MF 表现出非侵袭性临床表现，预后较好。亲毛囊型 MF（FMF）及 Sézary 综合征（SS）常表现出具有侵袭性的临床表现，预后较差。SS 患者的 5 年生存率为 10% [60]。

皮损分期（T 分期）对预后具有预测性。统计学上，仅有红斑的患者（T_{1a}/T_{2a}）比同时具有红斑和斑块的患者（T_{1b}/T_{2b}）存活率较高且疾病进展风险较低 [60]。在惰性 CTCL 中，局限性斑片 / 斑块期（I_A 期）患者的预期寿命与年龄、性别和种族相匹配的对照人群相似。红斑 / 斑块面积较大同时无皮下浸润（I_B 或 II_A 期）患者的中位生存期约 12 年 [120]。尽管大多数人认为 MF/SS 无法治愈，但估计 65%～85% 患者仅处于早期（I_A，I_B 和 II_A），未进展至晚期 [9, 66]。

对于确诊为肿瘤期或红皮病期（II_B，III 或 IV_A 级为 LN_3 级淋巴结组织病理学）的患者，其诊断后中位生存期仅有 2～3 年。对于确诊时累及皮肤外器官，如淋巴结或内脏（IV_A 期为 LN_4 级淋巴结组织病理学或 IV_B）的患者，其诊断后中位生存期低于 2 年 [120]。因此，MF 的 5 年总生存率在 18%～94%。III_A 和 III_B 期的 5 年生存率差异最明显。相反，II_B/III_A 和 III_B/IV_A 期的总生存率和肿瘤特异性生存率相似 [60]。

九、皮肤 B 细胞淋巴瘤

大多数皮肤 B 细胞淋巴瘤（CBCL）是惰性的，可能表现为红色至紫色斑、结节。即使处于完全缓解期仍可出现复发，通常预后较好。惰性的原发性皮肤 B 细胞淋巴瘤（PCBCL）包括原发性皮肤滤泡中心性淋巴瘤（PCFCL）和原发性皮肤边缘区淋巴瘤（PCMZL）（表 8-4）。原发性皮肤弥漫性大 B 细胞淋巴瘤（腿型）（PCLBCL）比 PCFCL 和 PCMZL 更具侵袭性、发展速度更快，亦表现为红色或紫色结节或肿块。但此型无须考虑病变的部位，可根据免疫组织化学和组织学进行分类（表 8-4）。

表 8-4 原发性皮肤 B 细胞淋巴瘤

	名称	临床特点	病理	免疫组化及遗传特征	诊断
惰性	原发性皮肤滤泡中心性淋巴瘤（PCFCL）（图 8-9）	• 实质性、红斑性、无痛性、非瘙痒性丘疹、斑块或肿瘤 • 典型单个皮损直径 < 5cm • 常见于头、颈、躯干 • 溃疡、皮下浸润少见 • 病程长，进展缓慢 [121-124]	• 侵犯真皮、皮下组织，不侵犯表皮 • 中等至大的中心细胞（有大裂隙的滤泡中心细胞） • 中心母细胞数量不一（大的滤泡细胞，核仁明显） • 滤泡状增生、滤泡状和弥漫性增生 • 滤泡状增生时，无套区结构 [125]	• 阳性：CD19、CD20、CD79a、BCL-6、HGAL • 阴性：Ig、CD5、BCL-2、MUM1/IRF4 • 无统一遗传异常模式 • 某些结节性 FCLs 可存在 t(14; 18) 易位和（或）bcl-2 基因重排 [125-129]	• 活检或钻孔活检 > 4mm • 临床表现、组织病理和免疫组化相结合 • 克隆性（非反应性）浸润 • 免疫组化检查中 BCL-6 与 HGAL 阳性支持 PCFCL，而不是 PCLBCL、腿型 • B 细胞谱系，而不是 T 细胞或 NK 细胞（CD20⁺，CD79a⁺，CD3⁻） • 仅累及皮肤 [125, 130]
	原发性皮肤边缘区淋巴瘤（PCMZL）（图 8-10）	• 红色、粉红色或紫色的丘疹、斑块或结节 • 常见于躯干或上肢 • 常表现为多形性皮损 • 容易复发 • 溃疡少见 • 罕见皮肤外累及 [129, 131]	• 真皮内结节状至弥漫性浸润，表皮不受累 • 可见境界带，无表皮浸润/显著受累 • 浸润区细胞：边缘区 B 细胞、小淋巴细胞、淋巴浆样细胞和浆细胞（边缘区 B 细胞：胞质丰富，核不规则，核仁不明显） • 常见反应性 T 细胞 • 可见部分中心母细胞或免疫母细胞样细胞 • 可见反应性生发中心 • 可见 PAS 染色阳性、含 Ig 的 Dutcher 小体（细胞核内）或 Russell 小体（胞质内），部分病例存在淋巴浆样细胞 • 滤泡结构植入，淋巴上皮病变、大细胞转化（LCT）均不常见 [126, 132]	• 无生发中心 B 细胞： 　- 阳性：CD20、CD22、CD79a、BCL2 　- 阴性：CD3、CD5、CD10、BCL6 • 反应性生发中心： 　- 阳性：BCL6、CD10 　- 阴性：BCL2 • 无统一遗传异常模式 [126, 132]	• 活检或钻孔活检 > 4mm • 临床表现、组织病理和免疫组化相结合 • 克隆性（非反应性）浸润 • B 细胞谱系，而不是 T 细胞或 NK 细胞（CD20⁺，CD79a⁺，CD3⁻） • 仅累及皮肤 [126]

（续 表）

名 称	临床特点	病 理	免疫组化及遗传特征	诊 断
中间性/进展性				
原发性皮肤弥漫性大B细胞淋巴瘤（腿型）（PCLBCL）	• 红色或蓝色的结节或肿块，可累及皮下组织 • 好发于下肢，尤其是小腿 • 无皮下受累的证据，更容易形成开放性溃疡并累及皮及外器官 • 侵袭性明显：发展数周或数月 [133, 134]	• 弥漫性浸润，不累及表皮，可累及皮下组织 • 形态单一或大片状的浸润，由细胞核明显的中心母细胞或免疫母细胞构成（细胞核大小等于或超过正常巨噬细胞的细胞核） • 反应性T细胞少见，仅见于血管周围 [125, 133]	• 阳性：CD19、CD20、CD22、CD79a • 可能阳性：BCL-2、Mum1、FOXP1、MYC、BCL-6 • 可能表达细胞质型IgM和IgD及单一Ig轻链 • 无统一遗传异常模式 [121, 125, 135-140]	• 活检或钻孔活检>4mm • 临床表现、组织病理和免疫组化相结合 • "B"症状（发热、体重减轻、盗汗），血常规异常或LDH升高提示系统性淋巴瘤而非DLBCL • 免疫组化检查应包括BCL-2、Mum1、IgM、Ig轻链和FOXP1（如果有） 　- BCL-2和Mum1/IRF4的阳性有助于PCLBCL腿型的诊断，可以鉴别PCFCL • 特征性的皮肤病理学可以诊断PCLBCL，腿型，而无须考虑身体受累位置 [130, 134]

皮肤 B 细胞淋巴瘤的治疗

B 细胞淋巴瘤的治疗的选择基于治疗目的。通常对于单个病灶的患者可选择包括放射治疗和（或）切除手术在内的治疗方法。对具有多个病灶的患者可进行姑息治疗，包括糖皮质激素皮损内注射、利妥昔单抗皮损内注射和全身性利妥昔单抗单药治疗。侵袭性皮肤 B 细胞淋巴瘤可联合 / 不联合利妥昔单抗进行化疗[141]。

1. *原发性皮肤滤泡中心性淋巴瘤（PCFCL）*

对于单个病灶的患者来说，低剂量放射是安全有效的。复发的患者可予完全切除后放射治疗[123]。其他治疗还包括糖皮质激素皮损内注射和局部治疗。皮肤广泛受累的患者可使用利妥昔单抗治疗[141]。

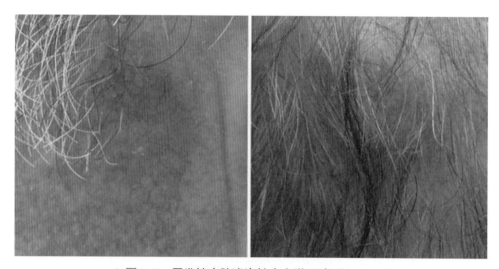

▲ 图 8-9　原发性皮肤滤泡性中心淋巴瘤（PCFCL）

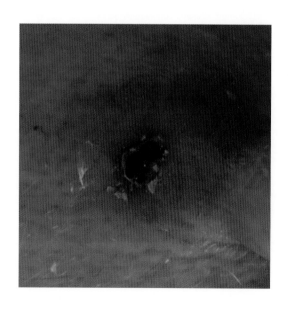

◀ 图 8-10　原发性皮肤边缘区 B 细胞淋巴瘤（PCMZL）

2. 原发性皮肤边缘区淋巴瘤（PCMZL）

PCMZL 的治疗方法与前面类似，单个病灶采用放射疗法，皮肤广泛受累的患者使用利妥昔单抗治疗[141]。

3. 原发性皮肤大 B 细胞淋巴瘤，腿型（PCLBCL，LT）

腿型 PCLBCL 的一线治疗为 RCHOP（利妥昔单抗、环磷酰胺、阿霉素、长春新碱和泼尼松）治疗，可联合 / 不联合放射治疗[123, 137, 141, 142]。对复发性和难治性患者需使用二线多种药物的化疗方案或加入临床试验[143]。

十、CD30⁺ 淋巴细胞增殖性疾病

CD30⁺ 皮肤淋巴细胞增生性疾病约占所有 CTCL 的 30%，包括淋巴瘤样丘疹病（LyP）和原发性皮肤间变性大细胞淋巴瘤（pcALCL）[2]。LyP 和 pcALCL 的共同特点是 T 细胞表达 CD30，且预后较好。CD30⁺ 淋巴增生性疾病的患者 5 年总生存率为 76%～96%[144, 145]。LyP 和 pcALCL 在组织病理学上无明显区别，诊断较为困难。LyP 和 pcALCL 中所观察到的恶性淋巴细胞在免疫表型上与其他表现为皮肤浸润的 CD30⁺ 炎症性疾病和肿瘤性疾病相似[146]。因此，该病的诊断和治疗需考虑到临床特征、临床与病理相结合并考虑到疾病随时间进展的状况[147]。

1. 淋巴瘤样丘疹病

临床上，淋巴瘤样丘疹病具有自愈性，属于良性疾病。但该病容易复发，可合并其他淋巴瘤，如 MF、其他全身性非霍奇金淋巴瘤和霍奇金淋巴瘤（HL）[145]。该病表现为同时或不同时出现的红斑性丘疹（原发性）和小结节（继发性）（图 8-11）。皮损表面可有坏死、溃疡和（或）

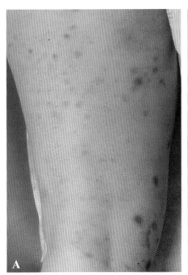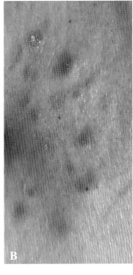

◀ 图 8-11 淋巴瘤样丘疹病

出血。LyP 患者不会出现全身淋巴瘤症状，如发热、出汗或体重减轻[148, 149]。

组织病理上可分为 A-F 型、6p23.5 重排型。值得注意的是，同一患者可能出现不同类型。B 型与 MF 的病理表现最相似，表现为核小深染的亲表皮性淋巴样细胞和慢性皮肤炎症。A 型和 C 型表现为非典型间变性大淋巴细胞，与 R-S 细胞相似。A 型最常见，主要表现为混合性炎性浸润，在组织学上易与节肢动物叮咬反应相混淆。C 型表现为大片状非典型细胞，与 ALCL 难以区分[150]。D 型特征性表现为亲表皮性 CD8+ 肿瘤细胞[151]。E 型表现出由小到中等非典型淋巴细胞组成的血管中心性和血管破坏性浸润。值得注意的是，E 型表现为焦痂样皮损，类似于侵袭性细胞毒性 T 细胞淋巴瘤。为防止过度治疗，须正确诊断其类型。有学者提议将 F 型 LyP 归为第六类，其表现出亲毛囊性[152]。具有 6p23.5 重排的 LyP 表现为小到中等具有脑回状核的淋巴细胞和真皮内大的多形性淋巴细胞[153]。大多数 LyP 浸润细胞 CD30+（某些 B 型患者可能是 CD30-）。A 型和 C 型表现为 CD3+、CD4+、CD8-、CD20- 和 CD56，B 型表现为 CD3+、CD4+ 和 CD8-，D 型为 CD8+，E 型通常为 CD8+，具有 6p23.5 重排的 LyP 为 CD4- 和 CD8- [152, 153]。

LyP 的治疗包括局部外用糖皮质激素、PUVA、小剂量的甲氨蝶呤、贝沙罗汀和本妥昔单抗治疗[32]。

2. 原发性皮肤间变性大细胞淋巴瘤（pcALCL）

与 LyP 相反，原发性皮肤间变性大细胞淋巴瘤（pcALCL）自愈率低于 44%[145]。大多数 pcALCL 患者皮损表现为结节和肿瘤，单发或多发，生长迅速，皮损表面可出现溃疡。少数患者会出现多发性皮损（图 8-12）。组织病理上，pcALCL 表皮改变不明显，真皮片状大 S 肿瘤细胞浸润。肿瘤细胞胞质丰富，呈嗜酸性，细胞核呈圆形、椭圆形或马蹄形，核仁明显。肿瘤病灶由组织细胞、嗜酸性粒细胞、周围绕以小淋巴细胞的大的非典型细胞组成[145, 154]。虽然 pcALCL 来源于 T 细胞，但许多间变性细胞表型异常，CD3 和 CD45RO 阴性[155]。大多数 pcALCL 细胞 CD2+、CD4+ 和 CD8-，ALCL 细胞通常表达与细胞毒性 T 细胞相关的蛋白，如

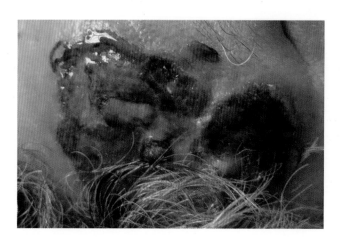

◀ 图 8-12　原发性皮肤间变性大细胞淋巴瘤

TIA-1、粒酶 B 和穿孔素 [156, 157]。pcALCL 的治疗包括放射治疗、小剂量甲氨蝶呤、普拉曲酯、贝沙罗汀，严重或难治性病例可使用本妥昔单抗治疗 [32]。

参考文献

[1] Groves FD, Linet MS, Travis LB, Devesa SS. Cancer surveillance series: non-Hodgkin's lymphoma incidence by histologic subtype in the United States from 1978 through 1995. J Natl Cancer Inst. 2000;92(15):1240–51.

[2] Willemze R, Jaffe ES, Burg G, Cerroni L, Berti E, Swerdlow SH, et al. WHO-EORTC classification for cutaneous lymphomas. Blood. 2005;105(10):3768–85.

[3] Criscione VD, Weinstock MA. Incidence of cutaneous T-cell lymphoma in the United States, 1973–2002. Arch Dermatol. 2007;143(7):854–9.

[4] National Center for Health Statistics. Health, United States. Health, United States, 2005: with chartbook on trends in the health of Americans. Hyattsville: National Center for Health Statistics (US); 2005.

[5] Bradford PT, Devesa SS, Anderson WF, Toro JR. Cutaneous lymphoma incidence patterns in the United States: a population-based study of 3884 cases. Blood. 2009;113(21):5064–73.

[6] Zic JA, Zwerner ZJ, McGirt LY, Mosse CA, Greer JP. Cutaneous T cell lymphoma: mycosis fungoides and Sézary syndrome. In: Greer JP, Arber DA, Glader B, List AF, Means RT, Paraskevas F, Rodgers GM, editors. Wintrobe's clinical hematology. 13th ed. Philadelphia: Wolters Kluwer Health, Lippincott Williams & Wilkins; 2013.

[7] Korgavkar K, Xiong M, Weinstock M. Changing incidence trends of cutaneous T-cell lymphoma. JAMA Dermatol. 2013;149(11):1295–9.

[8] Sant M, Allemani C, Tereanu C, De Angelis R, Capocaccia R, Visser O, et al. Incidence of hematologic malignancies in Europe by morphologic subtype: results of the HAEMACARE project. Blood. 2010;116(19):3724–34.

[9] Kim YH, Liu HL, Mraz-Gernhard S, Varghese A, Hoppe RT. Long-term outcome of 525 patients with mycosis fungoides and Sezary syndrome: clinical prognostic factors and risk for disease progression. Arch Dermatol. 2003;139(7):857–66.

[10] Butcher EC, Picker LJ. Lymphocyte homing and homeostasis. Science (New York, NY). 1996;272(5258):60–6.

[11] Kim EJ, Hess S, Richardson SK, Newton S, Showe LC, Benoit BM, et al. Immunopathogenesis and therapy of cutaneous T cell lymphoma. J Clin Invest. 2005;115(4):798–812.

[12] Flier J, Boorsma DM, van Beek PJ, Nieboer C, Stoof TJ, Willemze R, et al. Differential expression of CXCR3 targeting chemokines CXCL10, CXCL9, and CXCL11 in different types of skin inflammation. J Pathol. 2001;194(4):398–405.

[13] Groom JR, Luster AD. CXCR3 ligands: redundant, collaborative and antagonistic functions. Immunol Cell Biol. 2011;89(2):207.

[14] Piper KP, Horlock C, Curnow SJ, Arrazi J, Nicholls S, Mahendra P, et al. CXCL10-CXCR3 interactions play an important role in the pathogenesis of acute graft-versus-host disease in the skin following allogeneic stem-cell transplantation. Blood. 2007;110(12):3827–32.

[15] Clark RA, Watanabe R, Teague JE, Schlapbach C, Tawa MC, Adams N, et al. Skin effector memory T cells do not recirculate and provide immune protection in alemtuzumab-treated CTCL patients. Sci Transl Med. 2012;4(117):117ra7.

[16] Ishida T, Utsunomiya A, Iida S, Inagaki H, Takatsuka Y, Kusumoto S, et al. Clinical significance of CCR4 expression in adult T-cell leukemia/lymphoma: its close association with skin involvement and unfavorable outcome. Clin Cancer Res Off J Am Assoc Cancer Res. 2003;9(10 Pt 1):3625–34.

[17] Lu D, Duvic M, Medeiros LJ, Luthra R, Dorfman DM, Jones D. The T-cell chemokine receptor CXCR3 is expressed highly in low-grade mycosis fungoides. Am J Clin Pathol. 2001;115(3):413–21.

[18] Kallinich T, Muche JM, Qin S, Sterry W, Audring H, Kroczek RA. Chemokine receptor expression on neoplastic and reactive T cells in the skin at different stages of mycosis fungoides. J Invest Dermatol. 2003;121(5):1045–52.

[19] Kakinuma T, Sugaya M, Nakamura K, Kaneko F, Wakugawa M, Matsushima K, et al. Thymus and activation-regulated chemokine (TARC/CCL17) in mycosis fungoides: serum TARC levels reflect the disease activity of mycosis fungoides. J Am Acad Dermatol. 2003;48(1):23–30.

[20] Ferenczi K, Fuhlbrigge RC, Pinkus J, Pinkus GS, Kupper TS. Increased CCR4 expression in cutaneous T cell lymphoma. J Invest Dermatol. 2002;119(6):1405–10.

[21] Campbell JJ, Haraldsen G, Pan J, Rottman J, Qin S, Ponath P, et al. The chemokine receptor CCR4 in vascular recognition by cutaneous but not intestinal memory T cells. Nature. 1999;400(6746):776–80.

[22] Berger CL, Hanlon D, Kanada D, Dhodapkar M, Lombillo V, Wang N, et al. The growth of cutaneous T-cell lymphoma is stimulated by immature dendritic cells. Blood. 2002;99(8):2929–39.

[23] Hwang ST, Janik JE, Jaffe ES, Wilson WH. Mycosis fungoides and Sezary syndrome. Lancet (London, England). 2008;371(9616):945–57.

[24] Eriksen KW, Kaltoft K, Mikkelsen G, Nielsen M, Zhang Q, Geisler C, et al. Constitutive STAT3-activation in Sezary syndrome: tyrphostin AG490 inhibits STAT3-activation, interleukin-2 receptor expression and growth of leukemic Sezary cells. Leukemia. 2001;15(5):787–93.

[25] Zhang Q, Nowak I, Vonderheid EC, Rook AH, Kadin ME, Nowell PC, et al. Activation of Jak/STAT proteins involved in signal transduction pathway mediated by receptor for interleukin 2 in malignant T lymphocytes derived from cutaneous anaplastic large T-cell lymphoma and Sézary

syndrome. Proc Natl Acad Sci U S A. 1996;93(17): 9148–53.

[26] Nielsen M, Kaltoft K, Nordahl M, Ropke C, Geisler C, Mustelin T, et al. Constitutive activation of a slowly migrating isoform of Stat3 in mycosis fungoides: tyrphostin AG490 inhibits Stat3 activation and growth of mycosis fungoides tumor cell lines. Proc Natl Acad Sci U S A. 1997;94(13):6764–9.

[27] Wu J, Nihal M, Siddiqui J, Vonderheid EC, Wood GS. Low FAS/CD95 expression by CTCL correlates with reduced sensitivity to apoptosis that can be restored by FAS upregulation. J Invest Dermatol. 2009;129(5):1165–73.

[28] Choi J, Goh G, Walradt T, Hong BS, Bunick CG, Chen K, et al. Genomic landscape of cutaneous T cell lymphoma. Nat Genet. 2015;47(9):1011–9.

[29] Mao X, Lillington D, Scarisbrick JJ, Mitchell T, Czepulkowski B, Russell–Jones R, et al. Molecular cytogenetic analysis of cutaneous T–cell lymphomas: identification of common genetic alterations in Sezary syndrome and mycosis fungoides. Br J Dermatol. 2002;147(3):464–75.

[30] van Doorn R, Zoutman WH, Dijkman R, de Menezes RX, Commandeur S, Mulder AA, et al. Epigenetic profiling of cutaneous T–cell lymphoma: promoter hypermethylation of multiple tumor suppressor genes including BCL7a, PTPRG, and p73. J Clin Oncol Off J Am Soc Clin Oncol. 2005;23(17):3886–96.

[31] Lin WM, Lewis JM, Filler RB, Modi BG, Carlson KR, Reddy S, et al. Characterization of the DNA copy–number genome in the blood of cutaneous T–cell lymphoma patients. J Invest Dermatol. 2012;132(1):188–97.

[32] (NCCN) NCCN. Clinical practice guidelines in oncology: T cell lymphomas (Version 1.2017) 2017. Available from: https://www.nccn.org/professionals/physician_gls/recently_updated. asp.

[33] Olsen E, Vonderheid E, Pimpinelli N, Willemze R, Kim Y, Knobler R, et al. Revisions to the staging and classification of mycosis fungoides and Sezary syndrome: a proposal of the International Society for Cutaneous Lymphomas (ISCL) and the cutaneous lymphoma task force of the European Organization of Research and Treatment of cancer (EORTC). Blood. 2007;110(6):1713–22.

[34] Bernengo MG, Novelli M, Quaglino P, Lisa F, De Matteis A, Savoia P, et al. The relevance of the CD4+ CD26– subset in the identification of circulating Sezary cells. Br J Dermatol. 2001;144(1):125–35.

[35] Olsen EA, Whittaker S, Kim YH, Duvic M, Prince HM, Lessin SR, et al. Clinical end points and response criteria in mycosis fungoides and Sézary syndrome: a consensus statement of the International Society for Cutaneous Lymphomas, the United States cutaneous lymphoma consortium, and the cutaneous lymphoma task force of the European Organisation for Research and Treatment of Cancer. J Clin Oncol Off J Am Soc Clin Oncol. 2011;29(18):2598–607.

[36] Kim YH, Willemze R, Pimpinelli N, Whittaker S, Olsen EA, Ranki A, et al. TNM classification system for primary cutaneous lymphomas other than mycosis fungoides and Sézary syndrome: a proposal of the International Society for Cutaneous Lymphomas (ISCL) and the cutaneous lymphoma task force of the European Organization of Research and Treatment of Cancer (EORTC). Blood.

2007;110(2):479–84.

[37] Jones D, Dang NH, Duvic M, Washington LT, Huh YO. Absence of CD26 expression is a useful marker for diagnosis of T–cell lymphoma in peripheral blood. Am J Clin Pathol. 2001;115(6):885–92.

[38] Borowitz MJ, Weidner A, Olsen EA, Picker LJ. Abnormalities of circulating T–cell subpopulations in patients with cutaneous T–cell lymphoma: cutaneous lymphocyte–associated antigen expression on T cells correlates with extent of disease. Leukemia. 1993;7(6):859–63.

[39] Kuchnio M, Sausville EA, Jaffe ES, Greiner T, Foss FM, McClanahan J, et al. Flow cytometric detection of neoplastic T cells in patients with mycosis fungoides based on levels of T–cell receptor expression. Am J Clin Pathol. 1994;102(6):856–60.

[40] Abel EA, Lindae ML, Hoppe RT, Wood GS. Benign and malignant forms of erythroderma: cutaneous immunophenotypic characteristics. J Am Acad Dermatol. 1988;19(6):1089–95.

[41] Harmon CB, Witzig TE, Katzmann JA, Pittelkow MR. Detection of circulating T cells with CD4+CD7–immunophenotype in patients with benign and malignant lymphoproliferative dermatoses. J Am Acad Dermatol. 1996;35(3 Pt 1):404–10.

[42] Vonderheid EC, Bernengo MG, Burg G, Duvic M, Heald P, Laroche L, et al. Update on erythrodermic cutaneous T–cell lymphoma: report of the International Society for Cutaneous Lymphomas. J Am Acad Dermatol. 2002;46(1):95–106.

[43] Robson A. The pathology of cutaneous T–cell lymphoma. Oncology (Williston Park, NY). 2007;21(2 Suppl 1):9–12.

[44] Salhany KE, Cousar JB, Greer JP, Casey TT, Fields JP, Collins RD. Transformation of cutaneous T cell lymphoma to large cell lymphoma. A clinicopathologic and immunologic study. Am J Pathol. 1988;132(2):265–77.

[45] Cotta AC, Cintra ML, de Souza EM, Chagas CA, Magna LA, Fleury RN, et al. Diagnosis of mycosis fungoides: a comparative immunohistochemical study of T–cell markers using a novel anti–CD7 antibody. Appl Immunohistochem Mol Morphol AIMM. 2006;14(3):291–5.

[46] Campbell SM, Peters SB, Zirwas MJ, Wong HK. Immunophenotypic diagnosis of primary cutaneous lymphomas: a review for the practicing dermatologist. J Clin Aesthetic Dermatol. 2010;3(10):21–5.

[47] Gerami P, Guitart J. The spectrum of histopathologic and immunohistochemical findings in folliculotropic mycosis fungoides. Am J Surg Pathol. 2007;31(9):1430–8.

[48] Gerami P, Rosen S, Kuzel T, Boone SL, Guitart J. Folliculotropic mycosis fungoides: an aggressive variant of cutaneous T–cell lymphoma. Arch Dermatol. 2008;144(6):738–46.

[49] Hale C. Woringer–Kolopp disease: Pathology Outlines; 2016, updated October 10, 2016. Available from: http://www.pathologyoutlines.com/topic/skintumornonmelanocyticworingerkolopp. html.

[50] Tsang WY, Chan JK, Loo KT, Wong KF, Lee AW. Granulomatous slack skin. Histopathology. 1994;25(1):49–55.

[51] Werner B, Brown S, Ackerman AB. "Hypopigmented mycosis fungoides" is not always mycosis fungoides! Am J Dermatopathol. 2005;27(1):56–67.

[52] Poszepczynska–Guigne E, Schiavon V, D'Incan M, Echchakir H, Musette P, Ortonne N, et al. CD158k/ KIR3DL2 is a new phenotypic marker of Sezary cells: relevance for the diagnosis and follow–up of Sézary syndrome. J Invest Dermatol. 2004;122(3):820–3.

[53] Karube K, Aoki R, Nomura Y, Yamamoto K, Shimizu K, Yoshida S, et al. Usefulness of flow cytometry for differential diagnosis of precursor and peripheral T–cell and NK–cell lymphomas: analysis of 490 cases. Pathol Int. 2008;58(2):89–97.

[54] Wood GS, Tung RM, Haeffner AC, Crooks CF, Liao S, Orozco R, et al. Detection of clonal T–cell receptor gamma gene rearrangements in early mycosis fungoides/ Sézary syndrome by polymerase chain reaction and denaturing gradient gel electrophoresis (PCR/DGGE). J Invest Dermatol. 1994;103(1):34–41.

[55] Kim YH. Clinical issues in cutaneous T–cell lymphoma. American Academy of Dermatology annual meeting, Miami Beach; 2013.

[56] Zhang B, Beck AH, Taube JM, Kohler S, Seo K, Zwerner J, et al. Combined use of PCR–based TCRG and TCRB clonality tests on paraffin–embedded skin tissue in the differential diagnosis of mycosis fungoides and inflammatory dermatoses. J Mol Diag JMD. 2010;12(3):320–7.

[57] Thurber SE, Zhang B, Kim YH, Schrijver I, Zehnder J, Kohler S. T–cell clonality analysis in biopsy specimens from two different skin sites shows high specificity in the diagnosis of patients with suggested mycosis fungoides. J Am Acad Dermatol. 2007;57(5):782–90.

[58] Kirsch IR, Watanabe R, O'Malley JT, Williamson DW, Scott LL, Elco CP, et al. TCR sequencing facilitates diagnosis and identifies mature T cells as the cell of origin in CTCL. Sci Transl Med. 2015;7(308):308ra158.

[59] Ralfkiaer U, Hagedorn PH, Bangsgaard N, Lovendorf MB, Ahler CB, Svensson L, et al. Diagnostic microRNA profiling in cutaneous T–cell lymphoma (CTCL). Blood. 2011;118(22):5891–900.

[60] Agar NS, Wedgeworth E, Crichton S, Mitchell TJ, Cox M, Ferreira S, et al. Survival outcomes and prognostic factors in mycosis fungoides/Sézary syndrome: validation of the revised International Society for Cutaneous Lymphomas/ European Organisation for Research and Treatment of Cancer staging proposal. J Clin Oncol Off J Am Soc Clin Oncol. 2010;28(31):4730–9.

[61] Scarisbrick JJ, Prince HM, Vermeer MH, Quaglino P, Horwitz S, Porcu P, et al. Cutaneous lymphoma international consortium study of outcome in advanced stages of mycosis Fungoides and Sezary syndrome: effect of specific prognostic markers on survival and development of a prognostic model. J Clin Oncol Off J Am Soc Clin Oncol. 2015;33(32):3766–73.

[62] Sun G, Berthelot C, Li Y, Glass DA 2nd, George D, Pandya A, et al. Poor prognosis in non–Caucasian patients with early–onset mycosis fungoides. J Am Acad Dermatol. 2009;60(2):231–5.

[63] Talpur R, Singh L, Daulat S, Liu P, Seyfer S, Trynosky T, et al. Long–term outcomes of 1,263 patients with mycosis fungoides and Sezary syndrome from 1982 to 2009. Clin Cancer Res Off J Am Assoc Cancer Res. 2012;18(18):5051–60.

[64] Vidulich KA, Talpur R, Bassett RL, Duvic M. Overall survival in erythrodermic cutaneous T–cell lymphoma: an analysis of prognostic factors in a cohort of patients with erythrodermic cutaneous T–cell lymphoma. Int J Dermatol. 2009;48(3):243–52.

[65] Diamandidou E, Colome M, Fayad L, Duvic M, Kurzrock R. Prognostic factor analysis in mycosis fungoides/Sézary syndrome. J Am Acad Dermatol. 1999;40(6 Pt 1):914–24.

[66] Arulogun SO, Prince HM, Ng J, Lade S, Ryan GF, Blewitt O, et al. Long–term outcomes of patients with advanced–stage cutaneous T–cell lymphoma and large cell transformation. Blood. 2008;112(8):3082–7.

[67] Siegel RS, Pandolfino T, Guitart J, Rosen S, Kuzel TM. Primary cutaneous T–cell lymphoma: review and current concepts. J Clin Oncol Off J Am Soc Clin Oncol. 2000;18(15):2908–25.

[68] Kural YB, Su O, Onsun N, Uras AR. Atopy, IgE and eosinophilic cationic protein concentration, specific IgE positivity, eosinophil count in cutaneous T cell lymphoma. Int J Dermatol. 2010;49(4):390–5.

[69] Rook AH, Vowels BR, Jaworsky C, Singh A, Lessin SR. The immunopathogenesis of cutaneous T–cell lymphoma. Abnormal cytokine production by Sezary T cells. Arch Dermatol. 1993;129(4):486–9.

[70] Kadin ME, Pavlov IY, Delgado JC, Vonderheid EC. High soluble CD30, CD25, and IL–6 may identify patients with worse survival in CD30+ cutaneous lymphomas and early mycosis fungoides. J Invest Dermatol. 2012;132(3 Pt 1):703–10.

[71] Berti E, Tomasini D, Vermeer MH, Meijer CJ, Alessi E, Willemze R. Primary cutaneous CD8–positive epidermotropic cytotoxic T cell lymphomas. A distinct clinicopathological entity with an aggressive clinical behavior. Am J Pathol. 1999;155(2):483–92.

[72] Edinger JT, Clark BZ, Pucevich BE, Geskin LJ, Swerdlow SH. CD30 expression and proliferative fraction in nontransformed mycosis fungoides. Am J Surg Pathol. 2009;33(12):1860–8.

[73] Wasik MA, Vonderheid EC, Bigler RD, Marti R, Lessin SR, Polansky M, et al. Increased serum concentration of the soluble interleukin–2 receptor in cutaneous T–cell lymphoma. Clinical and prognostic implications. Arch Dermatol. 1996;132(1):42–7.

[74] Hassel JC, Meier R, Joller–Jemelka H, Burg G, Dummer R. Serological immunomarkers in cutaneous T cell lymphoma. Dermatology (Basel, Switzerland). 2004;209(4):296–300.

[75] Talpur R, Jones DM, Alencar AJ, Apisarnthanarax N, Herne KL, Yang Y, et al. CD25 expression is correlated with histological grade and response to denileukin diftitox in cutaneous T–cell lymphoma. J Invest Dermatol. 2006;126(3):575–83.

[76] Horie R, Watanabe T. CD30: expression and function in health and disease. Semin Immunol. 1998;10(6):457–70.

[77] Nadali G, Vinante F, Ambrosetti A, Todeschini G, Veneri D, Zanotti R, et al. Serum levels of soluble CD30 are elevated in the majority of untreated patients with Hodgkin's disease and correlate with clinical features and prognosis. J Clin Oncol Off J Am Soc Clin Oncol. 1994;12(4):793–7.

[78] Hoppe RT, Medeiros LJ, Warnke RA, Wood GS. CD8–positive tumor–infiltrating lymphocytes influence the long–term survival of patients with mycosis fungoides. J

Am Acad Dermatol. 1995;32(3):448–53.

[79] Gjerdrum LM, Woetmann A, Odum N, Burton CM, Rossen K, Skovgaard GL, et al. FOXP3+ regulatory T cells in cutaneous T-cell lymphomas: association with disease stage and survival. Leukemia. 2007;21(12):2512–8.

[80] Li S, Ross DT, Kadin ME, Brown PO, Wasik MA. Comparative genome-scale analysis of gene expression profiles in T cell lymphoma cells during malignant progression using a complementary DNA microarray. Am J Pathol. 2001;158(4):1231–7.

[81] Shin J, Monti S, Aires DJ, Duvic M, Golub T, Jones DA, et al. Lesional gene expression profiling in cutaneous T-cell lymphoma reveals natural clusters associated with disease outcome. Blood. 2007;110(8):3015–27.

[82] Tracey L, Villuendas R, Dotor AM, Spiteri I, Ortiz P, Garcia JF, et al. Mycosis fungoides shows concurrent deregulation of multiple genes involved in the TNF signaling pathway: an expression profile study. Blood. 2003;102(3):1042–50.

[83] Martinez-Escala ME, Gonzalez BR, Guitart J. Mycosis Fungoides Variants. Surg Pathol Clin. 2014;7(2):169–89.

[84] Talpur R, Bassett R, Duvic M. Prevalence and treatment of staphylococcus aureus colonization in patients with mycosis fungoides and Sézary syndrome. Br J Dermatol. 2008;159(1):105–12.

[85] Kim YH, Jensen RA, Watanabe GL, Varghese A, Hoppe RT. Clinical stage IA (limited patch and plaque) mycosis fungoides. A long-term outcome analysis. Arch Dermatol. 1996;132(11):1309–13.

[86] Gathers RC, Scherschun L, Malick F, Fivenson DP, Lim HW. Narrowband UVB phototherapy for early-stage mycosis fungoides. J Am Acad Dermatol. 2002;47(2):191–7.

[87] Querfeld C, Rosen ST, Kuzel TM, Kirby KA, Roenigk HH Jr, Prinz BM, et al. Long-term follow-up of patients with early-stage cutaneous T-cell lymphoma who achieved complete remission with psoralen plus UV-A monotherapy. Arch Dermatol. 2005;141(3):305–11.

[88] Kim YH, Martinez G, Varghese A, Hoppe RT. Topical nitrogen mustard in the management of mycosis fungoides: update of the Stanford experience. Arch Dermatol. 2003;139(2): 165–73.

[89] Deeths MJ, Chapman JT, Dellavalle RP, Zeng C, Aeling JL. Treatment of patch and plaque stage mycosis fungoides with imiquimod 5% cream. J Am Acad Dermatol. 2005;52(2):275–80.

[90] Hoppe RT, Harrison C, Tavallaee M, Bashey S, Sundram U, Li S, et al. Low-dose total skin electron beam therapy as an effective modality to reduce disease burden in patients with mycosis fungoides: results of a pooled analysis from 3 phase-II clinical trials. J Am Acad Dermatol. 2015;72(2):286–92.

[91] Hughes CF, Khot A, McCormack C, Lade S, Westerman DA, Twigger R, et al. Lack of durable disease control with chemotherapy for mycosis fungoides and Sézary syndrome: a comparative study of systemic therapy. Blood. 2015;125(1):71–81.

[92] Duarte RF, Boumendil A, Onida F, Gabriel I, Arranz R, Arcese W, et al. Long-term outcome of allogeneic hematopoietic cell transplantation for patients with mycosis Fungoides and Sézary syndrome: a European Society for Blood and Marrow Transplantation Lymphoma Working Party Extended Analysis. J Clin Oncol. 2014;32(29):3347–8.

[93] Wu PA, Kim YH, Lavori PW, Hoppe RT, Stockerl-Goldstein KE. A meta-analysis of patients receiving allogeneic or autologous hematopoietic stem cell transplant in mycosis fungoides and Sezary syndrome. Biol Blood Marrow Transpl J Am Soc Blood Marrow Transpl. 2009;15(8):982–90.

[94] Watanabe R, Teague JE, Fisher DC, Kupper TS, Clark RA. Alemtuzumab therapy for leukemic cutaneous T-cell lymphoma: diffuse erythema as a positive predictor of complete remission. JAMA Dermatol. 2014;150(7):776–9.

[95] Latkowski JA, Heald P. Strategies for treating cutaneous T-cell lymphoma: part 1: remission. J Clin Aesthetic Dermatol. 2009;2(6):22–7.

[96] Dalton JA, Yag-Howard C, Messina JL, Glass LF. Cutaneous T-cell lymphoma. Int J Dermatol. 1997; 36(11):801–9.

[97] Axelrod PI, Lorber B, Vonderheid EC. Infections complicating mycosis fungoides and Sézary syndrome. JAMA. 1992;267(10):1354–8.

[98] Drake LA, Cohen L, Gillies R, Flood JG, Riordan AT, Phillips SB, et al. Pharmacokinetics of doxepin in subjects with pruritic atopic dermatitis. J Am Acad Dermatol. 1999;41(2 Pt 1):209–14.

[99] Demierre MF, Taverna J. Mirtazapine and gabapentin for reducing pruritus in cutaneous T-cell lymphoma. J Am Acad Dermatol. 2006;55(3):543–4.

[100] Duval A, Dubertret L. Aprepitant as an antipruritic agent? N Engl J Med. 2009;361(14): 1415–6.

[101] Sugaya M, Morimura S, Suga H, Kawaguchi M, Miyagaki T, Ohmatsu H, et al. CCR4 is expressed on infiltrating cells in lesional skin of early mycosis fungoides and atopic dermatitis. J Dermatol. 2015;42(6):613–5.

[102] Ito A, Ishida T, Yano H, Inagaki A, Suzuki S, Sato F, et al. Defucosylated anti-CCR4 monoclonal antibody exercises potent ADCC-mediated antitumor effect in the novel tumor-bearing humanized NOD/Shi-scid, IL-2Rgamma(null) mouse model. Cancer Immunol Immunother CII. 2009;58(8):1195–206.

[103] Duvic M, Evans M, Wang C. Mogamulizumab for the treatment of cutaneous T-cell lymphoma: recent advances and clinical potential. Ther Adv Hematol. 2016;7(3):171–4.

[104] Duvic M, Pinter-Brown LC, Foss FM, Sokol L, Jorgensen JL, Challagundla P, et al. Phase 1/2 study of mogamulizumab, a defucosylated anti-CCR4 antibody, in previously treated patients with cutaneous T-cell lymphoma. Blood. 2015;125(12):1883–9.

[105] Ogura M, Ishida T, Hatake K, Taniwaki M, Ando K, Tobinai K, et al. Multicenter phase II study of mogamulizumab (KW-0761), a defucosylated anti-cc chemokine receptor 4 antibody, in patients with relapsed peripheral T-cell lymphoma and cutaneous T-cell lymphoma. J Clin Oncol Off J Am Soc Clin Oncol. 2014;32(11):1157–63.

[106] Kantekure K, Yang Y, Raghunath P, Schaffer A, Woetmann A, Zhang Q, et al. Expression patterns of the immunosuppressive proteins PD-1/CD279 and PD-L1/CD274 at different stages of cutaneous T-cell lymphoma/mycosis fungoides. Am J Dermatopathol.

2012;34(1):126–8.

[107] Samimi S, Benoit B, Evans K, et al. Increased programmed death–1 expression on cd4+ t cells in cutaneous t–cell lymphoma: implications for immune suppression. Arch Dermatol. 2010;146(12):1382–8.

[108] Kim YH. A phase 2 study of pembrolizumab for the treatment of relapsed/refractory MF/SS. T–cell lymphoma forum 2016; January 28, 2016; San Francisco; 2016.

[109] Khodadoust M RA, Porcu P, Foss FM, Moskowitz AJ, Shustov AR, Shanbhag S, Sokol L, Shine R, Fling SP, Li S, Rabhar Z, Kim J, Yang Y, Yearley J, Chartash EK, Townson SM, Subrahmanyam PB, Maecker H, Alizadeh AA, Dai J, Horwitz SM, Sharon E, Kohrt H, Cheever MA, Kim YH. Pembrolizumab for treatment of relapsed/ refractory mycosis fungoides and Sezary syndrome: clinical efficacy in a CITN multicenter phase 2 study. 3rd World Congress of Cutaneous Lymphomas; October 28, 2016

[110] S T, editor. T cell symposium and USCLC meeting highlights United States Cutaneous Lymphoma Consortium (USCLC) cutaneous lymphoma workshop; 2016; Washington, DC.

[111] Rozati S, Kim YH. Experimental treatment strategies in primary cutaneous T–cell lymphomas. Curr Opin Oncol. 2016;28(2):166–71.

[112] Marie–Cardine A, Viaud N, Thonnart N, Joly R, Chanteux S, Gauthier L, et al. IPH4102, a humanized KIR3DL2 antibody with potent activity against cutaneous T–cell lymphoma. Cancer Res. 2014;74(21):6060–70.

[113] Querfeld C, Pacheco T, Foss FM, Halwani AS, Porcu P, Seto AG, Ruckman J, Landry ML, Jackson AL, Pestano LA, Dickinson BA, Sanseverino M, Rodman DM, Gordon G, Marshall W. Preliminary results of a phase 1 trial evaluating MRG–106, a synthetic microRNA antagonist (LNA antimiR) of microRNA–155, in patients with CTCL. Cancer. 2016;118(23):5830–9.

[114] Frankel AE, Woo JH, Ahn C, Foss FM, Duvic M, Neville PH, et al. Resimmune, an anti–CD3epsilon recombinant immunotoxin, induces durable remissions in patients with cutaneous T–cell lymphoma. Haematologica. 2015;100(6):794–800.

[115] Kim YH. A phase 1b study in cutaneous T–cell lymphoma (CTCL) with the novel topically applied skin–restricted histone deacetylase inhibitor (HDAC–i) SHP–141. American Society of Clinical Oncology (ASCO); Chicago; 2014.

[116] Rook AH, Wood GS, Duvic M, Vonderheid EC, Tobia A, Cabana B. A phase II placebo–controlled study of photodynamic therapy with topical hypericin and visible light irradiation in the treatment of cutaneous T–cell lymphoma and psoriasis. J Am Acad Dermatol. 2010;63(6):984–90.

[117] Rook AH, Gelfand JM, Wysocka M, Troxel AB, Benoit B, Surber C, et al. Topical resiquimod can induce disease regression and enhance T–cell effector functions in cutaneous T–cell lymphoma. Blood. 2015;126(12): 1452–61.

[118] Duvic M, Kuzel T, Dang N, et al. A dose finding lead–in study of E777 (diphtheria toxin fragment–interleukin–2 fusion protein) in persistent or recurrent cutaneous T–cell lymphoma (CTCL). Blood. 2014;124(21):3097.

[119] Schlaak M, Theurich S, Pickenhain J, Skoetz N, Kurschat P, von Bergwelt–Baildon M. Allogeneic stem cell transplantation for advanced primary cutaneous T–cell lymphoma: a systematic review. Crit Rev Oncol Hematol. 2013;85(1):21–31.

[120] Foss FM, Sausville EA. Prognosis and staging of cutaneous T–cell lymphoma. Hematol Oncol Clin North Am. 1995;9(5):1011–9.

[121] Senff NJ, Hoefnagel JJ, Jansen PM, Vermeer MH, van Baarlen J, Blokx WA, et al. Reclassification of 300 primary cutaneous B–cell lymphomas according to the new WHO–EORTC classification for cutaneous lymphomas: comparison with previous classifications and identification of prognostic markers. J Clin Oncol Off J Am Soc Clin Oncol. 2007;25(12):1581–7.

[122] Massone C, Fink–Puches R, Laimer M, Rutten A, Vale E, Cerroni L. Miliary and agminated–type primary cutaneous follicle center lymphoma: report of 18 cases. J Am Acad Dermatol. 2011;65(4):749–55.

[123] Hamilton SN, Wai ES, Tan K, Alexander C, Gascoyne RD, Connors JM. Treatment and outcomes in patients with primary cutaneous B–cell lymphoma: the BC Cancer Agency experience. Int J Radiat Oncol Biol Phys. 2013;87(4):719–25.

[124] Cerroni L, Kerl H. Primary cutaneous follicle center cell lymphoma. Leuk Lymphoma. 2001;42(5):891–900.

[125] Swerdlow SH, Quintanilla–Martinez L, Willemze R, Kinney MC. Cutaneous B–cell lymphoproliferative disorders: report of the 2011 Society for Hematopathology/ European Association for Haematopathology workshop. Am J Clin Pathol. 2013;139(4):515–35.

[126] Willemze R, Kerl H, Sterry W, Berti E, Cerroni L, Chimenti S, et al. EORTC classification for primary cutaneous lymphomas: a proposal from the Cutaneous Lymphoma Study Group of the European Organization for Research and Treatment of Cancer. Blood. 1997;90(1):354–71.

[127] Harris NL, Jaffe ES, Stein H, Banks PM, Chan JK, Cleary ML, et al. A revised European–American classification of lymphoid neoplasms: a proposal from the international lymphoma study group. Blood. 1994;84(5):1361–92.

[128] Gulia A, Saggini A, Wiesner T, Fink–Puches R, Argenyi Z, Ferrara G, et al. Clinicopathologic features of early lesions of primary cutaneous follicle center lymphoma, diffuse type: implications for early diagnosis and treatment. J Am Acad Dermatol. 2011;65(5):991–1000.

[129] Hoefnagel JJ, Vermeer MH, Jansen PM, Heule F, van Voorst Vader PC, Sanders CJ, et al. Primary cutaneous marginal zone B–cell lymphoma: clinical and therapeutic features in 50 cases. Arch Dermatol. 2005;141(9): 1139–45.

[130] Xie X, Sundram U, Natkunam Y, Kohler S, Hoppe RT, Kim YH, et al. Expression of HGAL in primary cutaneous large B–cell lymphomas: evidence for germinal center derivation of primary cutaneous follicular lymphoma. Modern Pathol Off J United States Can Acad Pathol Inc. 2008;21(6):653–9.

[131] Li C, Inagaki H, Kuo TT, Hu S, Okabe M, Eimoto T. Primary cutaneous marginal zone B–cell lymphoma: a molecular and clinicopathologic study of 24 asian cases. Am J Surg Pathol. 2003;27(8):1061–9.

[132] Connors JM, Hsi ED, Foss FM. Lymphoma of the skin.

Hematol Am Soc Hematol Educ Program. 2002;1:263–82.

[133] Swerdlow SH, Campo E, Pileri SA, Harris NL, Stein H, Siebert R, et al. The 2016 revision of the World Health Organization classification of lymphoid neoplasms. Blood. 2016;127(20):2375–90.

[134] Grange F, Hedelin G, Joly P, Beylot–Barry M, D'Incan M, Delaunay M, et al. Prognostic factors in primary cutaneous lymphomas other than mycosis fungoides and the Sezary syndrome. The French study group on cutaneous lymphomas. Blood. 1999;93(11):3637–42.

[135] Koens L, Vermeer MH, Willemze R, Jansen PM. IgM expression on paraffin sections distinguishes primary cutaneous large B–cell lymphoma, leg type from primary cutaneous follicle center lymphoma. Am J Surg Pathol. 2010;34(7):1043–8.

[136] Demirkesen C, Tuzuner N, Esen T, Lebe B, Ozkal S. The expression of IgM is helpful in the differentiation of primary cutaneous diffuse large B cell lymphoma and follicle center lymphoma. Leuk Res. 2011;35(9):1269–72.

[137] Grange F, Petrella T, Beylot–Barry M, Joly P, D'Incan M, Delaunay M, et al. Bcl–2 protein expression is the strongest independent prognostic factor of survival in primary cutaneous large B–cell lymphomas. Blood. 2004;103(10):3662–8.

[138] Hallermann C, Niermann C, Fischer RJ, Schulze HJ. New prognostic relevant factors in primary cutaneous diffuse large B–cell lymphomas. J Am Acad Dermatol. 2007;56(4):588–97.

[139] Koens L, Senff NJ, Vermeer MH, Willemze R, Jansen PM. Methotrexate–associated B–cell lymphoproliferative disorders presenting in the skin: a clinicopathologic and immunophenotypical study of 10 cases. Am J Surg Pathol. 2014;38(7):999–1006.

[140] Geelen FA, Vermeer MH, Meijer CJ, Van der Putte SC, Kerkhof E, Kluin PM, et al. bcl–2 protein expression in primary cutaneous large B–cell lymphoma is site–related. J Clin Oncol Off J Am Soc Clin Oncol. 1998;16(6):2080–5.

[141] Senff NJ, Noordijk EM, Kim YH, Bagot M, Berti E, Cerroni L, et al. European Organization for Research and Treatment of Cancer and International Society for Cutaneous Lymphoma consensus recommendations for the management of cutaneous B–cell lymphomas. Blood. 2008;112(5):1600–9.

[142] Grange F, Beylot–Barry M, Courville P, Maubec E, Bagot M, Vergier B, et al. Primary cutaneous diffuse large B–cell lymphoma, leg type: clinicopathologic features and prognostic analysis in 60 cases. Arch Dermatol. 2007;143(9):1144–50.

[143] Gupta E, Accurso J, Sluzevich J, Menke DM, Tun HW. Excellent outcome of immunomodulation or Bruton's tyrosine kinase inhibition in highly refractory primary cutaneous diffuse large B–cell lymphoma, leg type. Rare Tumors. 2015;7(4):6067.

[144] Bekkenk MW, Geelen FA, van Voorst Vader PC, Heule F, Geerts ML, van Vloten WA, et al. Primary and secondary cutaneous CD30(+) lymphoproliferative disorders: a report from the Dutch Cutaneous Lymphoma Group on the long–term follow–up data of 219 patients and guidelines for diagnosis and treatment. Blood. 2000;95(12):3653–61.

[145] Kempf W, Pfaltz K, Vermeer MH, Cozzio A, Ortiz–Romero PL, Bagot M, et al. EORTC, ISCL, and USCLC consensus recommendations for the treatment of primary cutaneous CD30–positive lymphoproliferative disorders: lymphomatoid papulosis and primary cutaneous anaplastic large–cell lymphoma. Blood. 2011;118(15):4024–35.

[146] Willemze R, Beljaards RC. Spectrum of primary cutaneous CD30 (Ki–1)–positive lymphoprolioerative disorders. A proposal for classification and guidelines for management and treatment. J Am Acad Dermatol. 1993;28(6):973–80.

[147] Cerroni L. Lymphomatoid papulosis, pityriasis lichenoides et varioliformis acuta, and anaplastic large–cell (Ki–1+) lymphoma. J Am Acad Dermatol. 1997;37(2 Pt 1):287.

[148] Brosens DA, Thulliez A. Histio–monocytic reticulosis and mycosis fungoides; four case reports. Arch Belg Dermatol Syphiligr. 1956;12(3):263–72.

[149] Macaulay WL. Lymphomatoid papulosis. A continuing self–healing eruption, clinically benign – histologically malignant. Arch Dermatol. 1968;97(1):23–30.

[150] Willemze R, Meyer CJ, Van Vloten WA, Scheffer E. The clinical and histological spectrum of lymphomatoid papulosis. Br J Dermatol. 1982;107(2):131–44.

[151] Cardoso J, Duhra P, Thway Y, Calonje E. Lymphomatoid papulosis type D: a newly described variant easily confused with cutaneous aggressive CD8–positive cytotoxic T–cell lymphoma. Am J Dermatopathol. 2012;34(7):762–5.

[152] Kempf W, Kazakov DV, Baumgartner HP, Kutzner H. Follicular lymphomatoid papulosis revisited: a study of 11 cases, with new histopathological findings. J Am Acad Dermatol. 2013;68(5):809–16.

[153] Karai LJ, Kadin ME, Hsi ED, Sluzevich JC, Ketterling RP, Knudson RA, et al. Chromosomal rearrangements of 6p25.3 define a new subtype of lymphomatoid papulosis. Am J Surg Pathol. 2013;37(8):1173–81.

[154] Kaudewitz P, Stein H, Dallenbach F, Eckert F, Bieber K, Burg G, et al. Primary and secondary cutaneous Ki–1+ (CD30+) anaplastic large cell lymphomas. Morphologic, immunohistologic, and clinical–characteristics. Am J Pathol. 1989;135(2):359–67.

[155] Delsol G, Al Saati T, Gatter KC, Gerdes J, Schwarting R, Caveriviere P, et al. Coexpression of epithelial membrane antigen (EMA), Ki–1, and interleukin–2 receptor by anaplastic large cell lymphomas. Diagnostic value in so–called malignant histiocytosis. Am J Pathol. 1988;130(1):59–70.

[156] Krenacs L, Wellmann A, Sorbara L, Himmelmann AW, Bagdi E, Jaffe ES, et al. Cytotoxic cell antigen expression in anaplastic large cell lymphomas of T– and null–cell type and Hodgkin's disease: evidence for distinct cellular origin. Blood. 1997;89(3):980–9.

[157] Wilson MS, Weiss LM, Gatter KC, Mason DY, Dorfman RF, Warnke RA. Malignant histiocytosis. A reassessment of cases previously reported in 1975 based on paraffin section immunophenotyping studies. Cancer. 1990;66(3):530–6.

第9章　纤维组织细胞肿瘤：隆突型皮肤纤维肉瘤、非典型纤维黄瘤和多形型未分化肉瘤

Fibrohistiocytic Skin Cancers: Dermatofibrosarcoma Protuberans, Atypical Fibroxanthoma, and Undifferentiated Pleomorphic Sarcoma

Kavita Mariwalla　Allison Hanlon　著

张　韡 **译**　纪　超 **校**

摘要： 非典型纤维黄瘤、多形型未分化肉瘤和隆突型皮肤纤维肉瘤是一组具有局部组织显著破坏力的少见皮肤肿瘤。隆突型皮肤纤维肉瘤临床上常呈良性改变，因此诊断往往滞后。组织病理是诊断隆突型皮肤纤维肉瘤的关键，可以帮助医生鉴别与之非常相似的良性纤维组织细胞瘤。非典型纤维黄瘤与多形型未分化肉瘤之间的关系一直存在争论。这一组纤维组织细胞肿瘤的最佳治疗方案是采用 Mohs 显微手术切除。术后需要进行密切的临床随访以防止复发，因此对因手术治疗而形成的较大皮肤缺损需要提前规划组织重建方案。成功的治疗方案源自术前做好准备工作，同时与患者对病情预后做良好的沟通。

关键词： 非典型纤维黄瘤；多形型未分化肉瘤；恶性纤维组织细胞瘤；皮肤纤维瘤；隆突型皮肤纤维肉瘤；肉瘤

一、概述

纤维组织细胞肿瘤是起源于真皮梭形细胞的少见肿瘤。在皮肤肿瘤中，主要包括 3 种恶性肿瘤，分别是隆突型皮肤纤维肉瘤、非典型纤维黄瘤及多形型未分化肉瘤。

隆突型皮肤纤维肉瘤（DFSP）是一种罕见的低度恶性软组织肿瘤，最常见于躯干。由于 DFSP 具有缓慢发展的病程和相对良性的临床表现，其诊断往往会被延误。而且，DFSP 有不同的亚临床变化，使其在临床诊疗方面变得比较困难，不容易做到完整切除。虽然此病很少发生

转移，但经常复发。DFSP 的纤维肉瘤亚型是其一种侵袭性亚型，可转移至肺。诊断 DFSP 纤维肉瘤亚型需要根据组织病理进行评估并从细胞病理特征上与经典型 DFSP 进行鉴别。

非典型纤维黄瘤（AFX）是一种罕见的皮肤恶性肿瘤，见于曝光部位并受到光化性损伤的皮肤。AFX 是一种低度恶性皮肤肿瘤，通常可采用 Mohs 显微外科手术进行治疗。很少发生转移。在组织病理上，病变局限在真皮上部，由境界清晰的梭形细胞构成。多形型未分化肉瘤（UPS）以前被称为恶性纤维组织细胞瘤（MFH），在组织学上与 AFX 类似，但两种肿瘤的浸润深度不同，AFX 局限于真皮，而 UPS 则浸润深达皮下组织。UPS 是具有转移潜能的侵袭性皮肤肿瘤。鉴别诊断 AFX 和 UPS 很困难。

二、隆突型皮肤纤维肉瘤

隆突型皮肤纤维肉瘤是一种罕见的局部侵袭性皮肤软组织肉瘤。DFSP 最常在躯干部以斑块或结节形式出现。在美国，DFSP 每年的发病率为（0.8~4.5）/ 100 万人[1]，女性比男性更容易患 DFSP。黑种人的发病率几乎是白种人的 2 倍[2]。Bednar 瘤是一种色素型的 DFSP 亚型，在黑种人患者中较为常见。DFSP 可出现在任何年龄，但最常见于 30 岁的成年人。DFSP 的纤维肉瘤亚型（DFSP-FS）是一种具有转移潜能的侵袭性肿瘤。DFSP-FS 在老年患者中预后较差[3]。

DFSP 在临床上表现为无症状、坚实的斑块，其颜色可以从肉色到色素沉着样改变，也可以表现为粉红色、黄色或红色（图 9-1）。Bednar 瘤呈深褐色。一般情况下，DFSP 生长缓慢。在斑块期早期 DFSP 的临床表现并不显著，但随着时间的推移肿瘤会浸润皮下组织，使其更加固定而呈结节状，并可引起疼痛。充分发展期的肿瘤可出现溃疡和出血。由于 DFSP 的临床表现不具特征性，诊断通常较晚。临床上的鉴别诊断包括良性皮肤纤维瘤（图 9-2）、色素型基底细胞癌、增生性瘢痕、瘢痕疙瘩、结节病和软组织肉瘤。DFSP 与 DFSP-FS 在临床上无差异。

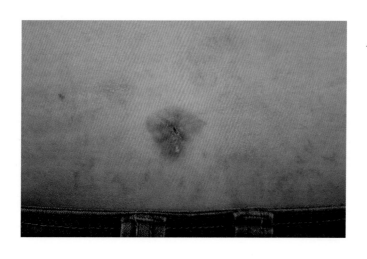

◀ 图 9-1　隆突型皮肤纤维肉瘤

◀ 图 9-2　色素型皮肤纤维瘤

拟诊 DFSP 的病变可通过穿刺、活检术或切除术进行病理检查。也可以采取浅表削除活检术，但不能对具有诊断意义的皮下组织进行观察。在 DFSP 组织活检中，表皮和真皮肿瘤之间可观察到一个 grenz 带，即无浸润带。组织学上，DFSP 由形态单一的梭形细胞组成，排列呈螺旋状或旋涡状 [4]（图 9-3）。梭形细胞呈良性细胞形态，核分裂象比率很低。DFSP 浸润皮下组织时常表现为亚临床浸润，并在肿瘤周边呈触须样生长。由于本病存在这种触须状的生长模式，临床医生要在病理学上判断组织学切缘是否干净具有一定的排战性。色素型的 Bednar 瘤中可见含有黑色素的树突状细胞和梭形细胞。罕见情况下，DFSP 具有肉瘤样改变，细胞和核具有多形性。这种亚型具有转移潜能，被称为 DFSP-FS 亚型 [5]。在组织学上鉴别 DF（图 9-4）、DFSP 和 DFSP-FS 比较困难。免疫组化有助于诊断，DFSP 中 CD34 阳性、XⅢa 因子阴性，而皮肤纤维瘤（DF）中 CD34 阴性、XⅢa 因子阳性 [6]。低分化的 DFSP-FS 可能会丢失 CD34 表达，使得在此种情况下 CD34 的表达状况并不可靠。透明质酸和 CD44 有助于从 DFSP 中鉴别出皮肤纤维瘤。CD44 是一种细胞膜糖蛋白，可与细胞外基质中的透明质酸结合。CD44 的表达在 DFSP 中明显减少或缺失，但在 DF 中存在。DFSP 基质对透明质酸盐染色强阳性，相比之下，DF 基质显示弱染色模式 [7]。

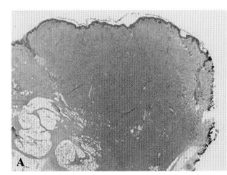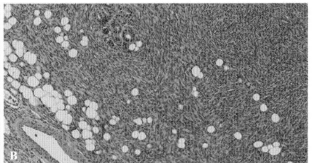

▲ 图 9-3　隆突型皮肤纤维肉瘤

图片由 Jeffrey Zwerner 博士提供

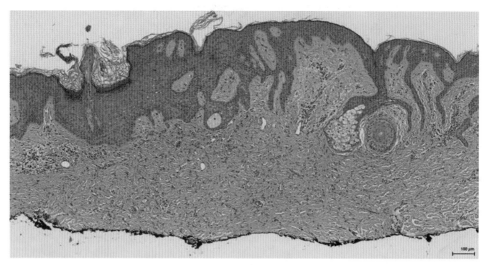

▲ 图 9-4 皮肤纤维瘤

图片由 Jeffrey Zwerner 博士提供

分子技术的发展有助于对 DFSP 的理解和诊断。DSFP 具有特征性不平衡易位 t（17，22）（q22，q13），可导致血小板衍生的生长因子 β 多肽的独特融合基因（PDGFB 基因）具有 1A1 型胶原蛋白（COL1A1）基因 [8]。一旦融合，正常调节的 PDGFB 基因被 COL1A1 基因组成性激活。未经调节的 PDGFB/COL1A1 融合蛋白可导致酪氨酸激酶 PDGF 受体 b 的持续活化和肿瘤发生 [9]。荧光原位杂交（FISH）技术可以检测 PDGFB/COL1A1 融合转录本 [10]。在大多数情况下，不需要 FISH 检测即可进行诊断。

DFSP 呈浸润性生长模式，伴有亚临床生长和触须样突起插入周围的胶原纤维、脂肪、筋膜和肌肉中。患者的体格检查包括评估 DFSP 是否与深部组织粘连固定。当发生粘连固定、发生复发或 DFSP–FS 亚型时，建议进行 MRI 检查。并对患者的淋巴结进行临床评估。鉴于在罕见情况下肿瘤可发生转移，因此不建议进行影像学分期。对 DFSP–FS 亚型或晚期复发肿瘤的患者，建议术前进行胸部 CT 检查以评估肺转移情况。

触诊肿瘤周围的皮肤及皮下组织的质地，有助于评估肿瘤的浸润生长状况。可在原发肿瘤周围进行穿刺活检，有助于在手术前划定肿瘤边缘。

手术是 DFSP 的一线治疗方法。该肿瘤具有不对称性生长、触须样浸润生长方式，使外科治疗具有挑战性。扩大局部切除术（WLE）时可对肿瘤边缘的一小部分可以进行组织学检查。扩大局部切除术后的复发率各不相同，复发率取决于手术切缘情况 [11-13]。手术切缘越宽，复发的风险越低。一项回顾性研究显示，手术切缘小于 3cm 的肿瘤复发率为 47%，而切缘为 3～5cm 的肿瘤复发率为 7%，切缘大于 5cm 的肿瘤复发率最低（5%）[14]。美国国家综合癌症网络（NCCN）建议切缘为 2～4cm，并切到下部的肌肉或骨膜。然而，由于肿瘤的位置关系，通常无法遵循以上建议。

Mohs 显微手术（MMS）是治疗 DFSP 的首选手术治疗方法。MMS 中会检查切除组织的整个外周边缘。通过冰冻切片分析，外科医生 / 病理学家确定切缘阳性的部位，包括广泛局部切除术后在包埋组织过程中缺失的非对称生长的肿瘤触须状突起。术前检查时，推荐对肿瘤进行监测性活检，大多数 Mohs 外科医生从体格检查时的肿瘤可触及边缘外的至少 1cm 处开始第一次切除。术中 CD34 免疫染色可以帮助医生识别肿瘤，然而，这对于冰冻切片的要求比较高。对手术切缘进行进一步完整的检查，只在切缘阳性的部位采取进一步切除。因此，在保留正常组织的同时，可获得无肿瘤边缘。MMS 术后的 DFSP 的复发率低于 WLE。在对 23 个非随机试验的系统回顾中，MMS 术后的局部复发率为 1.11%，而 WLE 术后的局部复发率为 6.32%[15]。MMS 也有其局限性，对深达筋膜、肌肉和骨的肿瘤以及复发性肿瘤来说，MMS 并不是最佳治疗方法。在骨膜和骨骼等较深的组织结构中也比较难以进行局部麻醉。DFSP 的生长方式特点使其在复发情况下并不能用 Mohs 显微手术在组织学上进行整体切缘的评估，因为 Mohs 显微手术依赖于肿瘤的连续生长方式来判断切缘。无论有无免疫染色，对 DFSP 的冰冻切片进行组织学判读都很具有挑战性。术中冰冻切片时，深部固有组织层或手术切缘将用于判断是否切除干净。

值得注意的是，DFSP 是一种对放射敏感的肿瘤，手术切除并不是它的唯一治疗选择。放疗也可作为一种基础性治疗手段，用于不可手术治疗或不能耐受手术切除的患者。然而，目前采用放射治疗作为 DFSP 常规治疗的数据有限。对于手术切除不完全的患者，放射治疗可能是有益的。在切缘接近肿瘤组织或切缘阳性的患者中，辅助放疗后的局部复发率为 14.2%，而在切缘阴性的患者中无复发[16]。肉瘤型 DFSP 不需要辅助放疗，目前尚不明确放疗是否有益。

分子靶向治疗可以治疗转移性和局部晚期肿瘤。伊马替尼是一种能阻断 PDGF 受体的小分子酪氨酸激酶抑制药，在美国已被 FDA 批准用于治疗不可切除、复发和（或）转移性的 DFSP。伊马替尼并可作为手术切除前缩小肿瘤的新辅助药物。伊马替尼治疗后的肿瘤在 Mohs 显微手术时可观察到经过前期治疗而使肿瘤具有不连续性。

局部晚期、复发或罕见的转移性肿瘤可能需要非手术治疗。对于处于晚期或具有侵袭性肿瘤的患者，建议采用多学科方法进行治疗。复发性肿瘤更可能转移并深入侵袭到肌肉和（或）骨骼，并增加手术并发症的发生率。对于局部淋巴结转移的患者，建议行淋巴结清扫术。多发性转移者不能进行手术治疗。

DFSP 的预后良好，10 年生存率为 99.1%[17]。高死亡率与肿瘤细胞增多、核分裂象比率高、男性、黑种人种族以及位于头或四肢有关。尽管患者很少死于 DFSP，但由于存在局部复发的风险，因此并发症的发生率很高。大多数在治疗后的前 3 年内发生复发[18]。初次手术治疗时切缘不干净的患者复发率最高。年龄 > 50 岁与较高的复发率和相对低的生存率有关。注意，年龄较大的患者更有可能出现 DFSP-FS 亚型。未完全切除的 DFSP-FS 亚型患者中已经有报道出现了死亡案例[19]。

建议在术后 3 年，每 6 个月进行 1 次皮肤检查，其后每年都需要进行 1 次检查。皮肤检查包括手术瘢痕的检查和触诊。任何可疑的临床病变都可以通过活检手术或穿刺技术进行检查。淋巴结触诊与皮肤检查一起进行。如果发现淋巴结病变，建议行影像学检查。如果没有相关的临床表现，不建议进行影像学检查。如果发现复发，建议行影像学检查。由于术后随访很重要，且复发率很高，大多数外科医生在 DFSP 的手术部位不做皮瓣修复，而进行线性闭合或厚皮移植，以便更好地观察是否出现复发性肿块。

三、非典型纤维黄瘤

非典型纤维黄瘤（AFX）是一种罕见的皮肤恶性肿瘤，最常见于受到光损伤的皮肤，表现为无症状的粉红色丘疹或结节（图 9-5）。AFX 常见报道于皮肤白皙的老年人的头部和颈部。临床鉴别诊断包括鳞状细胞癌、肉瘤、无色素性黑色素瘤和多形性未分化肉瘤（UPS）。

此病首先由 Helwig 提出，是一种局限于真皮具有多形性细胞的肿瘤，其中包括梭形细胞和上皮样细胞[20]。可见显著的细胞多形性、非典型核分裂象和多核巨细胞。不管是出于诊断还是治疗的目的，都必须将 AFX 与其他低分化肿瘤进行鉴别。然而，它们之间的区别并不明显。免疫组织化学染色有助于将 AFX 与其他梭形细胞肿瘤（包括鳞状细胞癌、纤维增生性黑色素瘤和平滑肌肉瘤）进行鉴别。AFX 和多形性未分化肉瘤（以前称为恶性纤维组织细胞瘤）（图 9-6），具有相同的免疫表型。目前免疫组织染色不能鉴别 AFX 和 UPS[21-24]。比较基因组原位杂交研究找到了两者在 RAS 通路和 p53 突变的差异，但这些差异尚未在全基因组测序中得到验证[25]。目前，AFX 和 UPS 的主要差异在于肿瘤的位置，AFX 局限于真皮，而 UPS 累及皮下脂肪并侵犯更深部位的组织（图 9-7）[26]。通常，浅表削除活检术可以对 AFX 进行诊断。但是，如果没

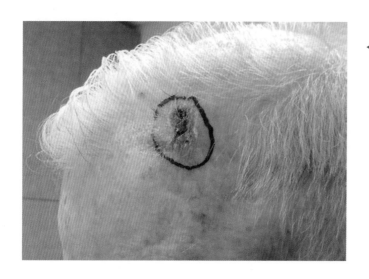

◀ 图 9-5 非典型纤维黄瘤

有见到皮下脂肪组织，无法鉴别 AFX 和 UPS。浅表削除活检术取材的标本中仅能在组织学上描述见到具有细胞多形性的肿瘤，AFX 和 UPS 均在其中。临床医生可以建议患者进行第二次更深层次的活检以进行进一步完善组织学检查，或者进行手术治疗，均为这两种肿瘤的一线治疗方法。

AFX 的治疗可采用扩大局部切除术或 Mohs 显微手术[27]。扩大局部切除术的复发率为 0%～20%[28, 29]。切缘阳性与复发风险增加相关。采用 Mohs 显微手术（MMS）时 AFX 复发的风险较低。

目前最大样本的一组对 169 例肿瘤采用 MMS 治疗的回顾性研究中，平均随访时间为 21.7 个月，其中 1% 的患者局部复发[21]。在一项较小的研究中，对 58 例接受 MMS 治疗的患者进行了随访，平均随访时间为 4.5 年，没有复发的报道[27]。Mohs 显微手术中可以观察完整的肿瘤边缘，这可能是其复发率较低的原因。然而，由于在 Mohs 显微手术中，并未检测肿瘤中央部位组织的皮下侵犯深度。因此，在 Mohs 手术的第一或第二阶段时虽然报告肿瘤的切缘干净，但肿瘤的浸润深度却可能并不明确，既可能局限于真皮层，也可能累及皮下脂肪。如果在术中怀疑肿瘤更有可能是 UPS 时，则可以考虑在 Mohs 显微手术第一阶段或肿瘤完整切除术中对肿瘤的完整标本切片进行全面检查。

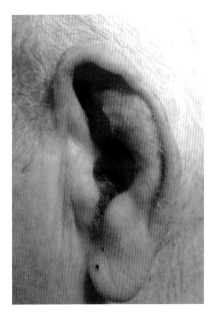

▲ 图 9-6　多形型未分化肉瘤

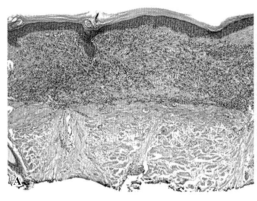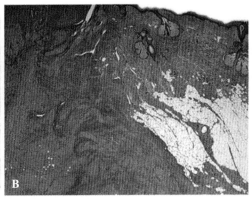

▲ 图 9-7　**AFX 和 UPS 的组织学**

A. AFX 是一种多形性肿瘤，梭形细胞和上皮样细胞位于真皮；B.UPS 具有类似的多形性和上皮样组织学，但能深入渗透真皮和皮下脂肪（引自 Hanlon, Allison; MD, PhD; Stasko, Thomas; Christiansen, Dan; Cyrus, Nika; Galan, Anjela, Dermatologic Surgery, LN2, CD10, and Ezrin Do Not Distinguish Between Atypical Fibroxanthoma and Undifferentiated Pleomorphic Sarcoma or Predict Clinical Outcome, Mar 1, 2017, Vol 43, Issue 3, with kind permission from Wolters Kluwer Health, Inc.）

少见的情况下，AFX 中可以采用放射治疗。但是目前尚没有随机对照的临床试验研究报道来指导治疗。放射治疗仅用于复发、转移或不能手术的患者。

非常罕见的情况下可以见到转移性 AFX。对 AFX 患者进行病情评估时，不需要做影像学分期和前哨淋巴结活检。AFX 转移率为 0.5%～4%，但此数据来源于不同的回顾性研究 [21, 27, 30]。免疫抑制被认为是 AFX 发生转移的一个可能的危险因素，但是大量的回顾性研究并没有证实这一关联 [31]。如果 AFX 发生转移，应对原发肿瘤进行重新检查以评估是否有 UPS 的特征。病例报告、系列病例研究和回顾性研究中均发现在转移性 AFX 中，进一步的组织学检查可以将其归类为 UPS。

围绕着 UPS 是否为一个单独的实体还是一种更具侵袭性的 AFX 亚型一直存在争论。2002 年，世界卫生组织（WHO）对肉瘤的分类进行了改进。"恶性纤维组织细胞瘤"为排除性诊断，诊断时需先排除多种不同类型的肉瘤（包括纤维肉瘤和平滑肌肉瘤）。随着免疫组织化学和电镜技术的进步，肉瘤中做了进一步分类，恶性纤维组织细胞瘤被重新命名为 UPS [32]。但是 UPS 中包含了一组具有不同生物学行为及转移和复发潜能不同的肿瘤。多个回顾性研究中的数据表明，随着对这组肿瘤进行了进一步的分类，发现肿瘤的复发和转移风险发生改变。1990 年以前发表的论文中通过 MMS 治疗的恶性纤维组织细胞瘤平均随访 41.7 个月，复发率为 7.4% [33]。而在 2000 年发表的论文中报道，7 例肿瘤平均随访时间为 41.7 个月，复发率为 37.5%。通过 MMS 治疗的 UPS 的平均复发率为 58.8%，显著高于早期研究中的数据 [29]。

随着 UPS 的分类不断优化，对治疗的建议也有了进展。目前推荐对前哨淋巴结进行手术治疗和（或）对淋巴结群进行影像学检查。还没有研究比较 Mohs 显微手术和扩大局部切除术在治疗 UPS 中的疗效差异。手术后密切的临床随访非常必要。局部复发和（或）转移通常发生在治疗后的前 2 年 [34]。对于具有侵袭性临床行为的肿瘤，可以考虑在术后行辅助放射治疗，但目前尚无指导治疗的推荐意见。

AFX 与 UPS 的关系有待进一步研究。AFX 的预后极好，复发和转移率低。相反，UPS 是一种侵袭性肿瘤，具有转移和威胁生命的潜能。准确的初步诊断对明确患者的风险和选择最佳的治疗方案至关重要。

参考文献

[1] Kreicher KL, Kurlander DE, Gittleman HR, Barnholtz–Sloan JS, Bordeaux JS. Incidence and survival of primary dermatofibrosarcoma protuberans in the United States. Dermatol Surg. 2016;42(1):24–31.

[2] Rouhani P, Fletcher CD, Devesa SS, Toro JR. Cutaneous soft tissue sarcoma incidence patterns in the U.S. : an analysis of 12,114 cases. Cancer. 2008;113(3):616–27.

[3] Connelly JH, Evans HL. Dermatofibrosarcoma protuberans. A clinicopathologic review with emphasis on fibrosarcomatous areas. Am J Surg Pathol. 1992;16(10):921–5.

[4] Llombart B, Serra–Guillén C, Monteagudo C, López Guerrero JA, Sanmartín O. Dermatofibrosarcoma protuberans: a comprehensive review and update on diagnosis and management. Semin Diagn Pathol. 2013;30(1):13–28.

第 9 章　纤维组织细胞肿瘤：隆突型皮肤纤维肉瘤、非典型纤维黄瘤和多形型未分化肉瘤

Fibrohistiocytic Skin Cancers: Dermatofibrosarcoma Protuberans, Atypical Fibroxanthoma, and Undifferentiated Pleomorphic Sarcoma

[5] Goldblum JR, Reith JD, Weiss SW. Sarcomas arising in dermatofibrosarcoma protuberans: a reappraisal of biologic behavior in eighteen cases treated by wide local excision with extended clinical follow up. Am J Surg Pathol. 2000;24(8):1125–30.

[6] Haycox CL, Odland PB, Olbricht SM, Piepkorn M. Immunohistochemical characterization of dermatofibrosarcoma protuberans with practical applications for diagnosis and treatment. J Am Acad Dermatol. 1997;37(3):438–44.

[7] Calikoglu E, Augsburger E, Chavaz P, Saurat JH, Kaya G. CD44 and hyaluronate in the differential diagnosis of dermatofibroma and dermatofibrosarcoma protuberans. J Cutan Pathol. 2003;30(3):185–9.

[8] Simon MP, Pedeutour F, Sirvent N, Grosgeorge J, et al. Deregulation of the platelet–derived growth factor B–chain gene via fusion with collagen gene COL1A1 in dermatofibrosarcoma protuberans and giant–cell fibroblastoma. Nat Genet. 1997;15(1):95–8.

[9] Kiuru–Kuhlefelt S, El–Rifai W, Fanburg–Smith J, Kere J, Miettinen M, Knuutila S. Concomitant DNA copy number amplification at 17q and 22q in dermatofibrosarcoma protuberans. Cytogenet Cell Genet. 2001;92(3–4):192–5.

[10] Patel KU, Szabo SS, Hernandez VS, Prieto VG, Abruzzo LV, Lazar AJ, López–Terrada D. Dermatofibrosarcoma protuberans COL1A1–PDGFB fusion is identified in virtually all dermatofibrosarcoma protuberans cases when investigated by newly developed multiplex reverse transcription polymerase chain reaction and fluorescence in situ hybridization assays. Human Pathol. 2008;39(2):184–93.

[11] Fiore M, Miceli R, Mussi C, Lo Vullo S, Mariani L, Lozza L, Collini P, Olmi P, Casali PG, Gronchi A. Dermatofibrosarcoma protuberans treated at a single institution: a surgical disease with a high cure rate. J Clin Oncol. 2005;23(30):7669–75.

[12] Stojadinovic A, Hoos A, Karpoff HM, Leung DH, Antonescu CR, Brennan MF, Lewis JJ. Soft tissue tumors of the abdominal wall: analysis of disease patterns and treatments. Arch Surg. 2001;136(1):70–9.

[13] DuBay D, Cimmino V, Lowe L, Johnson TM, Sondak VK. Low recurrence rate after surgery for dermatofibrosarcoma protuberans: a multidisciplinary approach from a single institution. Cancer. 2004;100(5):1008–16.

[14] Arnaud EJ, Perrault M, Revol M, Servant JM, Banzet P. Surgical treatment of dermatofibrosarcoma protuberans. Plast Reconstr Surg. 1997;100(4):884–95.

[15] Foroozan M, Sei JF, Amini M, Beauchet A, Saiag P. Efficacy of Mohs micrographic surgery for the treatment of dermatofibrosarcoma protuberans: systematic review. Arch Dermatol. 2012;148(9):1055–63.

[16] Haas RL, Keus RB, Loftus BM, Rutgers EJ, van Coevorden F, Bartelink H. The role of radiotherapy in the local management of dermatofibrosarcoma protuberans. Soft tissue tumours working group. Eur J Cancer. 1997;33(7):1055–60.

[17] Kreicher KL, Kurlander DE, Gittleman HR, Barnholtz–Sloan JS, Bordeaux JS. Incidence and survival of primary dermatofibrosarcoma protuberans in the United States. Dermatol Surg. 2016;42(Suppl 1):S24–31.

[18] Gloster HM Jr. Dermatofibrosarcoma protuberans. J Am Acad Dermatol. 1996;35(3):355–74.

[19] Liang CA, Jambusaria–Pahlajani A, Karia PS, Elenitsas R, et al. A systematic review of outcome data for dermatofibrosarcoma protuberans with and without fibrosarcomatous change. J Am Acad Dermatol. 2014;71(4):781–6.

[20] Helwig EB, May D. Atypical fibroxanthoma of the skin with metastasis. Cancer. 1986;57(2):368–76.

[21] Hanlon A, et al. LN2, CD10, and Ezrin do not distinguish between atypical Fibroxanthoma and undifferentiated pleomorphic sarcoma or predict clinical outcome. Dermatol Surg. 2017;43(3):431–6.

[22] Hollmig ST, Rieger KE, Henderson MT, West RB, Sundram UN. Reconsidering the diagnostic and prognostic utility of LN–2 for undifferentiated pleomorphic sarcoma and atypical fibroxanthoma. Am J Dermatopathol. 2013;35(2):176–9.

[23] Wingard JR, Carter SL, Walsh JT, Kurtzberg J, Small TN, Gersten ID, et al. Results of a randomized, double–blind trial of fluconazole (FLU) vs voriconazole (VORI) for the prevention of invasive fungal infections (IFI) in 600 allogeneic blood and marrow transplant (BMT) patients (abstract). Blood (ASH Annual Meet Abstract). 2007;110:163.

[24] Lazova R, Moynes R, May D, Scott G. LN–2 (CD74) a marker to distinguish atypical fibroxanthoma from malignant fibrous histiocytoma. Cancer. 1997;79(11):2115–24.

[25] Mihic–Probst D, Zhao J, Saremasiani P, Baer A, Oehischlegel C, et al. CGH analysis shows genetic similarities and differences in atypical fibroxanthoma and undifferentiated high grade pleomorphic sarcoma. Anticancer Res. 2004;24(1):19–26.

[26] McCalmont TH. AFX: what we now know. J Cutan Pathol. 2011;38(11):853–6.

[27] Ang GC, Roenigk RK, Otley CC, Kim Phillips P, et al. More than 2 decades of treating atypical fibroxanthoma at mayo clinic:what have we learned from 91 patients? Dermatol Surg. 2009;35(5):765–72.

[28] Love WE, Schmitt AR, Bordeaux JS. Managment of unusual cutaneous malignancies: atypical fibroxanthoma, malignant fibrous histiocytoma, sebaceous carcinoma, extramammary paget disease. Dermatol Clin. 2011;2(29):201–16.

[29] Hollmig ST, et al. The evolving conception and management challenges of malignant fibrous histiocytoma. Dermatol Surg. 2012;38(12):1922–9.

[30] Hueterh MJ, Zitelli JA, Brodland D. Mohs micrographic surgery for the treatment of spindle cell tumors of the skin. J Am Acad Dermatol. 2001;44(4):656–9.

[31] McCoppin HH, et al. Clinical spectrum of atypical fibroxanthoma and undifferentiated pleomorphic sarcoma in solid organ transplant recipients: a collective experience. Dermatol Surg. 2012;38(2):230–9.

[32] Fletcher CD. The evolving classification of soft tissue tumours: an update based on the new WHO classification. Histopathology. 2006;48(1):3–12.

[33] Brown MD, Swanson NA. Treatment of malignant fibrous histiocytoma and atypical fibrous xanthoma with micrographic surgery. J Dermatol Surg Oncol. 1989;15(12):1287–92.

[34] Withers AH, et al. Atypical fibroxanthoma and malignant fibrous histiocytoma. J Plast Reconstr Aesthet Surg. 2011;64(11):e273–8.

第 10 章　附属器癌：微囊性附属器癌和皮脂腺癌

Adnexal Carcinoma: Microcystic Adnexal Carcinoma and Sebaceous Carcinoma

Paul R. Massey　Anthony C. Soldano　Matthew C. Fox　著

粟　娟　陈　翔　译　　徐　丹　校

摘要：微囊性附属器癌（microystic adnexal carcinoma，MAC）和皮脂腺癌（sebaceous carcinoma，SC）是少见的附属器癌。微囊性附属器癌最常见的表现为头部和颈部边界模糊、坚硬、肤色的丘疹、结节或斑块。虽然局部具有破坏性，但微囊性附属器癌通常不会转移。由于采样不完整、较浅表，误诊率很高。在微囊性附属器癌的治疗中，推荐采用包括 Mohs 显微外科手术（MMS）在内的可以精细切缘控制的切除技术。

皮脂腺癌起源于全分泌性皮脂细胞，常见于头颈部，是最常见的眼睑肿瘤之一。皮脂腺癌通常表现为黄色、坚固的皮下结节。皮脂腺癌可能伪装成其他肿瘤性和炎症性实体，而致延误诊断。皮脂腺癌患者必须筛查 Muir-Torre 综合征，一种遗传性癌症综合征。皮脂腺癌的治疗是外科手术。皮脂腺癌有转移潜能，最常见的转移是淋巴结盆地。放射和化疗在转移性皮脂腺癌的治疗中起着重要作用。

关键词：微囊性附属器癌；皮脂腺癌；皮脂腺肿瘤；促结缔组织增生性毛发上皮瘤；硬斑病样基底细胞癌；Muir-Torre 综合征；前哨淋巴结活检；Mohs 显微外科手术

一、微囊性附属器癌

（一）概述

微囊性附属器癌（MAC）是一种罕见的皮肤肿瘤，在一系列的 6 个病例中首次被描述，表现为上唇肤色质硬的斑块[1]。Goldstein 等将微囊性附属器癌描述为一种同时表现出毛囊和汗腺分化的肿瘤，随着时间的推移，这一论断已被广泛接受[2-4]。

组织学上，微囊性附属器癌呈浸润性生长模式。肿瘤组织学反映了其临床表现，即对潜在结构有局部破坏，但很少有转移[5,6]。微囊性附属器癌最常出现在老年女性患者的头部和颈部[7]。尽管肿瘤可能导致严重的并发症，但微囊性附属器癌患者的 10 年存活率约为 97%[7]。微囊性附属器癌的治疗有挑战性，因为很容易复发，这可能是由于它具有神经侵袭的倾向[8]。涉及精细切缘控制的切除技术（如 Mohs 显微外科手术）是治疗的金标准，复发率为 0%~22%[8]。

（二）流行病学

微囊性附属器癌的研究因其发病率低而受到限制。迄今为止最大的关于微囊性附属器的报道显示了这种疾病的罕见性，发病率为（0.16~0.65/100）万人[7]。虽然所有年龄段都易感，包括文献[9, 10]中报道的 2 例先天性微囊性附属器癌，但确诊时的中位年龄为 68 岁[7]。

报道的患者中 90% 是白种人，其余 10% 是非洲裔美国人、亚洲 / 太平洋岛民和其他或未知种族的患者。病例报告证实了非洲裔美国人[10, 11]、日本人[12] 和中国人[13] 患者及其他几个种族均有微囊性附属器癌诊断。

微囊性附属器癌对女性患者的影响比对男性患者的影响更大[6, 7]。最近对明尼苏达州奥姆斯特德罕见皮肤肿瘤的流行病学研究表明，微囊性附属器癌和另一种汗管肿瘤——小汗腺癌的女性患病率远高于其他几种罕见皮肤肿瘤[14]。

（三）发病机制

争论主要集中在微囊性附属器癌的细胞起源。在 Goldstein 等最初的报道中描述了微囊性附属器癌，假设其起源细胞是一种多能角质形成细胞，"能够同时分化成毛囊和汗腺"[1]。免疫组织化学研究支持双重分化理论，因为微囊性附属器癌可用汗管抗体染色，如癌胚抗原（CEA），同时也可用角蛋白染色[15]。其他研究支持微囊性附属器癌主要为外分泌型分化肿瘤[16]。Leboit等报道在一系列微囊性附属器癌肿瘤中有皮脂腺和顶泌分化的证据，这为向毛囊皮脂腺单位分化提供了支持[17]。

微囊性附属器癌的危险因素包括浅肤色、辐射、紫外线暴露、免疫抑制和遗传综合征[18, 19]。Chiller 等的报道称，美国患者更有可能在身体左侧出现微囊性附属器癌，这支持了紫外线辐射在肿瘤发生中的作用[6]。紫外线在微囊性附属器癌发生中的病因学作用仍然存在争议，因为在大多数微囊性附属器癌中没有发现与紫外线相关的 p53 标志性突变[20]。与其他皮肤肿瘤相似，免疫抑制的微囊性附属器癌患者可发展成区域性或转移性疾病[18, 19]。然而，免疫系统在监测和限制微囊性附属器癌传播中的作用仍然不确定[18]。最后，有 1 例微囊性附属器癌病例中有染色体 6q 缺失[21]，重要的是染色体 6q 在唾液腺肿瘤中经常发生异常[22]。

微囊性附属器癌和 Nicolau–Balus 综合征可能有关联，Nicolau–Balus 综合征是一种罕见的疾病，包括多发性汗管瘤、囊肿和虫蚀状皮肤萎缩[23]。1 例被诊断为微囊性附属器癌的患者同时患有 Nicolau-Balus 综合征[24]。Schaller 描述了 2 例在儿童期同时伴有组织学表现为"微囊性附属器癌样"的斑块和虫蚀状皮肤萎缩的患者，其中 1 例被诊断为 Nicolau-Balus 综合征[25]。此外，还报道了 1 例出现多发微囊性附属器癌的患者[26]。

（四）临床特征

微囊性附属器癌最常见的临床特征为边界模糊、坚硬、肤色或黄色的丘疹、结节或斑块[5, 27]（图 10-1）。病变不会溃烂[5]，通常被误认为瘢痕[28]。微囊性附属器癌最常出现在上唇。Yu 等报道，SEER 数据库中 74% 的微囊性附属器癌位于头部和颈部（包括嘴唇）[7]。SEER 数据库中其他有代表性的身体位置包括躯干（9%）、上肢（9%）和下肢（5%）[7]。皮损最常出现在日光暴露部位[20]。

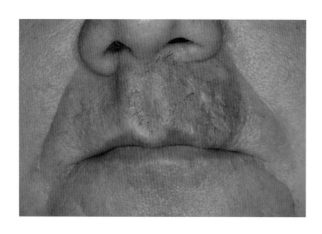

◀ 图 10-1 微囊性附属器癌
这个肿瘤表现为界限不清的坚硬的粉红色斑块（引自 Rustemeyer J, Zwerger S, Pörksen M, et al.Oral Maxillofac Surg, 2013；17：141, Fig. 1, Springer Nature, under Creative Commons Attribution License）

在临床表现上患者通常无症状，但可能由于肿瘤的神经侵袭倾向，可有感觉异常或麻木的主诉[29]。由于病程通常缓慢，外观也相对平淡，诊断往往会延迟[5]。也许由于其隐匿的表现，微囊性附属器癌在诊断时可能很大。多项研究表明，其确诊时的平均大小约为 2cm[27, 29]。

临床上，微囊性附属器癌有局部的侵略性行为和侵袭倾向，但系统性传播能力有限。这一疾病表型反映在 SEER 数据库中，报道中 74% 微囊性附属器癌患者的病变仅限于皮肤，只有一小部分但重要的少数患者（16%）出现局部浸润，包括皮下组织、软组织、肌肉或骨骼[7]。在已知淋巴结状态（无论是临床还是病理）的患者中，只有 1.8% 的患者有区域转移的证据，有 0.4% 的患者出现远处转移[7]。死于微囊性附属器癌的情况极为罕见[30]。事实上，虽然微囊性附属器癌患者的总体生存率有所降低，但与未确诊人群相比，生存率基本上没有变化[7]。

（五）组织病理

组织病理上微囊性附属器癌是一种边界不清的浸润性肿瘤，伴有导管和毛囊分化，周围为硬化的间质[31]。Goldstein 等描述了一个有两个细胞群的肿瘤。在真皮浅层中，可见散在的外观正常的角质形成细胞聚集物，几个周围形成的含有角蛋白的假角囊肿（图 10-2），以及一个单独的、更深的浸润性的细胞群，包括偶尔有腔的索状和线状物（图 10-3）[1]。导管通常内衬很薄，可能呈"蝌蚪"状，如汗管瘤所见（图 10-4）[31]。细胞密度随着深度的增加而降低。然而，微囊性附属器癌的深度浸润性生长模式掩盖了其温和的细胞学外观，因为核分裂象或不典型细胞并不常见[5]。向神经周围的侵犯是特征性的（图 10-5）[31]，可见神经纤维被明显浸润[25]。

微囊性附属器癌的组织病理误诊相当常见，在某些系列为 27%～69%，可导致确诊和治疗的延迟[6, 18]。

微囊性附属器癌的组织病理鉴别诊断包括汗管瘤、促结缔组织增生性毛发上皮瘤（DTE）和硬斑病样基底细胞癌。鳞癌[32]、腺鳞癌、毛发腺瘤和转移性腺癌也可能被误诊为本病[33]。值得注意的是，现在被理解为微囊性附属器癌的术语相当混乱[34]。许多疾病应该是类似于微囊

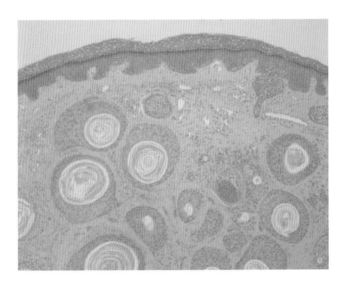

◀ 图 10-2 微囊性附属器癌浅层大量的角囊肿（10×）

图片由 Timothy F.Kolda 博士提供

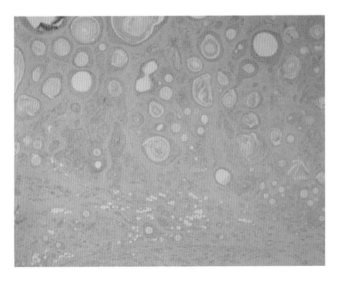

◀ 图 10-3 低倍视野中微囊性附属器癌真皮浅层的角囊肿，其下方是在硬化基质中的浸润性条索状物（4×）

图片由 Timothy F.Kolda 博士提供

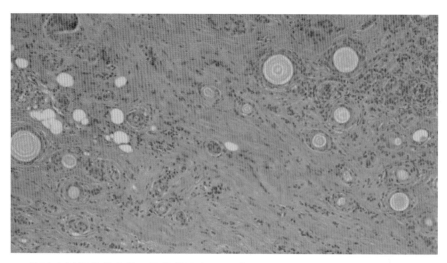

▲ 图 10-4　管腔内衬很薄的索状和线状物浸润至真皮，部分呈"蝌蚪"状，类似于汗管瘤（20×）

图片由 Timothy F. Kolda 博士提供

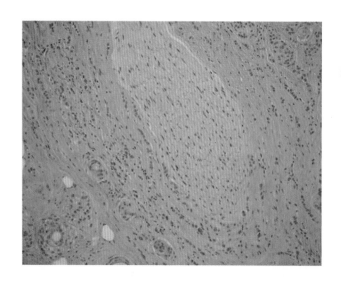

◀ 图 10-5　广泛的神经周围浸润（20×）

图片由 Timothy F. Kolda 博士提供

性附属器癌的分泌型浸润性肿瘤，包括恶性汗管瘤、汗管样癌[35]、汗管样小汗腺癌、恶性汗腺癌和汗管瘤样癌[34]。一些作者认为，真皮浅层中的小角质囊肿（微囊肿）的存在是微囊性附属器癌有特异性的表现[36]。然而，文献中经常使用特定的术语而没有组织学证据解释[34]。有人建议最好将这组病变看作是一种谱系[37]，并提出了"局部侵袭性附属器癌"一词[20]。

　　微囊性附属器癌、促结缔组织增生性毛发上皮瘤和硬斑病样基底细胞癌之间的区别至关重要，因为促结缔组织增生性毛发上皮瘤是一种良性病变，误诊可能导致过度治疗和错误的发病率。这三种疾病有许多共同的组织学特征，包括日光损伤的皮肤、硬化的基质、基底细胞样细胞和微囊肿[38,39]。微囊性附属器癌和促结缔组织增生性毛发上皮瘤都可能出现角蛋白囊肿[40]。苏木精－伊红染色在区分微囊性附属器癌和促结缔组织增生性毛发上皮瘤方面有一个有用线索，即促结缔组织增生性毛发上皮瘤缺乏导管分化、边界更清晰及存在中央凹陷[5,38]。同样，硬斑病样基底细胞癌通常不会表现出导管分化，而会在肿瘤细胞与周围基质间存在裂隙。

当微囊性附属器癌的组织学特征与促结缔组织增生性毛发上皮瘤或硬斑病样基底细胞癌有重叠时，免疫组织化学可帮助诊断 [41]。微囊性附属器癌、促结缔组织增生性毛发上皮瘤和硬斑病样基底细胞癌可被泛角蛋白染色（AE1/AE3）。癌胚抗原（CEA）和上皮膜抗原（EMA）在导管分化的细胞中表达，如微囊性附属器癌，因此可用于区分微囊性附属器癌与促结缔组织增生性毛发上皮瘤和硬斑病样基底细胞癌 [41,42]。BerEP4 是一种易于在基底细胞癌中表达的可靠染色，已被证明能有效地区分基底细胞癌和微囊性附属器癌 [32,43]。细胞角蛋白 7 在腺体组织中表达，在微囊性附属器癌中染色阳性，在基底细胞癌和促结缔组织增生性毛发上皮瘤中染色阴性 [20]。虽然一些作者已经证明细胞角蛋白 20 有助于区分微囊性附属器癌和促结缔组织增生性毛发上皮瘤，因为良性毛囊肿瘤保留了 Merkel 细胞 [44]，但其他作者还不能重复这种相关性 [20,41]。微囊性附属器癌细胞角蛋白 15 染色的可靠性也显示出好坏参半的结果 [32,41]。

（六）鉴别诊断

微囊性附属器癌的临床鉴别诊断包括促结缔组织增生性毛发上皮瘤、基底细胞癌、鳞癌、毛发腺瘤、转移性腺癌和汗管瘤 [27]。汗管瘤是良性丘疹，通常是多发的，好发于眼眶，尤其是中年女性。已经报道了发疹型和家族性变异型 [45]。基底细胞癌在外观上可能是多形性的，但通常被描述为粉红色或珍珠色丘疹或斑块，具有特征性的卷曲边缘；在硬斑病样基底细胞癌中，可观察到硬化斑块 [46]。鳞状细胞癌通常出现在日照受损的皮肤，临床表现可能各不相同；可能会出现溃疡和角化过度，患者可能会出现无法愈合的伤口 [47]。促结缔组织增生性毛发上皮瘤表现为面部进展缓慢、坚实、肤色的斑块，有典型的中央凹陷和隆起的边缘 [48]。

微囊性附属器癌、促结缔组织增生性毛发上皮瘤和硬斑病样基底细胞癌之间的鉴别在临床上具有挑战性。皮肤镜检查可能是一种有用的辅助手段。Shinohara 等试图在皮肤镜下区分微囊性附属器癌和促结缔组织增生性毛发上皮瘤，发现虽然两种疾病都可能显示树枝状血管或周边白点，促结缔组织增生性毛发上皮瘤的特征是中心"无结构区域"，推测为瘢痕，而微囊性附属器癌不是 [40]。与促结缔组织增生性毛发上皮瘤相似，硬斑病样基底细胞癌也会显示树枝状血管，毛细血管扩张和无结构性的色素减退 [49]。

（七）评估和治疗

当临床怀疑微囊性附属器癌时，适当的活检技术和取样十分重要。小范围和（或）浅层活检容易误诊，因此当临床怀疑时最好通过切开或切除活检获得大样本 [17]。因为浅层刮取活检可能会漏掉深层浸润的细胞，通常是神经周围、导管和基底细胞样细胞，这些细胞可以向其他类似的疾病分化 [41]，若日光暴露部位出现硬化的斑块，这可能是评估其恶性可能性的次优技术。

（八）分期、影像检查

除非有临床指征，否则在微囊性附属器癌中通常不会进行常规影像检查。当怀疑有深层组织或骨侵犯时，磁共振成像（MRI）[50, 51] 和计算机断层扫描（CT）[52] 已经成功应用。

（九）外科治疗

手术切除是治疗微囊性附属器癌的基础。由于复发率高，广泛的局部切除在文献中得到的支持很少。虽然报道的广泛局部切除的复发率为 30%～50% [6, 53, 54]，但对于选择什么样的手术切缘仍然缺乏标准化 [29]。在一项回顾性研究中，肿瘤出现在 47% 的标准切除标本的边缘，一名患者需要进行多达 4 次的切除才能清除肿瘤 [6]。复发通常发生在最初治疗的 3 年内，可能比最初的肿瘤表现更具侵袭性 [6, 35]。固有的肿瘤特征如向神经周围侵犯 [27] 和向皮下微量的浸润，都可能导致较高的复发率。

Mohs 显微外科手术和切除加完整的永久切面切缘评估是非常合适的治疗方法。已发表的文献表明，在微囊性附属器癌的治疗中，使用 Mohs 显微外科手术比标准切除有明显的优势。广泛报道的 Mohs 显微外科手术复发率在最初的回顾性数据中为 0%～22% [8]，后者的数字是基于一个有相当数量的复发和可能更具侵袭性的肿瘤的小队列研究 [55]。Diamantis 等在一项对大多数为回顾性病例的 Meta 分析中指出，146 例接受 Mohs 显微外科手术治疗的微囊性附属器癌患者中，共有 8 例复发（复发率约为 5%）[8]。澳大利亚的一项前瞻性研究显示，44 例接受 Mohs 显微外科手术治疗微囊性附属器癌的患者复发率为 5% [27]。根据 Friedman 和 Snow 等的报道，经过 5 年的随访，分别有 11 例和 12 例患者的回顾研究报告了零复发 [29]。据 Chiller 等报道，通过 Mohs 显微外科手术清除微囊性附属器癌平均需要 2.6 个阶段 [6]。有时，由于原发肿瘤的大小或位置，不可能在适当的切缘控制下进行切除 [56, 57]。

（十）淋巴结治疗

对于临床疑似肿大的淋巴结，可以进行细针抽吸或淋巴结切除 [58]。没有足够的证据表明在微囊性附属器癌应常规进行前哨淋巴结活检（SLNB）[59]，尽管文献 [60] 中关于前哨淋巴结活检（SLNB）阳性的报道很少。

（十一）放化疗

在极少数情况下，放射治疗既被用作主要治疗 [61, 62]，也被用作辅助治疗 [63]。在这些病例中，剂量和方式是不同的，结果也是喜忧参半。在某些情况下，人们担心辐射可能导致更具侵袭性的疾病的发生 [62, 64]。许多关于放射治疗的数据由于随访时间较短而进一步受到限制 [63]。Baxi 等报道了在 16 例患者的回顾性队列中使用广泛的局部切除，然后以不同的剂量和方式放射治疗微囊性附属器癌，其中 11 例患者在标准切除后切缘呈阳性 [63]。在这个队列中，虽然没有使用事后比较验证性试验，但中位随访 5 年后报道的成功率为 93%。对于不能切除的微囊性附属器癌病例和由于手术本身的发病率或基础疾病而不能选择手术的患者，可以考虑放射治疗。对于微囊性附属器癌来说，化疗不是一种被接受的治疗方式。

二、皮脂腺癌

（一）概述

皮脂腺癌（SC）是一种罕见的皮肤肿瘤，由全分泌皮脂细胞分化而来，好发于头颈部皮脂腺丰富的部位。它是眼睑最常见的肿瘤之一 [65]。皮脂腺癌有局部侵袭性行为的倾向，可以转移并导致死亡 [66]。延误诊断在临床和组织病理上都很常见 [67]。以前描述这些肿瘤的文献使用了很多混杂的术语，包括皮脂腺癌、皮脂细胞癌和睑板腺癌，但现在皮脂腺癌被普遍接受 [65, 68]。皮脂腺癌是与 Muir–Torre 综合征（MTS）[69, 70] 相关的皮肤肿瘤之一，Muir–Torre 综合征是一种常染色体显性遗传性皮肤病，其特征是内脏恶性肿瘤的风险增加。

传统的研究认为眼外皮脂腺癌与更好的预后相关 [71, 72]。然而，最近 Tripathi 等证实，男性、黑种人族裔和眼外部位与较高的死亡率相关。皮脂腺癌的病因和意义可能有所不同，因为其与眼周和眼外位置有关 [70]。手术是皮脂腺癌的首选治疗方法，和微囊性附属器癌一样，标准切除与显著的复发率相关 [68]。Mohs 显微外科手术和旨在完全控制组织学边缘的外科技术正在成为高度有效的治疗选择 [73]。放射和化学疗法在特定情况下使用 [68]。

（二）流行病学

皮脂腺癌很罕见（每年总发病率为 2.3 例 /100 万人），但 2000—2012 年发病率显著增加 [66]。皮脂腺癌占美国眼睑肿瘤的 1%～5.5% [71, 74]。关于皮脂腺癌在美国眼睑肿瘤中的比例存在分歧，报道称其在最常见的眼睑肿瘤中排名第 2～4 位 [71, 75-78]。基底细胞癌占绝大多数 [71, 79-82]，在一项研究中其占眼睑肿瘤的 90% 以上 [83]。

在皮脂腺癌中，性别偏好数据是相互冲突的。最近的几项分析表明，男性比女性更有可能患上皮脂腺癌 [66, 84, 85]，这与之前关于皮脂腺癌以女性为主的报道 [71, 79, 86-88] 相反。据推测眼周皮脂腺癌是中性的，而眼外皮脂腺癌在男性患者中多见 [70]。

皮脂腺癌主要是一种高龄疾病，60 岁以上的患者占近 8/10，平均发病年龄为 73 岁 [66, 84]。早发性（40 岁之前）皮脂腺癌已有报道，主要发生在接受过放射治疗的遗传性视网膜母细胞瘤患者[65, 89]。文献 [90] 即报道了 1 例年仅 8 岁的皮脂腺癌和遗传性视网膜母细胞瘤患者。

主要为白种人患者，占患者的 84%～86%，每年发病率为（2.0～2.3 例）/100 万人[66, 84]，而亚裔和非裔患者的每年发病率分别为 1.07 例 /100 万人和 0.48 例 /100 万人[66]。前者特别令人感兴趣，因为历史数据表明，亚裔可能比白种人更容易患有皮脂腺癌[68, 80, 91]。虽然绝对发病率似乎低于白种人，但在亚裔的眼睑肿瘤中，皮脂腺癌的比例却一点都不低。在中国人群中报道的 512 例眼睑肿瘤中，近 33% 是皮脂腺癌[80]。

（三）发病机制

皮脂腺遍布全身，通常与毛囊有关。在眼睛周围皮脂腺分布在五个位置，即睑板腺、蔡司腺、眉毛、眼睑毛囊皮脂单位及泪阜[71]。皮脂腺癌通常起源于睑板腺[74]，但也可以起源于任何有皮脂腺的地方，皮脂腺癌也可以是多种来源的[79, 82]。一旦开始恶变，皮脂腺癌就表现出佩吉特样或浅表扩散的倾向[65, 82]。

紫外线辐射在皮脂腺癌中的作用尚未确定。多项研究未能证实其存在与其他非黑色素瘤性皮肤癌（NMSC）中常见的与紫外线相关的 p53 标志性突变[92, 93]。

然而，p53 功能障碍在皮脂腺癌发展中的作用已被接受[94]。在人类癌症中，突变型 p53 在皮脂腺癌中的存在的比例是最高的[92]。与其他良性皮脂腺肿瘤相比，p53 和皮脂腺癌特别是眼周皮脂腺癌之间有很强的相关性[95]。p53 的突变可能与更具侵略性的行为相关[96]。HPV 似乎在皮脂腺癌的发展过程中没有起到重要作用[94, 97, 98]。*HER2* 过度表达[99] 和 CDKN2A 高甲基化与皮脂腺癌[100] 相关。

与皮脂腺癌相关的其他因素包括免疫抑制[70, 101, 102]、HIV[103]、辐射史[104-106]、皮脂腺痣[107]、遗传性视网膜母细胞瘤病史[90, 108-110]（包括没有接受过放射治疗的遗传性视网膜母细胞瘤患者）[90]。

（四）Muir-Torre 综合征

皮脂腺癌可零星发生，但常见于 Muir-Torre 综合征（MTS）患者。Muir-Torre 综合征被认为是遗传性非息肉病性结肠癌（HNPCC）或林奇综合征的变种，与 DNA 复制和修复相关的错配修复（MMR）基因突变有关[111]。Muir-Torre 综合征与皮脂腺肿瘤、皮肤鳞状细胞癌、角化棘皮瘤和内脏恶性肿瘤相关[70, 111-113]。与其他遗传性癌症综合征一样，MMR 突变通常作为杂合胚系突变遗传[114]。第二个躯体事件发生在正常等位基因中，导致蛋白质丢失和 MMR 错误。如果没有准确的 DNA 修复，正常的复制错误和某些形式的 DNA 损伤就会积累起来。微卫星是在基因组中发现的短串联重复序列，特别容易发生突变。在 MMR 缺乏的情况下，这些突变会累积，并可被检测为微卫星不稳定性（MSI）[115]。致癌蛋白的突变出现后，恶变过程就开始了。

Muir–Torre 综合征的突变可能出现在 MSH2、MSH6、MLH1 和 PMS2 中，其中 MSH2/MSH6 突变最为常见 [114]。

Muir–Torre 综合征患者皮脂腺肿瘤的发病率由高到低依次为皮脂腺腺瘤（68%）、皮脂腺癌（30%）和皮脂腺上皮瘤（27%）[116]。角化棘皮瘤和其他非黑色素瘤性皮肤癌在 Muir–Torre 综合征患者中可能表现为皮脂腺分化 [111]。皮脂腺增生似乎与 Muir–Torre 综合征无关 [117]。据报道，在 22% 的患者中，Muir–Torre 综合征的皮肤表现是最早的表现 [118, 119]。目前，Muir–Torre 综合征的诊断标准包括至少一个有记录证明的皮脂腺肿瘤和至少一个内部恶性肿瘤或多发性角化棘皮瘤，多发内部恶性肿瘤及 Muir–Torre 综合征家族史 [111, 120]。

（五）临床特征

皮脂腺癌的临床表现是多种多样的，这可能导致误诊和延误诊断 [65, 71]。它可能有结节状和假性炎症表现 [65]。经典的表现是一个坚固的皮下结节，大小通常＜ 2cm [121]，在眼睑上外观呈黄色脂肪样变（图 10-6）[65, 71, 74, 87]。病变可呈粉红色或红色，显示毛细血管扩张（图 10-7）[122]。其上可能会有溃疡或皮肤破裂。上眼睑受到影响的概率是下眼睑的 2～3 倍 [72, 79, 121]，大概是上眼睑上睑板腺密度较高所致。然而，上下眼睑都可能受到影响 [121]。相当大比例的患者可能伴有结膜甚至角膜表面改变 [121]。不常见的假性炎性或转移的表现可能更隐蔽，如眼睑弥漫性增厚可能呈现多结节样或黄色外观，甚至失去眼睑 [65]。可以看到结膜、角膜和对侧眼睑受累 [65, 82]。

皮脂腺癌可分为眼周型和眼外型，传统上认为前者占总病例数的 75% [71, 87, 123]。最近的分析对此提出了质疑，其显示眼周型的比例为 26%～39% [66, 84]。在一项研究眼外型的报道中，93% 的眼外型皮脂腺癌位于头部和颈部 [66]。除了头部和颈部，躯干是下一个最常见的好发部位 [124]。

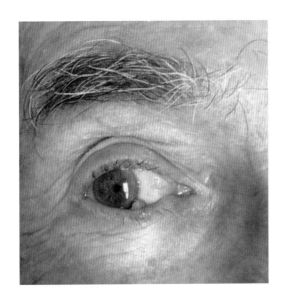

◀ 图 10-6　下眼睑皮脂腺癌（一）

下眼睑出现亚厘米粉黄色丘疹，伴有局部眼睑充血和水肿（图片由 Vikram Durairaj 博士提供）

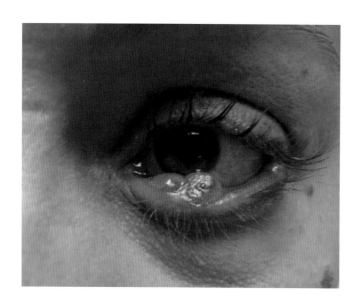

◀ 图 10–7　下眼睑皮脂腺癌（二）

下眼睑有珍珠状毛细血管扩张性多结节斑块，周围有弥漫性眼睑充血和水肿（图片由 Vikram Durairaj 博士提供）

皮脂腺癌的临床行为是侵略性的，具有局部侵袭的能力，也可以转移到淋巴结和内脏 [65]。眼周型皮脂腺癌可有局部侵袭性，能浸润邻近的皮肤上皮、邻近的眼表上皮、泪器系统、眼眶软组织和副鼻窦，在极少数情况下会扩散到颅内 [65, 125]。眼眶侵犯发生在 6%～17% 的患者中 [88]。皮脂腺癌也显示出真正的转移潜能。1989 年有报道称眼周皮型脂腺癌的淋巴结转移率为 17%～28% [125]；最近的报道显示其淋巴结转移率为 8%，耳前淋巴结最常受累 [126]。在中国台湾的一个小系列病例中，5 年的转移率为 16% [127]。当转移到淋巴管之外时，皮脂腺癌倾向于扩散到肺、肝、骨和脑等部位 [88, 127, 128]。

报道的皮脂腺癌历史死亡率为 3%～30% [79, 80, 121, 129, 130]，许多更久远的研究显示的死亡率更高。最近的研究结果表明 10 年总体相对生存率为 87%，当存在区域转移时，这一比率降至 65% [66]。传统上，眼周皮脂腺癌被认为更具侵袭性 [79, 131–133]。然而，最近的一项大型分析显示，眼外型皮脂腺癌的生存率明显低于眼周型皮脂腺癌 [66]。

（六）组织病理

皮脂腺癌的组织病理诊断特别具有挑战性，最初的组织学诊断误诊率很高，为 40%～75% [65]。肿瘤的特性强烈依赖于分化程度。肿瘤主要发生在真皮，但也可能表现为侵袭性，形成索状物和小梁 [87]。分化良好的肿瘤会尝试重塑皮脂腺小叶（图 10-8）[87]。不同程度的空泡化、含脂皮脂细胞和泡沫状细胞质位于中央，这些细胞倾向于含有成角的或"扇形"的细胞核，脂质染色呈阳性（图 10-9）[87, 134]。对这些细胞的识别是皮脂腺癌 [75] 诊断的核心。未分化的基底细胞样"生发细胞"在外围可见 [87]，并可能占主导优势，变得深染、多形和有丝分裂活跃 [134]，不同程度地混淆位于中央的皮脂细胞（图 10-10）。皮脂腺癌可以表现为鳞状细胞和基底细胞分化 [87]。

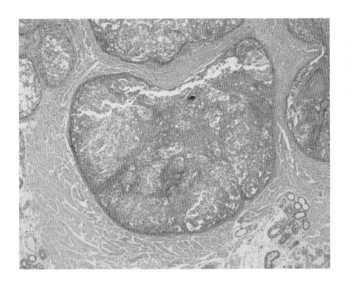

◀ 图 10–8　中分化皮脂腺癌的皮脂腺小叶重塑，其外周为基底细胞样生发细胞，中央为空泡化皮脂细胞（10×）

图片由 Anthony C. Soldano 博士提供

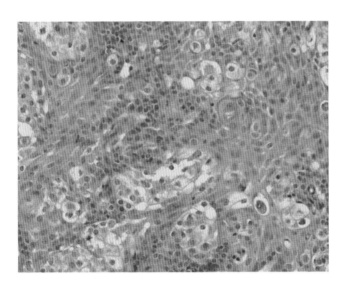

▲ 图 10–9　识别这些空泡化的、含脂的细胞核成角或呈"扇形"的皮脂细胞和泡沫状细胞质对于诊断皮脂腺癌至关重要（40×）

图片由 Anthony C. Soldano 博士提供

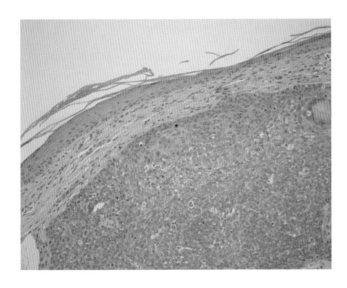

◀ 图 10–10　在分化较差的皮脂腺癌中可见基底细胞样生发细胞增殖，无明显皮脂细胞、细胞核多形性显著、有丝分裂活性增强（20×）

图片由 Anthony C. Soldano 博士提供

皮脂腺癌有多种组织学分类系统 [71, 79, 80, 86, 135]。Wolfe 和 Font 提出了基于分化程度的分类系统，重点是未分化的生发细胞和皮脂腺细胞的比例 [86, 135]，而 Rao 和 Ni 根据这些肿瘤的生长模式将其分类 [79, 80]。低分化肿瘤可能与更高的转移风险和更差的预后相关 [79, 121, 136]。

在高分化或低分化的皮脂腺癌中，空泡化的皮脂细胞可能很少见，可见坏死，基质可为促结缔组织增生性 [36]。高分化肿瘤也会表现为上皮内或"佩吉特样"扩散，在组织病理上可能使人联想到乳房外 Paget 病或 Bowen 病 [75, 87]。这一高分化的特征出现在约 50% 的皮脂腺癌 [126] 病例中，由于此与其他皮肤肿瘤相似，可能会延误正确的诊断。该病的局部浅表扩散能力，包括扩散到结膜上皮，可能由于其上皮内扩散的潜能 [71]。

皮脂腺癌的组织病理鉴别诊断是多种多样的，包括其他皮脂腺肿瘤如皮脂腺腺瘤和皮脂腺上皮瘤，以及伴有皮脂腺分化的基底细胞癌 [68]。当出现"佩吉特样"扩散时，必须考虑鳞状细胞癌、乳房外 Paget 病、黑色素瘤和结膜原位癌 [71, 137]。皮脂腺癌中可见的空泡细胞也可引起不同的诊断，包括有透明细胞或透明细胞改变的疾病，如透明细胞鳞状细胞癌或基底细胞癌、小汗腺癌、转移性透明细胞肉瘤及肾和甲状腺的透明细胞癌 [36]。与基底细胞癌的鉴别（尤其是伴皮脂腺分化的基底细胞癌），可能尤为艰难。皮脂腺癌通常更具多形性和有丝分裂活性 [75]，而基底细胞癌没有"佩吉特样"扩散 [36]。

尤其是由于低分化皮脂腺癌可能完全缺乏明显的空泡化皮脂细胞，免疫组织化学可有助于皮脂腺癌与其他肿瘤的鉴别。虽然用于脂肪检测的油红 O 和苏丹红染色可有助于显示皮脂腺分化，但使用这项技术受到新鲜组织需求的限制 [71]。EMA 和 Ber-Ep4 可能有助于区分皮脂腺癌与基底细胞癌和鳞状细胞癌（图 10-11 和图 10-12），免疫组织化学图谱为皮脂腺癌（EMA+，Ber-Ep4+）、鳞状细胞癌（EMA+，Ber-Ep4-）和基底细胞癌（EMA-，Ber-Ep4+）[36, 138-140]。皮脂腺癌对相对低分子质量角蛋白（CAM5.2）和细胞角蛋白 7 的染色也比鳞状细胞癌更容

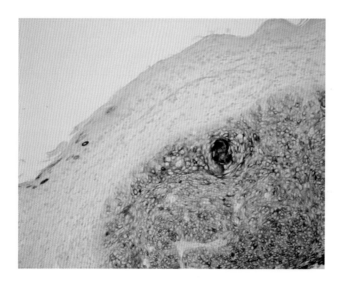

◀ 图 10-11　低分化皮脂腺癌呈 EMA 阳性（20×）

图片由 Anthony C. Soldano 博士提供

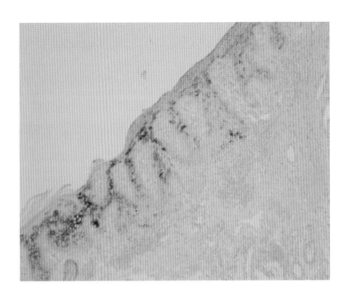

◀ 图 10-12　**EMA 突出显示了图 10-10 中肿瘤上方的上皮内（原位）成分（20×）**

图片由 Anthony C. Soldano 博士提供

易 [138, 140]。Ki67 和 p53 经常过度表达 [68]。最后，在皮脂腺癌的诊断中应该考虑免疫组织化学，以筛选 Muir–Torre 综合征的高危患者，MLH1 或 MSH2 的缺失尤其具有指征意义 [36, 111]。

（七）鉴别诊断

皮脂腺癌的临床表现多种多样，可能与其他一些疾病相似，既有炎症性的，也有肿瘤性的 [65]。在一系列 43 例考虑为皮脂腺癌的特殊护理患者中，只有 19% 的患者的最初临床诊断是正确的 [121]。在炎症性疾病中，皮脂腺癌必须与睑板腺囊肿、睑缘炎、结膜炎、角结膜炎和瘢痕性类天疱疮鉴别 [65, 126]。特别具有挑战性的是，皮脂腺癌通常会在结膜和眼睑中诱导炎症状态，甚至可能通过"佩吉特样"生长局部扩散到结膜 [65]。大多数炎症性疾病本质上是双侧出现的，不会像皮脂腺癌那样导致眼睑睫毛的丧失。然而，睑板腺囊肿通常是单侧的，其与皮脂腺癌的鉴别对临床医生来说比较困难 [65, 77, 126]。事实上，在一个病例系列中最终被确认为皮脂腺癌的误诊中，44% 的患者最初被误诊为睑板腺囊肿 [121]。

皮脂腺癌（特别是结节状变异型）也必须与其他肿瘤相鉴别，如基底细胞癌、鳞状细胞癌、结膜上皮内癌、无色素性黑色素瘤、梅克尔细胞癌、淋巴瘤和其他附属器肿瘤 [65]。皮损部位可以作为一个线索。虽然与阳光暴晒密切相关的肿瘤通常发生在下眼睑，但皮脂腺癌更倾向于上眼睑。基底细胞癌通常是粉红色或珍珠色，有典型的边缘隆起，最常发生在下眼睑 [65]。鳞状细胞癌也可能发生在下眼睑，在严重日晒损伤的皮肤中会表现为角化过度 [76]。无色素性黑色素瘤、梅克尔细胞癌和淋巴瘤的皮损往往不像皮脂腺肿瘤那样呈黄色 [65]。皮肤镜检查可能是一种有用的临床辅助手段，皮脂腺癌患者的镜下表现通常为多形性新生血管和黄色背景 [78]。

三、评价和治疗

（一）Muir-Torre 综合征

涉及皮脂腺癌的诊断，和其他皮脂腺肿瘤一样，应该要考虑 Muir-Torre 综合征。应获得详细的个人和家族恶性病史，并应考虑 MMR 基因产物的免疫组织化学[111, 134]。特别是 MSH2 突变似乎与 Muir-Torre 综合征密切相关，发生率为 61%～93%[119]。MLH1 和 MSH6 缺失以及 MLH1、MSH2 和 MSH6 缺失对 Muir-Torre 综合征的诊断具有 100% 的阳性预测价值[111]。这些突变在散发性皮脂腺癌中没有发现[141]。当发现 MMR 基因产物丢失时，可以考虑进行聚合酶链反应检测微卫星不稳定性（MSI）[111]。然而值得注意的是，MMR 基因产物的丢失和 MSI 阳性检测并不能确诊 Muir-Torre 综合征。其诊断需要一个有记录证明的皮脂腺肿瘤（伴有或不伴有 MMR 丢失）和至少一个内部恶性肿瘤或多发性角化棘皮瘤、多发内部恶性肿瘤和 Muir-Torre 综合征家族史[111, 118]。有趣的是，与 Muir-Torre 综合征相关的皮脂腺癌往往比那些散发的皮脂腺癌侵袭性要小[113, 142]。

皮脂腺癌的诊断需要系统评估与 Muir-Torre 综合征相关的恶性肿瘤的可能性，评估从详细的病史、体格检查和系统回顾开始。许多关于 Muir-Torre 综合征筛查的建议是基于 HNPCC 患者制定的[69]。除了泌尿生殖道检查外，还建议进行消化道内镜检查[111]，以及每隔 2～5 年进行一次腹部和骨盆 CT 检查[69]。还可以进行尿细胞学、癌胚抗原水平、宫颈涂片、胸部 X 线、乳房 X 线和子宫内膜活检等检查[116]。每年例行皮肤科检查至关重要[69]（图 10-13）。

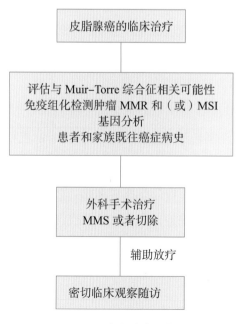

▲ 图 10-13 皮脂腺癌的临床治疗

（二）分期

根据病变发生在眼周还是眼外皮肤，皮脂腺癌的分期不同。眼周皮脂腺癌根据 AJCC 针对眼睑癌的 TNM 分类进行分期[143]，而眼外皮脂腺癌通常根据 AJCC 针对皮肤癌的 TNM 分类进行分期[133, 144]。眼周皮脂腺癌的分期与眼外皮脂腺癌的不同之处在于其对眼部特定结构的特异性（如睑板和眼睑边缘）及清除肿瘤所涉及的治疗类型（如眼球摘除、眼眶切除或骨切除）[68]。皮肤癌的分期主要取决于肿瘤的大小、某些高危特征的出现情况及是否侵犯到其下的骨结构。眼眶癌 TNM 分类已在皮脂腺癌的回顾性研究中得到证实，T 分期增加与淋巴结转移和患者预后不良呈正相关[143]。较高的 T 分期可用于区分眼周皮脂腺癌患者是否有淋巴结转移风险和是否需要前哨淋巴结活检[143]。

（三）影像和淋巴结治疗

由于该肿瘤相对少见，在皮脂腺癌患者的初始治疗中是否使用影像检查并没有指南明确指出[68, 133]。目前可用的建议很少，通常仅限于具有治疗皮脂腺癌的专业临床医生提供的评论。放射学分期可用于评估具有侵袭性特征的肿瘤，或者当体检或系统回顾有相关发现时（如可触及的淋巴结病变或与转移性疾病有关的症状）[68]。由于淋巴结是皮脂腺癌转移最常见的初始部位[126]，成像通常检测区域淋巴结盆地的引流。对于具有高危特征的患者，建议在诊断时和随访时对区域淋巴结进行超声或 CT 检查[136]。

支持使用 MRI 和 ^{18}F– 氟代脱氧葡萄糖正电子发射断层扫描（PET）来检测局部疾病和指导进一步治疗的报道有限[145-147]。在一项对眼周恶性肿瘤（其中 40% 为皮脂腺癌）进行 PET/CT 的回顾性研究中，PET/CT 在检测淋巴结转移方面明显比 CT 敏感[148]。这可能是因为在对颈部软组织成像时，CT 有大量的假阴性[148]。在一份报道中，PET/CT 成像改变了研究中 50% 患者的治疗计划[148]。

淋巴结是皮脂腺癌最常见的转移部位，有报道说眼周皮脂腺癌的淋巴结转移率（包括腮腺转移率）为 8%～33%[88, 126, 130, 149, 150]。眼外皮脂腺癌患者的淋巴结转移率为 0%～21%[150, 151]。一项大型分析报道称，眼周皮脂腺癌的区域转移率高于眼外皮脂腺癌[152]。

某些因素已被证明会增加淋巴结受累的风险，如 AJCC TNM 分期 T_{2b} 或以上及组织学分化差[143, 152]。但前哨淋巴结活检在皮脂腺癌中阳性的报道很少，其在皮脂腺癌中的作用（特别是在眼外皮脂腺癌中的作用）尚不清楚[153-155]。在一系列接受前哨淋巴结活检的 10 例眼周皮脂腺癌患者中，有 2 例假阴性，而第 3 例患者发生远处转移而没有淋巴结受累[153]。

针对区域淋巴结转移的检测可以提供预后和分期信息。临床或影像检查发现可疑淋巴结时可进行细针抽吸[156]。淋巴结转移采用清扫和（或）放射治疗（见后述）[88, 157]。

（四）外科治疗

手术切除是治疗皮脂腺癌的标准，但皮脂腺癌的复发倾向限制了其疗效。广泛局部切除（WLE）通常采用永久性或冰冻切片来控制切缘，切缘通常由 5～6mm 的正常组织组成[158-161]。广泛局部切除的复发率为 4%～37%[68, 80, 87]，中位复发率为 21%[68]；但这些数据受到小系列病例和不成比例出现的眼周皮脂腺癌的限制。复发通常发生于 5 年内[71]。

在一种倾向于影响眼周皮肤的疾病中，使用组织保护技术（如 Mohs 显微外科手术）具有潜在优势。虽然与广泛局部切除相比，许多关于皮脂腺癌的 Mohs 显微外科手术的数据是有利的，但大多数研究都是回顾性的，而且是非随机的。据报道，接受 Mohs 显微外科手术治疗的皮脂腺癌患者的复发率为 11%，淋巴结转移率为 6%～8%[73, 158, 162]。最近，对 37 例接受 Mohs 显微外科手术治疗的患者进行了回顾性单机构系列研究，结果显示平均随访 3.6 年，无复发[73]。在一项罕见的研究中，对广泛局部切除和 Mohs 显微外科手术进行了面对面的单一机构直接比较，两种模式之间的复发率没有显著差异[124]。

皮脂腺癌有一些独特的特点，这使得通过 Mohs 显微外科手术成功切除成为一个挑战。一些作者告诫不要依赖冰冻切片的边缘，因为这种疾病有很大的"佩吉特样"扩散的倾向[67, 162]。此外，Mohs 显微外科手术依赖于连续的肿瘤生长，而皮脂腺癌可能表现为多中心起源和跳跃性病变[163]。

（五）放疗

放射治疗在皮脂腺癌中的作用主要局限于那些不能耐受手术的患者，对他们来说，联合治疗（如切除）不可接受[150]，或者病变在高危或易转移部位[156]。从历史上看，皮脂腺癌被认为辐射抵抗，早期的研究报告称，放射治疗被用作主要治疗方式时出现了显著的治疗失败[164, 165]。但低总辐射剂量可能是这些治疗失败的罪魁祸首[166, 167]。在最近 13 例接受放射治疗（平均总剂量 60Gy）的眼周皮脂腺癌患者中，其中 5 例将放疗作为最终治疗，报道的 5 年无进展生存率和无病生存率分别为 100% 和 89%[166]。

放射治疗已经应用于辅助治疗，并取得一定的成功。Pardo 等报道了 6 例局部转移性眼周皮脂腺癌患者，在术后接受同侧腮腺床和淋巴结盆地辅助放射治疗，在 2～7 年的随访中没有发现疾病的证据[168]。虽然大多数接受眼眶放射治疗的患者会出现结膜炎或角膜炎，但整体治疗往往耐受性良好[166]。

最终，手术切除是皮脂腺癌治疗的主要手段。放射治疗通常只适用于无法切除的特定患者。辅助放射治疗对高危肿瘤可能有一定作用。需要更多的数据来更好地确定放射治疗在这种罕见皮肤癌中的作用。

（六）化疗

化疗在转移性皮脂腺癌中起到了新的辅助、辅助或姑息的作用，但对于其使用还没有达成共识。大多数关于皮脂腺癌中化疗使用的知识仅限于少数病例报告[169]。已报道了多种方案，其中大多数包括双嘧啶、氟尿嘧啶[169-174]、顺铂、卡铂和阿霉素等。尽管临床情况和随访时间各不相同，但对这些方案的全部和部分应答病例已有报道。

参考文献

[1] Goldstein DJ, Barr RJ, Santa Cruz DJ. Microcystic adnexal carcinoma: a distinct clinicopathologic entity. Cancer. 1982;50(3):566–72.

[2] Pujol RM, LeBoit PE, Su WP. Microcystic adnexal carcinoma with extensive sebaceous differentiation. Am J Dermatopathol. 1997;19(4):358–62.

[3] Nickoloff BJ, Fleischmann HE, Carmel J, Wood CC, Roth RJ. Microcystic adnexal carcinoma. Immunohistologic observations suggesting dual (pilar and eccrine) differentiation. Arch Dermatol. 1986;122(3):290–4.

[4] Boos MD, Elenitsas R, Seykora J, Lehrer MS, Miller CJ, Sobanko J. Benign subclinical syringomatous proliferations adjacent to a microcystic adnexal carcinoma: a tumor mimic with significant patient implications. Am J Dermatopathol. 2014;36(2):174–8.

[5] Cardoso JC, Calonje E. Malignant sweat gland tumours: an update. Histopathology. 2015;67(5):589–606.

[6] Chiller K, Passaro D, Scheuller M, Singer M, McCalmont T, Grekin RC. Microcystic adnexal carcinoma: forty–eight cases, their treatment, and their outcome. Arch Dermatol. 2000;136(11):1355–9.

[7] Yu JB, Blitzblau RC, Patel SC, Decker RH, Wilson LD. Surveillance, Epidemiology, and End Results (SEER) database analysis of microcystic adnexal carcinoma (sclerosing sweat duct carcinoma) of the skin. Am J Clin Oncol. 2010;33(2):125–7.

[8] Diamantis SA, Marks VJ. Mohs micrographic surgery in the treatment of microcystic adnexal carcinoma. Dermatol Clin. 2011;29(2):185–90. viii.

[9] Fu T, Clark FL, Lorenz HP, Bruckner AL. Congenital microcystic adnexal carcinoma. Arch Dermatol. 2011; 147(2):256–7.

[10] Peterson CM, Ratz JL, Sangueza OP. Microcystic adnexal carcinoma: first reported case in an African American man. J Am Acad Dermatol. 2001;45(2):283–5.

[11] Nadiminti H, Nadiminti U, Washington C. Microcystic adnexal carcinoma in African–Americans. Dermatol Surg. 2007;33(11):1384–7.

[12] Ohtsuka H, Nagamatsu S. Microcystic adnexal carcinoma: review of 51 Japanese patients. Dermatology. 2002;204(3):190–3.

[13] Chen J, Yang S, Liao T, Deng W, Li W. Microcystic adnexal carcinoma in a non–Caucasian patient: a case report and review of the literature. Oncol Lett. 2016;11(4):2471–4.

[14] Tolkachjov SN, Schmitt AR, Muzic JG, Weaver AL, Baum CL. Incidence and clinical features of rare cutaneous malignancies in Olmsted County, Minnesota, 2000 to 2010. Dermatol Surg. 2017;43(1):116–24.

[15] Wick MR, Cooper PH, Swanson PE, Kaye VN, Sun TT. Microcystic adnexal carcinoma. An immunohistochemical comparison with other cutaneous appendage tumors. Arch Dermatol. 1990;126(2):189–94.

[16] Avraham JB, Villines D, Maker VK, August C, Maker AV. Survival after resection of cutaneous adnexal carcinomas with eccrine differentiation: risk factors and trends in outcomes. J Surg Oncol. 2013;108(1):57–62.

[17] LeBoit PE, Sexton M. Microcystic adnexal carcinoma of the skin. A reappraisal of the differentiation and differential diagnosis of an underrecognized neoplasm. J Am Acad Dermatol. 1993;29(4):609–18.

[18] Snow S, Madjar DD, Hardy S, Bentz M, Lucarelli MJ, Bechard R, et al. Microcystic adnexal carcinoma: report of 13 cases and review of the literature. Dermatol Surg. 2001;27(4):401–8.

[19] Carroll P, Goldstein GD, Brown CW. Metastatic microcystic adnexal carcinoma in an immunocompromised patient. Dermatol Surg. 2000;26(6):531–4.

[20] Smith KJ, Williams J, Corbett D, Skelton H. Microcystic adnexal carcinoma: an immunohistochemical study including markers of proliferation and apoptosis. Am J Surg Pathol. 2001;25(4):464–71.

[21] Wohlfahrt C, Ternesten A, Sahlin P, Islam Q, Stenman G. Cytogenetic and fluorescence in situ hybridization analyses of a microcystic adnexal carcinoma with del(6)(q23q25). Cancer Genet Cytogenet. 1997;98(2):106–10.

[22] Kishi M, Nakamura M, Nishimine M, Ishida E, Shimada K, Kirita T, et al. Loss of heterozygosity on chromosome 6q correlates with decreased thrombospondin–2 expression in human salivary gland carcinomas. Cancer Sci. 2003;94(6):530–5.

[23] Dupré A, Carrère S, Bonafé JL, Christol B, Lassère J, Touron P. Eruptive generalized syringomas, milium and atrophoderma vermiculata. Nicolau and Balus' syndrome (author's transl). Dermatologica. 1981;162(4):281–6.

[24] Ranasinghe AR, Batchelor J, Ha T. Nicolau Balus syndrome with microcystic adnexal carcinoma. J Am Acad Dermatol. 2013;68(4):AB56.

[25] Schaller J, Rytina E, Rütten A, Hendricks C, Ha T, Requena L. Sweat duct proliferation associated with

aggregates of elastic tissue and atrophodermia vermiculata: a simulator of microcystic adnexal carcinoma. Report of two cases. J Cutan Pathol. 2010;37(9):1002–9.

[26] Page RN, Hanggi MC, King R, Googe PB. Multiple microcystic adnexal carcinomas. Cutis. 2007;79(4): 299–303.

[27] Leibovitch I, Huilgol SC, Selva D, Lun K, Richards S, Paver R. Microcystic adnexal carcinoma: treatment with Mohs micrographic surgery. J Am Acad Dermatol. 2005;52(2):295–300.

[28] Connolly KL, Nehal KS, Disa JJ. Evidence–based medicine: cutaneous facial malignancies: nonmelanoma skin cancer. Plast Reconstr Surg. 2017;139(1):181e–90e.

[29] Friedman PM, Friedman RH, Jiang SB, Nouri K, Amonette R, Robins P. Microcystic adnexal carcinoma: collaborative series review and update. J Am Acad Dermatol. 1999;41(2 Pt 1):225–31.

[30] Yugueros P, Kane WJ, Goellner JR. Sweat gland carcinoma: a clinicopathologic analysis of an expanded series in a single institution. Plast Reconstr Surg. 1998;102(3):705–10.

[31] Obaidat NA, Alsaad KO, Ghazarian D. Skin adnexal neoplasms–part 2: an approach to tumours of cutaneous sweat glands. J Clin Pathol. 2007;60(2):145–59.

[32] Sellheyer K, Nelson P, Kutzner H, Patel RM. The immunohistochemical differential diagnosis of microcystic adnexal carcinoma, desmoplastic trichoepithelioma and morpheaform basal cell carcinoma using BerEP4 and stem cell markers. J Cutan Pathol. 2013;40(4):363–70.

[33] Fu JM, McCalmont T, Yu SS. Adenosquamous carcinoma of the skin: a case series. Arch Dermatol. 2009;145(10): 1152–8.

[34] Frouin E, Vignon–Pennamen MD, Balme B, Cavelier–Balloy B, Zimmermann U, Ortonne N, et al. Anatomoclinical study of 30 cases of sclerosing sweat duct carcinomas (microcystic adnexal carcinoma, syringomatous carcinoma and squamoid eccrine ductal carcinoma). J Eur Acad Dermatol Venereol. 2015;29(10):1978–94.

[35] Sebastien TS, Nelson BR, Lowe L, Baker S, Johnson TM. Microcystic adnexal carcinoma. J Am Acad Dermatol. 1993;29(5 Pt 2):840–5.

[36] Crowson AN, Magro CM, Mihm MC. Malignant adnexal neoplasms. Mod Pathol. 2006;19(Suppl 2):S93–S126.

[37] Urso C, Bondi R, Paglierani M, Salvadori A, Anichini C, Giannini A. Carcinomas of sweat glands: report of 60 cases. Arch Pathol Lab Med. 2001;125(4):498–505.

[38] Merritt BG, Snow SN, Longley BJ. Desmoplastic trichoepithelioma, infiltrative/morpheaform BCC, and microcystic adnexal carcinoma: differentiation by immunohistochemistry and determining the need for Mohs micrographic surgery. Cutis. 2010;85(5):254–8.

[39] Costache M, Bresch M, Böer A. Desmoplastic trichoepithelioma versus morphoeic basal cell carcinoma: a critical reappraisal of histomorphological and immunohistochemical criteria for differentiation. Histopathology. 2008;52(7):865–76.

[40] Shinohara R, Ansai S, Ogita A, Matsuda H, Saeki H, Tanaka M. Dermoscopic findings of microcystic adnexal carcinoma. Eur J Dermatol. 2015;25(5):516–8.

[41] Hoang MP, Dresser KA, Kapur P, High WA, Mahalingam M. Microcystic adnexal carcinoma: an immunohistochemical reappraisal. Mod Pathol. 2008;21(2):178–85.

[42] Nagatsuka H, Rivera RS, Gunduz M, Siar CH, Tamamura R, Mizukawa N, et al. Microcystic adnexal carcinoma with mandibular bone marrow involvement: a case report with immunohistochemistry. Am J Dermatopathol. 2006;28(6):518–22.

[43] Krahl D, Sellheyer K. Monoclonal antibody Ber–EP4 reliably discriminates between microcystic adnexal carcinoma and basal cell carcinoma. J Cutan Pathol. 2007;34(10):782–7.

[44] Abesamis–Cubillan E, El–Shabrawi–Caelen L, PE LB. Merked cells and sclerosing epithelial neoplasms. Am J Dermatopathol. 2000;22(4):311–5.

[45] Patrizi A, Neri I, Marzaduri S, Varotti E, Passarini B. Syringoma: a review of twenty–nine cases. Acta Derm Venereol. 1998;78(6):460–2.

[46] Salasche SJ, Amonette RA. Morpheaform basal–cell epitheliomas. A study of subclinical extensions in a series of 51 cases. J Dermatol Surg Oncol. 1981;7(5):387–94.

[47] Alam M, Ratner D. Cutaneous squamous–cell carcinoma. N Engl J Med. 2001;344(13):975–83.

[48] Wang Q, Ghimire D, Wang J, Luo S, Li Z, Wang H, et al. Desmoplastic trichoepithelioma: a clinicopathological study of three cases and a review of the literature. Oncol Lett. 2015;10(4):2468–76.

[49] Popadić M. Dermoscopy of aggressive basal cell carcinomas. Indian J Dermatol Venereol Leprol. 2015; 81(6):608–10.

[50] Tawfik AM, Kreft A, Wagner W, Vogl TJ. MRI of a microcystic adnexal carcinoma of the skin mimicking a fibrous tumour: case report and literature review. Br J Radiol. 2011;84(1002):e114–7.

[51] Gomez–Maestra MJ, España–Gregori E, Aviñó–Martinez JA, Mancheño–Franch N, Peña S. Brainstem and cavernous sinus metastases arising from a microcystic adnexal carcinoma of the eyebrow by perineural spreading. Can J Ophthalmol. 2009;44(3):e17–8.

[52] Beltramini GA, Baj A, Moneghini L, Poli T, Combi VA, Gianni AB. Microcystic adnexal carcinoma of the centrofacial region: a case report. Acta Otorhinolaryngol Ital. 2010;30(4):213.

[53] Cooper PH, Mills SE, Leonard DD, Santa Cruz DJ, Headington JT, Barr RJ, et al. Sclerosing sweat duct (syringomatous) carcinoma. Am J Surg Pathol. 1985;9(6):422–33.

[54] Abbate M, Zeitouni NC, Seyler M, Hicks W, Loree T, Cheney RT. Clinical course, risk factors, and treatment of microcystic adnexal carcinoma: a short series report. Dermatol Surg. 2003;29(10):1035–8.

[55] Palamaras I, McKenna JD, Robson A, Barlow RJ. Microcystic adnexal carcinoma: a case series treated with mohs micrographic surgery and identification of patients in whom paraffin sections may be preferable. Dermatol Surg. 2010;36(4):446–52.

[56] Lopez M, Cole EL. Microcystic adnexal carcinoma: reconstruction of a large centrofacial defect. Plast Reconstr Surg Glob Open. 2014;2(11):e254.

[57] Eisen DB, Zloty D. Microcystic adnexal carcinoma involving a large portion of the face: when is surgery not reasonable? Dermatol Surg. 2005;31(11 Pt 1):1472–7. discussion 8.

[58] Rotter N, Wagner H, Fuchshuber S, Issing WJ. Cervical metastases of microcystic adnexal carcinoma in an otherwise healthy woman. Eur Arch Otorhinolaryngol. 2003;260(5):254–7.

[59] Green M, Mitchum M, Marquart J, Bowden LP, Bingham J. Microcystic adnexal carcinoma in the axilla of an 18–year–old woman. Pediatr Dermatol. 2014;31(6):e145–8.

[60] Ban M, Sugie S, Kamiya H, Kitajima Y. Microcystic adnexal carcinoma with lymph node metastasis. Dermatology. 2003;207(4):395–7.

[61] Gulmen S, Pullon PA. Sweat gland carcinoma of the lips. Oral Surg Oral Med Oral Pathol. 1976;41(5):643–9.

[62] Stein JM, Ormsby A, Esclamado R, Bailin P. The effect of radiation therapy on microcystic adnexal carcinoma: a case report. Head Neck. 2003;25(3):251–4.

[63] Baxi S, Deb S, Weedon D, Baumann K, Poulsen M. Microcystic adnexal carcinoma of the skin: the role of adjuvant radiotherapy. J Med Imaging Radiat Oncol. 2010;54(5):477–82.

[64] Yuh WT, Engelken JD, Whitaker DC, Dolan KD. Bone marrow invasion of microcystic adnexal carcinoma. Ann Otol Rhinol Laryngol. 1991;100(7):601–3.

[65] Shields JA, Demirci H, Marr BP, Eagle RC, Shields CL. Sebaceous carcinoma of the ocular region: a review. Surv Ophthalmol. 2005;50(2):103–22.

[66] Tripathi R, Chen Z, Li L, Bordeaux JS. Incidence and survival of sebaceous carcinoma in the United States. J Am Acad Dermatol. 2016;75(6):1210–5.

[67] Doxanas MT, Green WR. Sebaceous gland carcinoma. Review of 40 cases. Arch Ophthalmol. 1984;102(2):245–9.

[68] Kyllo RL, Brady KL, Hurst EA. Sebaceous carcinoma: review of the literature. Dermatol Surg. 2015;41(1):1–15.

[69] Ponti G, Ponz de Leon M. Muir–Torre syndrome. Lancet Oncol. 2005;6(12):980–7.

[70] Dores GM, Curtis RE, Toro JR, Devesa SS, Fraumeni JF. Incidence of cutaneous sebaceous carcinoma and risk of associated neoplasms: insight into Muir–Torre syndrome. Cancer. 2008;113(12):3372–81.

[71] Nelson BR, Hamlet KR, Gillard M, Railan D, Johnson TM. Sebaceous carcinoma. J Am Acad Dermatol. 1995;33(1):1–15. quiz 6–8.

[72] Natarajan K, Rai R, Pillai SB. Extra ocular sebaceous carcinoma: a rare case report. Indian Dermatol Online J. 2011;2(2):91–3.

[73] Brady KL, Hurst EA. Sebaceous carcinoma treated with Mohs micrographic surgery. Dermatol Surg. 2017;43(2):281–6.

[74] Slutsky JB, Jones EC. Periocular cutaneous malignancies: a review of the literature. Dermatol Surg. 2012;38(4):552–69.

[75] Pereira PR, Odashiro AN, Rodrigues–Reyes AA, Correa ZM, de Souza Filho JP, Burnier MN. Histopathological review of sebaceous carcinoma of the eyelid. J Cutan Pathol. 2005;32(7):496–501.

[76] Reifler DM, Hornblass A. Squamous cell carcinoma of the eyelid. Surv Ophthalmol. 1986;30(6):349–65.

[77] Nemoto Y, Arita R, Mizota A, Sasajima Y. Differentiation between chalazion and sebaceous carcinoma by noninvasive meibography. Clin Ophthalmol. 2014;8:1869–75.

[78] Coates D, Bowling J, Haskett M. Dermoscopic features of extraocular sebaceous carcinoma. Australas J Dermatol. 2011;52(3):212–3.

[79] Rao NA, Hidayat AA, McLean IW, Zimmerman LE. Sebaceous carcinomas of the ocular adnexa: a clinicopathologic study of 104 cases, with five–year follow–up data. Hum Pathol. 1982;13(2):113–22.

[80] Ni C, Searl SS, Kuo PK, Chu FR, Chong CS, Albert DM. Sebaceous cell carcinomas of the ocular adnexa. Int Ophthalmol Clin. 1982;22(1):23–61.

[81] Yin VT, Merritt HA, Sniegowski M, Esmaeli B. Eyelid and ocular surface carcinoma: diagnosis and management. Clin Dermatol. 2015;33(2):159–69.

[82] Wali UK, Al–Mujaini A. Sebaceous gland carcinoma of the eyelid. Oman J Ophthalmol. 2010;3(3):117–21.

[83] Cook BE, Bartley GB. Epidemiologic characteristics and clinical course of patients with malignant eyelid tumors in an incidence cohort in Olmsted County, Minnesota. Ophthalmology. 1999;106(4):746–50.

[84] Dasgupta T, Wilson LD, Yu JB. A retrospective review of 1349 cases of sebaceous carcinoma. Cancer. 2009;115(1):158–65.

[85] Blake PW, Bradford PT, Devesa SS, Toro JR. Cutaneous appendageal carcinoma incidence and survival patterns in the United States: a population–based study. Arch Dermatol. 2010;146(6):625–32.

[86] Wolfe JT, Yeatts RP, Wick MR, Campbell RJ, Waller RR. Sebaceous carcinoma of the eyelid. Errors in clinical and pathologic diagnosis. Am J Surg Pathol. 1984;8(8):597–606.

[87] Dowd MB, Kumar RJ, Sharma R, Murali R. Diagnosis and management of sebaceous carcinoma: an Australian experience. ANZ J Surg. 2008;78(3):158–63.

[88] Kass LG, Hornblass A. Sebaceous carcinoma of the ocular adnexa. Surv Ophthalmol. 1989;33(6):477–90.

[89] Sung D, Kaltreider SA, Gonzalez–Fernandez F. Early onset sebaceous carcinoma. Diagn Pathol. 2011;6:81.

[90] Kivelä T, Asko–Seljavaara S, Pihkala U, Hovi L, Heikkonen J. Sebaceous carcinoma of the eyelid associated with retinoblastoma. Ophthalmology. 2001;108(6):1124–8.

[91] Abdi U, Tyagi N, Maheshwari V, Gogi R, Tyagi SP. Tumours of eyelid: a clinicopathologic study. J Indian Med Assoc. 1996;94(11):405. –9, 16, 18.

[92] Kiyosaki K, Nakada C, Hijiya N, Tsukamoto Y, Matsuura K, Nakatsuka K, et al. Analysis of p53 mutations and the expression of p53 and p21WAF1/CIP1 protein in 15 cases of sebaceous carcinoma of the eyelid. Invest Ophthalmol Vis Sci. 2010;51(1):7–11.

[93] Hussain RM, Matthews JL, Dubovy SR, Thompson JM, Wang G. UV–independent p53 mutations in sebaceous carcinoma of the eyelid. Ophthal Plast Reconstr Surg. 2014;30(5):392–5.

[94] Gonzalez–Fernandez F, Kaltreider SA, Patnaik BD, Retief JD, Bao Y, Newman S, et al. Sebaceous carcinoma. Tumor progression through mutational inactivation of p53. Ophthalmology. 1998;105(3):497–506.

[95] Shalin SC, Sakharpe A, Lyle S, Lev D, Calonje E, Lazar AJ. p53 staining correlates with tumor type and location in sebaceous neoplasms. Am J Dermatopathol. 2012;34(2):129–35. quiz 36–8.

[96] Hayashi N, Furihata M, Ohtsuki Y, Ueno H. Search for accumulation of p53 protein and detection of human papillomavirus genomes in sebaceous gland carcinoma of

the eyelid. Virchows Arch. 1994;424(5):503–9.

[97] Cho KJ, Khang SK, Koh JS, Chung JH, Lee SS. Sebaceous carcinoma of the eyelids: frequent expression of c–erbB–2 oncoprotein. J Korean Med Sci. 2000;15(5):545–50.

[98] Stagner AM, Afrogheh AH, Jakobiec FA, Iacob CE, Grossniklaus HE, Deshpande V, et al. p16 expression is not a surrogate marker for high–risk human papillomavirus infection in periocular sebaceous carcinoma. Am J Ophthalmol. 2016;170:168–75.

[99] Kwon MJ, Shin HS, Nam ES, Cho SJ, Lee MJ, Lee S, et al. Comparison of HER2 gene amplification and KRAS alteration in eyelid sebaceous carcinomas with that in other eyelid tumors. Pathol Res Pract. 2015;211(5):349–55.

[100] Liau JY, Liao SL, Hsiao CH, Lin MC, Chang HC, Kuo KT. Hypermethylation of the CDKN2A gene promoter is a frequent epigenetic change in periocular sebaceous carcinoma and is associated with younger patient age. Hum Pathol. 2014;45(3):533–9.

[101] Landis MN, Davis CL, Bellus GA, Wolverton SE. Immunosuppression and sebaceous tumors: a confirmed diagnosis of Muir–Torre syndrome unmasked by immunosuppressive therapy. J Am Acad Dermatol. 2011;65(5):1054–8.e1.

[102] Hoss E, Nelson SA, Sharma A. Sebaceous carcinoma in solid organ transplant recipients. Int J Dermatol. 2017;56:746.

[103] Yen MT, Tse DT. Sebaceous cell carcinoma of the eyelid and the human immunodeficiency virus. Ophthal Plast Reconstr Surg. 2000;16(3):206–10.

[104] Rumelt S, Hogan NR, Rubin PA, Jakobiec FA. Four-eyelid sebaceous cell carcinoma following irradiation. Arch Ophthalmol. 1998;116(12):1670–2.

[105] Hood IC, Qizilbash AH, Salama SS, Young JE, Archibald SD. Sebaceous carcinoma of the face following irradiation. Am J Dermatopathol. 1986;8(6):505–8.

[106] Schlernitzauer DA, Font RL. Sebaceous gland carcinoma of the eyelid. Arch Ophthalmol. 1976;94(9):1523–5.

[107] Izumi M, Tang X, Chiu CS, Nagai T, Matsubayashi J, Iwaya K, et al. Ten cases of sebaceous carcinoma arising in nevus sebaceus. J Dermatol. 2008;35(11):704–11.

[108] Wenzel CT, Halperin EC, Fisher SR. Second malignant neoplasms of the head and neck in survivors of retinoblastoma. Ear Nose Throat J. 2001;80(2):106, 9–12.

[109] Lemos LB, Santa Cruz DJ, Baba N. Sebaceous carcinoma of the eyelid following radiation therapy. Am J Surg Pathol. 1978;2(3):305–11.

[110] Howrey RP, Lipham WJ, Schultz WH, Buckley EG, Dutton JJ, Klintworth GK, et al. Sebaceous gland carcinoma: a subtle second malignancy following radiation therapy in patients with bilateral retinoblastoma. Cancer. 1998;83(4):767–71.

[111] John AM, Schwartz RA. Muir–Torre syndrome (MTS): an update and approach to diagnosis and management. J Am Acad Dermatol. 2016;74(3):558–66.

[112] Mahalingam M. MSH6, past and present and Muir–Torre syndrome–connecting the dots. Am J Dermatopathol. 2017;39(4):239–49.

[113] Schwartz RA, Torre DP. The Muir–Torre syndrome: a 25–year retrospect. J Am Acad Dermatol. 1995;33(1):90–104.

[114] Jessup CJ, Redston M, Tilton E, Reimann JD. Importance of universal mismatch repair protein immunohistochemistry in patients with sebaceous neoplasia as an initial screening tool for Muir–Torre syndrome. Hum Pathol. 2016;49:1–9.

[115] Sinicrope FA, Sargent DJ. Molecular pathways: microsatellite instability in colorectal cancer: prognostic, predictive, and therapeutic implications. Clin Cancer Res. 2012;18(6):1506–12.

[116] Cohen PR, Kohn SR, Kurzrock R. Association of sebaceous gland tumors and internal malignancy: the Muir–Torre syndrome. Am J Med. 1991;90(5):606–13.

[117] Lazar AJ, Lyle S, Calonje E. Sebaceous neoplasia and Torre–Muir syndrome. Curr Diagn Pathol. 2007;13(4):301–19.

[118] Bhaijee F, Brown AS. Muir–Torre syndrome. Arch Pathol Lab Med. 2014;138(12):1685–9.

[119] Grob A, Feser C, Grekin S. Muir–torre syndrome:a case associated with an infrequent gene mutation. J Clin Aesthet Dermatol. 2016;9(1):56–9.

[120] Singh RS, Grayson W, Redston M, Diwan AH, Warneke CL, McKee PH, et al. Site and tumor type predicts DNA mismatch repair status in cutaneous sebaceous neoplasia. Am J Surg Pathol. 2008;32(6):936–42.

[121] Zürcher M, Hintschich CR, Garner A, Bunce C, Collin JR. Sebaceous carcinoma of the eyelid: a clinicopathological study. Br J Ophthalmol. 1998;82(9):1049–55.

[122] Demirci H, Nelson CC, Shields CL, Eagle RC, Shields JA. Eyelid sebaceous carcinoma associated with Muir–Torre syndrome in two cases. Ophthal Plast Reconstr Surg. 2007;23(1):77–9.

[123] Wick MR, Goellner JR, Wolfe JT, Su WP. Adnexal carcinomas of the skin. II. Extraocular sebaceous carcinomas. Cancer. 1985;56(5):1163–72.

[124] Hou JL, Killian JM, Baum CL, Otley CC, Roenigk RK, Arpey CJ, et al. Characteristics of sebaceous carcinoma and early outcomes of treatment using Mohs micrographic surgery versus wide local excision: an update of the Mayo Clinic experience over the past 2 decades. Dermatol Surg. 2014;40(3):241–6.

[125] Cook BE, Bartley GB. Treatment options and future prospects for the management of eyelid malignancies: an evidence–based update. Ophthalmology. 2001;108(11):2088–98; quiz 99–100, 121.

[126] Shields JA, Demirci H, Marr BP, Eagle RC, Shields CL. Sebaceous carcinoma of the eyelids: personal experience with 60 cases. Ophthalmology. 2004;111(12):2151–7.

[127] Wang JK, Liao SL, Jou JR, Lai PC, Kao SC, Hou PK, et al. Malignant eyelid tumours in Taiwan. Eye (Lond). 2003;17(2):216–20.

[128] Husain A, Blumenschein G, Esmaeli B. Treatment and outcomes for metastatic sebaceous cell carcinoma of the eyelid. Int J Dermatol. 2008;47(3):276–9.

[129] Muqit MM, Roberts F, Lee WR, Kemp E. Improved survival rates in sebaceous carcinoma of the eyelid. Eye (Lond). 2004;18(1):49–53.

[130] Boniuk M, Zimmerman LE. Sebaceous carcinoma of the eyelid, eyebrow, caruncle, and orbit. Trans Am Acad Ophthalmol Otolaryngol. 1968;72(4):619–42.

[131] Sawyer AR, McGoldrick RB, Mackey S, Powell B, Pohl M. Should extraocular sebaceous carcinoma be investigated using sentinel node biopsy? Dermatol Surg.

2009;35(4):704–8.

[132] Rulon DB, Helwig EB. Cutaneous sebaceous neoplasms. Cancer. 1974;33(1):82–102.

[133] Chang AY, Miller CJ, Elenitsas R, Newman JG, Sobanko JF. Management considerations in extraocular sebaceous carcinoma. Dermatol Surg. 2016;42(Suppl 1):S57–65.

[134] Shalin SC, Lyle S, Calonje E, Lazar AJ. Sebaceous neoplasia and the Muir–Torre syndrome: important connections with clinical implications. Histopathology. 2010;56(1):133–47.

[135] Font R. Eyelids and lacrimal drainage system. In: Spencer WH, editor. Ophthalmic pathology: an atlas and textbook. 3rd ed. Philadelphia: WB Saunders; 1986. p. 2169–214.

[136] Pfeiffer ML, Yin VT, Myers J, Esmaeli B. Regional nodal recurrence of sebaceous carcinoma of the caruncle 11 years after primary tumor resection. JAMA Ophthalmol. 2013;131(8):1091–2.

[137] Kohler S, Rouse RV, Smoller BR. The differential diagnosis of pagetoid cells in the epidermis. Mod Pathol. 1998;11(1):79–92.

[138] Sramek B, Lisle A, Loy T. Immunohistochemistry in ocular carcinomas. J Cutan Pathol. 2008;35(7):641–6.

[139] Beer TW, Shepherd P, Theaker JM. Ber EP4 and epithelial membrane antigen aid distinction of basal cell, squamous cell and basosquamous carcinomas of the skin. Histopathology. 2000;37(3):218–23.

[140] Ansai SI. Topics in histopathology of sweat gland and sebaceous neoplasms. J Dermatol. 2017;44(3):315–26.

[141] Rajan Kd A, Burris C, Iliff N, Grant M, Eshleman JR, Eberhart CG. DNA mismatch repair defects and microsatellite instability status in periocular sebaceous carcinoma. Am J Ophthalmol. 2014;157(3):640–7.e1–2.

[142] Buitrago W, Joseph AK. Sebaceous carcinoma: the great masquerader: emerging concepts in diagnosis and treatment. Dermatol Ther. 2008;21(6):459–66.

[143] Esmaeli B, Nasser QJ, Cruz H, Fellman M, Warneke CL, Ivan D. American joint committee on cancer T category for eyelid sebaceous carcinoma correlates with nodal metastasis and survival. Ophthalmology. 2012;119(5):1078–82.

[144] American Joint Committee on Cancer. New York, NY: Springer; 2010.

[145] Reina RS, Parry E. Aggressive extraocular sebaceous carcinoma in a 52–year–old man. Dermatol Surg. 2006;32(10):1283–6.

[146] Orcurto A, Gay BE, Sozzi WJ, Gilliet M, Leyvraz S. Long–term remission of an aggressive sebaceous carcinoma following chemotherapy. Case Rep Dermatol. 2014;6(1):80–4.

[147] Herceg D, Kusacić–Kuna S, Dotlić S, Petrović R, Bracić I, Horvatić Herceg G, et al. F–18 FDG PET evaluation of a rapidly growing extraocular sebaceous carcinoma. Clin Nucl Med. 2009;34(11):798–801.

[148] Baek CH, Chung MK, Jeong HS, Son YI, Choi J, Kim YD, et al. The clinical usefulness of (18)F–FDG PET/CT for the evaluation of lymph node metastasis in periorbital malignancies. Korean J Radiol. 2009;10(1):1–7.

[149] Ginsberg J. Present status of meibomian gland carcinoma. Arch Ophthalmol. 1965;73:271–7.

[150] Erovic BM, Goldstein DP, Kim D, Al Habeeb A, Waldron J, Ghazarian D, et al. Sebaceous gland carcinoma of the head and neck: the Princess Margaret Hospital experience. Head Neck. 2013;35(3):316–20.

[151] Bailet JW, Zimmerman MC, Arnstein DP, Wollman JS, Mickel RA. Sebaceous carcinoma of the head and neck. Case report and literature review. Arch Otolaryngol Head Neck Surg. 1992;118(11):1245–9.

[152] Tryggvason G, Bayon R, Pagedar NA. Epidemiology of sebaceous carcinoma of the head and neck: implications for lymph node management. Head Neck. 2012;34(12):1765–8.

[153] Ho VH, Ross MI, Prieto VG, Khaleeq A, Kim S, Esmaeli B. Sentinel lymph node biopsy for sebaceous cell carcinoma and melanoma of the ocular adnexa. Arch Otolaryngol Head Neck Surg. 2007;133(8):820–6.

[154] Nijhawan N, Ross MI, Diba R, Ahmadi MA, Esmaeli B. Experience with sentinel lymph node biopsy for eyelid and conjunctival malignancies at a cancer center. Ophthal Plast Reconstr Surg. 2004;20(4):291–5.

[155] Savar A, Oellers P, Myers J, Prieto VG, Torres–Cabala C, Frank SJ, et al. Positive sentinel node in sebaceous carcinoma of the eyelid. Ophthal Plast Reconstr Surg. 2011;27(1):e4–6.

[156] Harrington CR, Egbert BM, Swetter SM. Extraocular sebaceous carcinoma in a patient with Muir–Torre syndrome. Dermatol Surg. 2004;30(5):817–9.

[157] Pfeiffer ML, Savar A, Esmaeli B. Sentinel lymph node biopsy for eyelid and conjunctival tumors: what have we learned in the past decade? Ophthal Plast Reconstr Surg. 2013;29(1):57–62.

[158] Spencer JM, Nossa R, Tse DT, Sequeira M. Sebaceous carcinoma of the eyelid treated with Mohs micrographic surgery. J Am Acad Dermatol. 2001;44(6):1004–9.

[159] Grigoryan KV, Leithauser L, Gloster HM. Aggressive extraocular sebaceous carcinoma recurring after mohs micrographic surgery. Case Rep Oncol Med. 2015;2015:534176.

[160] Callahan EF, Appert DL, Roenigk RK, Bartley GB. Sebaceous carcinoma of the eyelid: a review of 14 cases. Dermatol Surg. 2004;30(8):1164–8.

[161] Dogru M, Matsuo H, Inoue M, Okubo K, Yamamoto M. Management of eyelid sebaceous carcinomas. Ophthalmologica. 1997;211(1):40–3.

[162] Snow SN, Larson PO, Lucarelli MJ, Lemke BN, Madjar DD. Sebaceous carcinoma of the eyelids treated by mohs micrographic surgery: report of nine cases with review of the literature. Dermatol Surg. 2002;28(7):623–31.

[163] Cavanagh HD, Green WR, Goldberg HK. Multicentric sebaceous adenocarcinoma of the meibomian gland. Am J Ophthalmol. 1974;77(3):326–32.

[164] Nunery WR, Welsh MG, McCord CD. Recurrence of sebaceous carcinoma of the eyelid after radiation therapy. Am J Ophthalmol. 1983;96(1):10–5.

[165] Hendley RL, Rieser JC, Cavanagh HD, Bodner BI, Waring GO. Primary radiation therapy for meibomian gland carcinoma. Am J Ophthalmol. 1979;87(2):206–9.

[166] Hata M, Koike I, Omura M, Maegawa J, Ogino I, Inoue T. Noninvasive and curative radiation therapy for sebaceous carcinoma of the eyelid. Int J Radiat Oncol Biol Phys. 2012;82(2):605–11.

[167] Yen MT, Tse DT, Wu X, Wolfson AH. Radiation therapy for local control of eyelid sebaceous cell carcinoma: report of two cases and review of the literature. Ophthal

Plast Reconstr Surg. 2000;16(3):211–5.

[168] Pardo FS, Wang CC, Albert D, Stracher MA. Sebaceous carcinoma of the ocular adnexa: radiotherapeutic management. Int J Radiat Oncol Biol Phys. 1989;17(3): 643–7.

[169] Jung YH, Woo IS, Kim MY, Han CW, Rha EY. Palliative 5–fluorouracil and cisplatin chemotherapy in recurrent metastatic sebaceous carcinoma: case report and literature review. Asia Pac J Clin Oncol. 2016;12(1):e189–93.

[170] Murthy R, Honavar SG, Burman S, Vemuganti GK, Naik MN, Reddy VA. Neoadjuvant chemotherapy in the management of sebaceous gland carcinoma of the eyelid with regional lymph node metastasis. Ophthal Plast Reconstr Surg. 2005;21(4):307–9.

[171] Priyadarshini O, Biswas G, Biswas S, Padhi R, Rath S. Neoadjuvant chemotherapy in recurrent sebaceous carcinoma of eyelid with orbital invasion and regional lymphadenopathy. Ophthal Plast Reconstr Surg. 2010;26(5):366–8.

[172] Paschal BR, Bagley CS. Sebaceous land carcinoma of the eyelid: complete response to sequential combination chemotherapy. N C Med J. 1985;46(9):473–4.

[173] el Nakadi B, Nouwynck C, Salhadin A. Combined therapeutic approach for extraorbital sebaceous carcinoma in a Torre's syndrome. Eur J Surg Oncol. 1995;21(3):321–2.

[174] De Leo A, Innocenzi D, Onesti MG, Potenza C, Toscani M, Scuderi N. Extraocular sebaceous carcinoma in Muir Torre Syndrome with unfavorable prognosis. Cancer Chemother Pharmacol. 2006;58(6):842–4.

第 11 章 乳房外 Paget 病
Extramammary Paget's Disease

Nathalie C. Zeitouni Jose A. Cervantes **著**

张 娟 何 黎 **译** 徐 丹 **校**

摘要：乳房外 Paget 病（extramammary Paget's disease，EMPD）是一种罕见的、生长缓慢的上皮内腺癌，通常位于乳腺外的顶泌腺分布区域。EMPD 常累及外阴、肛周和男性生殖器部位，罕见的部位包括大腿、臀部、腋窝、眼睑和外耳道，外阴受累最常见，占EMPD 的 65%。皮损表现为红斑、棕色或白色的伴有渗出性斑块，分化良好，常伴有轻微的瘙痒和疼痛主观症状。关于发病机制尚有争议，大多数病例被认为是腺体来源的表皮内原发性肿瘤，而少数病例表现为真皮附属器恶性肿瘤的上皮内扩散或相邻上皮细胞的局部肿瘤。EMPD 的诊断主要通过组织学染色表皮中空泡状 Paget 细胞，这些细胞腺细胞角蛋白、上皮膜抗原和癌胚抗原染色阳性。治疗方案包括手术切除、Mohs 显微外科术、放疗、光动力疗法、外用 5% 咪喹莫特乳膏、氟尿嘧啶和全身化疗。复发率较高，需要密切随访。

关键词：乳房外 Paget 病；生殖器疾病；肛周疾病；外阴；外阴肿瘤；皮肤癌；咪喹莫特；瘙痒性皮损；Paget 细胞

一、概述

1874 年，James Paget 爵士报道了乳头湿疹样病变，并伴有潜在的乳腺恶性肿瘤，现称为乳房 Paget 病（mammary Paget's disease，MPD）。1889 年，罗克（Crocker）首次报道乳房外Paget 病（extramammary Paget's disease，EMPD），其发生于阴茎和阴囊部位[1]，随后分别于1893 年和 1901 年报道了肛周 EMPD 和外阴 Paget 病[2]。

EMPD 是一种罕见的、生长缓慢的上皮内腺癌，通常位于乳腺外的顶泌腺分布区域。

EMPD 通常累及外阴、肛周区域和男性生殖器，少数分布于大腿、臀部、腋窝、眼睑和外耳道 [3, 4]。外阴是最常受累的部位，占 65% [5]。

皮损表现为红斑、棕色或白色伴有渗出的斑块，这些斑块分化良好，常伴有瘙痒和疼痛。发病机制尚有争论，但大多数病例被认为是腺体起源的表皮内原发性肿瘤，少数病例表现为真皮附属器恶性肿瘤的上皮内扩散或相邻上皮细胞的局部肿瘤 [6]。

EMPD 常通过病理检查诊断，可见表皮中空泡状 Paget 细胞，这些细胞腺细胞角蛋白、EMA 和 CEA 染色阳性 [7]。尽管放射疗法、光动力疗法、氟尿嘧啶、5% 咪喹莫特乳膏和系统化疗治疗有效的案例，但通常采用的治疗方式是外科切除术、Mohs 显微术 [8-10]。

二、流行病学

EMPD 是一种罕见病，医学文献中仅报道了数百例，确切的发病率未知。该病比乳房 Paget 病（MPD）罕见，仅占所有 Paget 病患者的 6.5% [11, 12]。EMPD 是一种皮肤恶性肿瘤，常发生于顶泌汗腺丰富的皮肤区域（如生殖器、腹股沟和腋窝）[13]。EMPD 最常见的部位是外阴，但该疾病仅占所有外阴恶性肿瘤的 1%～2% [2, 14-16]。异位 EMPD 为发生在没有顶泌腺皮肤区域的肿瘤，但极为罕见 [4, 17]。

EMPD 常发生于 50—80 岁人群，发病的高峰年龄为 65 岁，并且倾向于女性和白种人，尽管在亚洲的某些地区似乎存在男性占优势的现象 [6, 13, 18]。自 Kuehn 等于 1973 年报道了第一例家族性 EMPD 后，仅有其他 7 例报道 [19-21]。在这些病例中，除了最近关于两个中国兄弟的报道以外，其他病例都发生在日本 [22]。这些病例的发现表明，遗传异常与癌症易感性之间存在相关性，特别是在东亚人群中 [13, 21-23]。

三、发病机制

EMPD 的确切发病机制仍未完全了解。尽管 EMPD 通常被认为是上皮内腺癌 [24]，但细胞起源仍存在争议，因为这种情况均被发现发生于顶浆腺和非顶浆腺分布的皮肤中。与潜在的导管癌相关的乳腺 Paget 病不同，EMPD 的病因并不总是与恶性肿瘤有关。最近的文献表明，EMPD 是异质的，可以分为原发性和继发性 EMPD [2, 3, 14, 25]。

原发性 EMPD 的发生率比继发性 EMPD 更高，数据显示原发性 EMPD 占 EMPD 病例的 75%～96% [2, 3, 26]。原发性或皮肤型 EMPD 起源于表皮潜在的顶泌汗腺或表皮基底细胞 [3, 26, 27]。

尽管这种类型与潜在的恶性肿瘤无关，但在所有 EMPD 病例中有 10%～20% 的肿瘤已侵袭、浸润真皮，甚至通过血液和淋巴管转移 [14, 25, 26]。最近，有人提出存在于外阴表皮和乳腺组织中的 Toker 细胞可能代表 Paget 细胞的良性前体 [3, 28, 29]。

较少发生的继发性 EMPD 起源于肿瘤细胞的表皮向性扩散，该肿瘤细胞来自相邻腺体中潜在的腺癌（25%），通常来自顶分泌来源或内脏癌（通常是直肠）的连续上皮（10%～15%），包括直肠、膀胱、尿道、宫颈、前列腺、肛周、外阴、龟头或腹股沟 [2, 3, 6, 13, 30]。已知继发性 EMPD 通常通过淋巴系统转移 [3, 14, 26]。

最后，多中心理论表明 EMPD 可能由常见的致癌刺激引起，进而导致不同部位发生恶性肿瘤，这些部位的 EMPD 可与另一种没有直接解剖关系的恶性肿瘤结合在一起，如阴囊部位的 EMPD 和肝细胞癌、EMPD 和 MPD 的罕见关联 [13, 31]。

四、临床表现

疾病的发生通常是隐匿性的，常见的主诉是瘙痒 [6, 14, 32]。另外，患者可能会有烧灼感、疼痛、水肿和出血 [2, 26, 32]。EMPD 最常见于顶泌腺密度高的区域。最常受累的部位是外阴，约占所有报告病例的 65% [5, 13, 25, 33]。在累及外阴的病例中，皮损通常出现在大阴唇，离心向耻骨扩散，并经常累及腹股沟皱褶处、会阴、小阴唇、阴道、大腿内侧、臀部和腋窝 [25, 32-38]。疾病晚期整个肛门生殖器区域均可受到影响，致使无法区分肿瘤的原发部位，后者很重要，因为某些部位的原发性肿瘤与特定类型的内部恶性肿瘤有关 [26, 32]。

外阴继发性 EMPD 定义为非皮肤内部肿瘤累及外阴皮肤，包括表皮转移或连续累及起源于潜在的顶泌腺或 Bartholin 腺的肾上腺癌，分别占 4%～17% 和 1%～20%，并具有子宫内膜、子宫颈、尿道、膀胱、结肠、直肠、卵巢、肝和胆囊的远处或不连续癌，均有报道。在这些相关的恶性肿瘤中，涉及生殖器区域的肛门和直肠腺癌最常与外阴继发性 EMPD 有关 [5, 25, 33, 39]。

肛周区域的 EMPD 约占所有报告病例的 20%。临床上其与外阴 EMPD 非常相似，通常起源于肛门附近，并随后扩散至会阴、臀和生殖器 [36]。肛周 EMPD 与附属器腺癌相关的病例为 7%，而内部恶性肿瘤为 14%。占肛周病例多数（70%～80%）的继发性肛周 EMPD 与肛门和结直肠腺癌密切相关 [40]。据报道，引起继发性肛周 EMPD 的其他恶性肿瘤还有胃癌、乳腺癌和输尿管癌 [41]（图 11-1）。

男性生殖器（阴茎和阴囊）的 EMPD 约占所有病例的 14%，并被认为与内部恶性肿瘤相关性更高，尤其是前列腺癌、膀胱癌、睾丸癌、输尿管癌和肾癌的发生率高达 11% [5, 37, 38, 42-44]。病变通常始于阴囊、阴茎或腹股沟褶皱，随后可能扩散累及腹部，罕见病例仅累及龟头 [45-47]。患

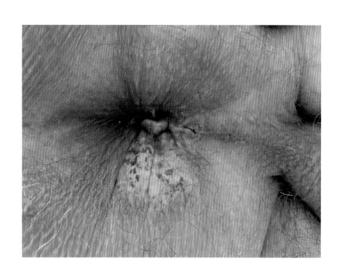

◀ 图 11-1 肛周 EMPD

者可能还表现出腹股沟淋巴结受累，并伴有下肢水肿 [47]。

腋窝 EMPD 可能是原发性或继发性的，但在诊断之前应排除乳腺癌。尽管有双边病例报道，但其似乎更频繁地影响男性，并且最常单侧受累 [48]。生殖器 EMPD 的病例也有报道 [49, 50]。

异位 EMPD 出现在无顶泌腺的区域，据报道会累及外耳道、脸颊、眼睑、躯干（腹部和背部）、四肢和脐带区域 [5, 17, 18, 51–56]。也有个别报道 EMPD 会影响各个部位的黏膜，包括舌、支气管、食道和尿道，并伴有前列腺和膀胱肿瘤 [57–60]。

多种 EMPD 很少见，包括同时发生的乳房和乳房外疾病，或在不同部位发生的 EMPD（如肛门生殖器和腋窝受累）[39, 61]。很少有关于 EMPD 与器官中出现的远处肿瘤相关的报道，这些器官与受影响的真皮没有直接的上皮连接，如卵巢癌、胆管癌、肝癌和肾癌 [62, 63]。尽管这些病例很可能只是同步发生的肿瘤，但已经有人提出多中心致癌刺激物可诱发远处腺癌，此理论得到了 EMPD 和 MPD 偶发性关联的支持 [13]。

根据病变的部位和持续时间，EMPD 的形态学表现可能会有所不同。原发灶可能表现为斑疹、斑片、斑块，颜色从粉红到浅 / 深红棕色。较大的病灶呈现多种颜色 [35, 64]。色素的变化是预后良好的提示，色素减退者预后较色素沉着好 [50, 65]。尽管通常易分类，但较大、较严重的皮损可能不规则、边界不清晰 [6, 25]。

根据皮损的解剖位置，表面可能具有银屑病样粗糙、片状鳞屑，病变可伴或不伴有白斑样角化病、结痂性溃疡或鹅卵石样丘疹 [11]。罕见的形态学特征包括肿瘤引起的瘢痕性脱发、硬皮病样斑疹和苔藓样丘疹 [66, 67]。可能还存在浸润性结节和局部淋巴结肿大。"内裤型红斑"是生殖器 EMPD 的特殊临床表现，始于腹股沟，并向周围扩散至内衣覆盖的区域。这种特殊表现是淋巴管浸润的表现，与转移性和不良预后有关 [68]。

EMPD 可类似于多种皮肤疾病，导致延误诊断。平均而言，在症状出现后的 2 年内没有诊断出该病 [16, 26, 32, 69]。由于临床表现和主观症状不确切，该病可能被误诊为肛门瘙痒症、真菌感染、接触性皮炎、硬化性苔藓或间擦疹。鉴别诊断包括接触性或脂溢性湿疹、反常型银屑病、肛周链球菌感染性皮炎、硬化性苔藓、念珠菌性间擦疹、体癣、组织细胞增多症、蕈样肉芽肿、克罗恩病、化脓性汗腺炎、尖锐湿疣、黏膜白斑、无色素黑色素瘤、鲍温病和浅表性基底细胞癌[2, 6, 13, 70]。肛门生殖器或腋窝区域的任何难愈合的湿疹样斑块对局部类固醇或抗真菌药无反应，应怀疑 EMPD，并应进行活检[6, 14, 45, 71]。

五、组织病理

Paget 病的诊断通过 Paget 细胞的存在得以证实。从组织学上讲，它的表现与乳房 Paget 病相似[6, 14, 45]。Paget 细胞一般约为周围角质形成细胞大小的 2 倍，特征是具有丰富的嗜碱性或嗜酸性胞质的大细胞，核大，位于中央，有多形核和突出的核仁。可能存在印戒细胞，并且常见有丝分裂[40, 72]（图 11-2）。

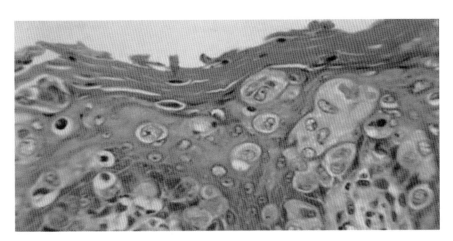

▲ 图 11-2 **EMPD** 的组织病理学表现

Paget 细胞可以单细胞形式出现，也可以表皮内的不规则簇、巢或腺体结构出现[26]。它们可能会浸润表皮上部，但更常见的是集中于表皮下部的毛囊皮脂腺、汗腺和分泌导管[3, 13, 73]。Paget 细胞与周围的上皮细胞的区别在于缺少细胞内桥形成明显的晕。可见角化过度、棘层增厚、局灶性角化不全以及真皮浅层淋巴细胞、组织细胞、嗜中性粒细胞和浆细胞组成的炎性浸润[3, 6, 11]。

Paget 细胞表皮浸润的组织学模式通常称为 pagetoid 扩散，表示细胞以单个或小组模式分布在整个表皮层[2]。已知表现出这种特定模式的疾病包括恶性黑色素瘤、鲍温病、朗格汉斯细胞组织细胞增生症、蕈样真菌病、Spitz 痣和皮脂腺癌。鉴于这些疾病大多影响与 EMPD 相同的皮肤区域，因此在进行鉴别诊断时应考虑这些因素 [3, 74, 75]。

免疫组化染色有助于鉴定 Paget 细胞，甚至可以区分原发和继发性 EMPD。当细胞内出现大的黏蛋白液滴时，细胞核可移至外围，形成一个印戒。胞质内唾液铝蛋白的存在引起某些组化染色的阳性，如 PAS、黏胶胭脂红、阿辛兰、醛品红甲苯胺蓝和胶体铁，这些通常有助于诊断 [13, 26, 76]。

原发性和继发性 EMPD 存在抗原表达的微小变化，特别是在总囊性疾病流体蛋白 15（GCDFO-15）、细胞角蛋白（CK）7 和 20 方面。CK7 的敏感性为 86%～100%，但对 EMPD 没有特异性，而 CK20 可能对 EMPD 的特异性更高 [77, 78]。此外，在肛周病例中，CK20 阳性而 GCDFP 为阴性，似乎与潜在的肿瘤有关，当 CK20 阴性而 GCDFP 阳性时，则不存在相关性 [79-81]。

黏蛋白核心蛋白（MUC），特别是 MUC5A2 的差异染色模式似乎与 EMPD 有关，特别是发生于外阴和男性生殖器的 EMPD，它的缺失与更多侵袭性疾病密切相关 [82-84]。p53 和脂肪酸合酶的过表达与侵袭性疾病有关 [85]。癌胚抗原也可能在诊断中发挥作用，因为已发现其对 EMPD 非常敏感，而且它的缺乏似乎与潜在的癌相关 [30, 77, 86]。RCAS1（一种新型抗原）的血清水平也被报道对 EMPD 细胞敏感 [87]。

在激素受体的研究中，超过 50% 的 EMPD 病例中检出了雄激素受体，而雌激素和孕激素受体均阴性 [84, 88, 89]。30%～50% 的病例中发现人类表皮生长因子受体 2（Her-2）蛋白的过表达，此与治疗后的更高复发率及可能更具侵袭性的疾病进程相关 [90, 91]。

六、检查

经活检诊断为 EMPD 后，应进行现病史的采集、系统回顾、系统复查以及包括皮肤检测在内的体格检查。应进行乳房和直肠指检，仔细检查患处周围的淋巴结是否肿大和有无肝大、脾大。EMPD 患者的进一步检查应针对浸润性疾病和相关的潜在恶性肿瘤，因为这些检查的结果将影响预后和后续治疗 [6, 14]。

外阴疾病的患者应进行胃肠道（GI）、泌尿生殖道（GU）的恶性肿瘤和乳腺疾病的筛查。常见的方法有盆腔检查，包括子宫颈涂片和阴道镜、腹腔盆腔超声和（或）CT、结肠镜、膀胱镜、静脉肾盂造影、宫腔镜、乳腺 X 线片、胸部 X 线片及血清肿瘤标志物 CEA 和 CA-19 [6, 14, 92, 93]。

对于肛周 EMPD，需要对 GI 和 GU 恶性肿瘤进行筛查。检查可能包括上消化道内镜、直肠检查、结肠镜、乙状结肠镜或钡剂灌肠、膀胱镜检查（加或不加 CT 尿路造影），女性则应作乳腺 X 线片 [2, 6, 30]。对于有生殖器受累的男性，应完成潜在 GU 恶性肿瘤的筛查，包括膀胱镜检查、

CT 尿路造影 [5, 38, 45]。血清前列腺特异性抗原检查也有一定意义 [94]。如果发现真皮浸润，应进行前哨淋巴结活检以确定是否有淋巴结受累 [26]。正电子发射断层扫描在评估淋巴结受累和远处转移方面有一定的作用 [2, 26]。

七、病程和预后

皮损局限于表皮时，原发性皮肤 EMPD 的预后通常是好的 [3, 15, 34, 46]。多达 20% 的病例会发生浸润（包括真皮浸润超过 1mm），此会使预后显著恶化 [40, 50]。伴有淋巴血管浸润和转移至局部淋巴结通常是致命的，一些研究报道其 5 年生存率为 0% [3]。血清 CEA 水平也已被用于预测疾病的进展，水平升高表明存在全身转移和死亡风险增加 [50, 93]。据报道，转移性 EMPD 的总死亡率高达 46% [5]。

继发性 EMPD 的预后通常较差，总死亡率取决于相关的潜在内部恶性肿瘤。据报道，继发性 EMPD 的平均存活率为 36 个月 [5, 26, 64]。

八、治疗和随访

手术是治疗 EMPD 最常见的方式。常用的手术方法有广泛的局部切除和单纯或根治性外阴切除术 [14, 32, 54, 95, 96]。

手术切除要求切除范围足够广、深度足够，以完全切除病灶。在可接受的理想手术切缘之间似乎有相当大的差异，大多数切缘为 2~5cm。一些证据表明，边界清楚的 EMPD 病变可以通过 1cm 的边缘切除得到充分的处理 [97, 98]。然而，EMPD 是多灶性的，组织学边缘不规则，呈亚临床扩展 [14, 32]。根据病变的解剖位置，WLE 的复发率为 22%~60%。

已经采取了多种策略来克服不可靠的临床检查，包括术前检查活检组织，可通过手持反射共聚焦显微镜，早期结果能减少活检所需的组织数量、提供正确的诊断 [99-101]。对该技术进行回顾分析，几组报道显示经过长期随访，复发率极低 [100, 102]。与 WLE 相比，除了提高复发率外，该技术还增强了术前计划、患者教育、重建以及减少重复手术的好处 [102]。另一种方法通过荧光素可视化实现对 Paget 细胞（99.8%）的高灵敏度定位 [32, 103]。另一种已经被证明了实用的术前作图方法是分阶段进行的方形切除术，该方法最初是用于恶性雀斑样痣的治疗 [32, 104]。术中单独使用 CK-7 抗体或与联合 CEA 染色可降低复发率 [26, 45, 71, 77, 105]。尽管采用了这些技术，但复发率仍然很高，可能是由于假阴性活检、取样错误和疾病的多中心性所致。

术中冰冻切片用于确定无肿瘤切缘，该技术已广泛用于阴囊受累区域的病变[106, 107]。几项回顾性研究发现假阴性的发生率很高（40%），在多灶性疾病中其使用似乎受到限制[108, 109]。常规冷冻切片取样约占手术切缘的 0.1%，结果不一致，对预后影响不大[32, 110, 111]。

另外，Mohs 显微外科手术（MMS）适用于不规则但连续的病变，并且已证明长期结局良好，与固定手术切缘相比，无复发生存率更高[32, 98, 102, 112]。MMS 涉及对所有肿瘤切缘进行组织学检查，以期获得完整的无肿瘤切缘，同时保护未受影响的组织并避免再次手术[71, 98, 113]。与 WLE 相比，Mohs 对于原发性 EMPD 和复发性病例的复发率更低[32, 98, 112, 114, 115]。据报道，原发性病例的复发率是 8%～27%，复发性病例的复发率是 28%～50%[98, 112]。采取 5cm 切除边缘时，97% 的 MMS 手术获得无肿瘤边缘[98, 107]。建议对 MMS 进行补充以减少局部复发。光动力治疗和扫描活检是改善 MMS 的确定性治疗[71, 99]。

在浸润性和继发性 Paget 病患者中，广泛的手术（如根治性外阴切除术、半静脉切除术和双侧腹股沟淋巴结清扫术）比 MMS 和 WLE 均具有更好的复发率[14, 25, 96]。一般而言，根治性外阴切除术和半阴唇切除术的复发率分别为 15% 和 20%[6, 32, 116]。应指出的是，侵入性手术与更高的发病率相关，并且这种手术的相关后遗症降低了患者的功能和生活质量[115]。

放疗可用于没有手术适应证、寻求非手术治疗的患者、需辅助治疗或复发性病例[96, 117, 118]。虽然其疗效在早期使用时受到质疑，但最近的文献表明，它既可以作为主要治疗手段，也可以作为手术的辅助治疗[119, 120]。在局限于表皮的 EMPD 和侵袭性病例中都证明了放疗的益处[121]。放疗也已成功地用于局部复发病例，对于大的病变无法手术或患者的并发症需要采取非手术治疗时，则应考虑放射疗法[69, 122, 123]。在不同的出版物中，放射束的类型、能量和总剂量是可变的[124, 125]。皮肤的辐射变化是治疗持续时间和耐受性的限制因素。

光动力疗法（photodynamic therapy，PDT）是在靶皮损中优先积累光敏剂的一种高度选择性的组织保留疗法，还能刺激宿主的免疫应答[126, 127]。有关其使用的最新文献表明，PDT 联合全身性 porfimer 钠和局部 ALA 对于美容和功能上重要的区域的无浸润性、浅表性病变有效，也可以作为术后复发的一种选择[127-130]。在大体积和浸润性皮损中使用时复发率高。目前，当确定为浸润性皮损时，光动力疗法不适合作为手术的替代疗法[26, 131]。在使组织切除最小化的同时，增强 PDT 和 MMS 在优化美容和功能方面也起了适当的作用[6, 32]。

激光治疗对浅表病变有效，在更深或侵袭性病变中的作用受到光子仅有几毫米穿透能力的限制[32]。作为一种主要的治疗方法，激光的使用与疾病的高复发率相关，在 ALA 诱导荧光的光动力学诊断指导下，与 WLE 联合使用可能更有效[132, 133]。术后疼痛发生率很高，据报道会影响后续治疗[134]。

用细胞毒性药氟尿嘧啶（5-FU）和博来霉素进行的局部疗法已用于治疗 EMPD。免疫调节药——5% 咪喹莫特乳膏治疗 EMPD 的临床和病理学清除率也经常报道，已显示出一些有前景

的结果 [135-139]。它可以替代手术，可以作为手术前后的辅助手段，也可以与其他疗法结合使用。迄今为止，最大的文献综述（包括原发性和复发性病例），在平均随访 20 个月时，男性和女性的总治愈率均为 87.5%，复发率为 12%～20% [140-143]。氟尿嘧啶已在术前用于减少细胞，通过划定手术切缘来辅助手术切除过程，以及术后早期发现疾病复发 [6, 144, 145]。单一氟尿嘧啶不适合用于治疗超出表皮表层（1～2mm）的 EMPD。博来霉素局部疗法已被用于治疗复发性非浸润性原发性外阴 EMPD 患者，但目前尚不足以将其作为唯一药物治疗 EMPD [32, 146]。

使用卡铂、表柔比星、阿霉素、多西他赛、长春新碱、叶酸钙、丝裂霉素 –C、依托泊苷和氟尿嘧啶的全身化疗已用于治疗 EMPD。这些药物通常联合使用或作为其他疗法的辅助治疗 [147-153]。全身化疗可用于转移性疾病，在切除前减轻肿瘤负担，从而减少手术切除的范围。目前的建议支持将全身化疗作为非手术候选者和放弃放疗的患者的三级治疗 [32, 149, 154, 155]。在一组 EMPD 患者中检测到 HER2/neu，使用针对 HER–2 的单克隆抗体曲妥珠单抗 [91, 156, 157]。

无论采用哪种治疗方式，建议进行长期监测，因为据报道在治疗后长达 15 年内存在复发 [6, 115]。虽然目前尚无指南发表，但业内专家一致建议对非浸润性、原发性皮肤 EMPD，前 36 个月每半年进行 1 次评估，起后 10 年每年进行 1 次评估。对于继发性或侵袭性 EMPD，必须进行随访以排除相关的内部恶性肿瘤的发展。对于肛周 EMPD 的随访，建议每年进行 1 次直肠乙状结肠镜检查，每 2～3 年做 1 次结肠镜检查。外阴 EMPD 需要定期检查外阴，并进行常规的盆腔超声检查和子宫颈检查，对任何新出现的病灶进行活检 [6, 13, 30]。

参考文献

[1] Crocker HR. Paget's disease, affecting the scrotum and penis. Trans Path Soc Lond. 1889;40:187.

[2] Love WE, Schmitt AR, Bordeaux JS. Management of unusual cutaneous malignancies: atypical fibroxanthoma, malignant fibrous histiocytoma, sebaceous carcinoma, extramammary Paget disease. Dermatol Clin. 2011; 29(2):201–16. viii

[3] Lloyd J, Flanagan AM. Mammary and extramammary Paget's disease. J Clin Pathol. 2000;53(10):742–9.

[4] Heymann WR. Extramammary Paget's disease. Clin Dermatol. 1993;11(1):83–7.

[5] Chanda JJ. Extramammary Paget's disease: prognosis and relationship to internal malignancy. J Am Acad Dermatol. 1985;13(6):1009–14.

[6] Shepherd V, Davidson EJ, Davies–Humphreys J. Extramammary Paget's disease. BJOG. 2005;112(3):273–9.

[7] Wojnarowska F, Cooper S. Anogenital (non–venereal) disease. Dermatology. Edinburgh: Mosby; 2003.p. 1099–113.

[8] LEE KY, Roh MR, Chung WG, Chung KY. Comparison of Mohs micrographic surgery and wide excision for extramammary Paget's disease: Korean experience. Dermatol Surg. 2009;35(1):34–40.

[9] Moreno–Arias G, Conill C, Sola–Casas M, Mascaro–Galy J, Grimalt R. Radiotherapy for in situ extramammary Paget disease of the vulva. J Dermatolog treat. 2003;14(2): 119–23.

[10] Brown R, McCormack M, Lankester K, Spittle M. Spontaneous apparent clinical resolution with histologic persistence of a case of extramammary Paget's disease: response to topical 5–fluorouracil. Cutis. 2000;66(6): 454–5.

[11] Wagner G, Sachse MM. Extramammary Paget disease–clinical appearance, pathogenesis, management. JDDG: Journal der Deutschen Dermatologischen Gesellschaft. 2011;9(6):448–54.

[12] Fardal RW, Kierland RR, Clagett OT, Woolner LB. Prognosis in cutaneous Paget's disease. Postgrad Med. 1964;36(6):584–93.

[13] Kanitakis J. Mammary and extramammary Paget's disease. J Eur Acad Dermatol Venereol. 2007;21(5):581–90.

[14] Landay M, Satmary W, Memarzadeh S, Smith D, Barclay D. Premalignant & malignant disorders of the vulva & vagina. Current diagnosis & treatment obstetrics & gynecology. 10th ed. New York: McGraw–Hill; 2007.p. 822–7.

[15] Kodama S, Kaneko T, Saito M, Yoshiya N, Honma S, Tanaka K. A clinicopathologic study of 30 patients with Paget's disease of the vulva. Gynecol Oncol.

1995;56(1):63–70.

[16] Parker LP, Parker JR, Bodurka–Bevers D, Deavers M, Bevers MW, Shen–Gunther J, et al. Paget's disease of the vulva: pathology, pattern of involvement, and prognosis. Gynecol Oncol. 2000;77(1):183–9.

[17] Sawada Y, Bito T, Kabashima R, Yoshiki R, Hino R, Nakamura M, et al. Ectopic extramammary Paget's disease: case report and literature review. Acta Derm Venereol. 2010;90(5):502–5.

[18] Urabe A, Matsukuma A, Shimizu N, Nishimura M, Wada H, Hori Y. Extramammary Paget's disease: comparative histopathologic studies of intraductal carcinoma of the breast and apocrine adenocarcinoma. J Cutan Pathol. 1990;17(5):257–65.

[19] Kuehn PG, Tennant R, Brenneman AR. Familial occurrence of extramammary Paget's disease. Cancer. 1973;31(1):145–8.

[20] Demitsu T, Gonda K, Tanita M, Takahira K, Inoue T, Okada O, et al. Extramammary Paget's disease in two siblings. Br J Dermatol. 1999;141(5):951–3.

[21] Inoue S, Aki T, Mihara M. Extramammary Paget's disease in siblings. Dermatology. 2000;201(2):178.

[22] Zhang X, Jin W, Zhu H, Yu H. Extramammary Paget's disease in two brothers. Indian J Dermatol. 2015;60(4):423.

[23] Kang Z, Xu F, Zhu Y, Fu P, Q–a Z, Hu T, et al. Genetic analysis of mismatch repair genes alterations in extramammary Paget disease. Am J Surg Pathol. 2016;40(11):1517–25.

[24] Marchesa P, Fazio VW, Oliart S, Goldblum JR, Lavery IC, Milsom JW. Long–term outcome of patients with perianal Paget's disease. Ann Surg Oncol. 1997;4(6):475–80.

[25] Fanning J, Lambert HL, Hale TM, Morris PC, Schuerch C. Paget's disease of the vulva: prevalence of associated vulvar adenocarcinoma, invasive Paget's disease, and recurrence after surgical excision. Am J Obstet Gynecol. 1999;180(1):24–7.

[26] Neuhaus I, Grekin R. Mammary and extramammary Paget disease. Fitzpatrick's dermatology in general medicine. 7th ed. New York: McGraw–Hill; 2008. p. 1094–198.

[27] Perrotto J, Abbott JJ, Ceilley RI, Ahmed I. The role of immunohistochemistry in discriminating primary from secondary extramammary Paget disease. Am J Dermatopathol. 2010;32(2):137–43.

[28] Willman JH, Golitz LE, Fitzpatrick JE. Vulvar clear cells of Toker: precursors of extramammary Paget's disease. Am J Dermatopathol. 2005;27(3):185–8.

[29] Belousova IE, Kazakov DV, Michal M, Suster S. Vulvar toker cells: the long–awaited missing link: a proposal for an origin–based histogenetic classification of extramammary paget disease. Am J Dermatopathol. 2006;28(1):84–6.

[30] Lam C, Funaro D. Extramammary Paget's disease: summary of current knowledge. Dermatol Clin. 2010;28(4):807–26.

[31] Li YC, Lu LY, Yang YT, Chang CC, Chen LM. Extramammary Paget's disease of the scrotum associated with hepatocellular carcinoma. J Chin Med Assoc. 2009;72(10):542–6.

[32] Zollo J, Zeitouni N. The Roswell park cancer institute experience with extramammary Paget's disease. Br J Dermatol. 2000;142(1):59–65.

[33] Goldblum JR, Hart WR. Vulvar Paget's disease: a clinicopathologic and immunohistochemical study of 19 cases. Am J Surg Pathol. 1997;21(10):1178–87.

[34] Siesling S, Elferink MA, van Dijck JA, Pierie JP, Blokx WA. Epidemiology and treatment of extramammary Paget disease in the Netherlands. Eur J Surg Oncol. 2007;33(8):951–5.

[35] Wilkinson EJ, Brown HM. Vulvar Paget disease of urothelial origin: a report of three cases and a proposed classification of vulvar Paget disease. Hum Pathol. 2002;33(5):549–54.

[36] McCarter MD, Quan SH, Busam K, Paty PP, Wong D, Guillem JG. Long–term outcome of perianal Paget's disease. Dis Colon Rectum. 2003;46(5):612–6.

[37] Salamanca J, Benito A, Garcia–Penalver C, Azorin D, Ballestin C, Rodriguez–Peralto JL. Paget's disease of the glans penis secondary to transitional cell carcinoma of the bladder: a report of two cases and review of the literature. J Cutan Pathol. 2004;31(4):341–5.

[38] Lai YL, Yang WG, Tsay PK, Swei H, Chuang SS, Wen CJ. Penoscrotal extramammary Paget's disease: a review of 33 cases in a 20–year experience. Plast Reconstr Surg. 2003;112(4):1017–23.

[39] Popiolek DA, Hajdu SI, Gal D. Synchronous Paget's disease of the vulva and breast. Gynecol Oncol. 1998; 71(1):137–40.

[40] Goldblum JR, Hart WR. Perianal Paget's disease: a histologic and immunohistochemical study of 11 cases with and without associated rectal adenocarcinoma. Am J Surg Pathol. 1998;22(2):170–9.

[41] Sasaki M, Terada T, Nakanuma Y, Kono N, Kasahara Y, Watanabe K. Anorectal mucinous adenocarcinoma associated with latent perianal Paget's disease. Am J Gastroenterol. 1990;85(2):199–202.

[42] Powell FC, Bjornsson J, Doyle JA, Cooper AJ. Genital Paget's disease and urinary tract malignancy. J Am Acad Dermatol. 1985;13(1):84–90.

[43] Koga F, Gotoh S, Suzuki S. A case of invasive bladder cancer with Pagetoid skin lesion of the vulva and anogenital Paget's disease. Nihon Hinyokika Gakkai Zasshi. 1997;88(4):503–6.

[44] Allan S, McLaren K, Aldridge R. Paget's disease of the scrotum: a case exhibiting positive prostate–specific antigen staining and associated prostatic adenocarcinoma. Br J Dermatol. 1998;138(4):689–91.

[45] Yang WJ, Kim DS, Im YJ, Cho KS, Rha KH, Cho NH, et al. Extramammary Paget's disease of penis and scrotum. Urology. 2005;65(5):972–5.

[46] Ekwueme KC, Zakhour HD, Parr NJ. Extramammary Paget's disease of the penis: a case report and review of the literature. J Med Case Reports. 2009;3(1):4.

[47] Hoch WH. Adenocarcinoma of the scrotum (extramammary Paget's disease): case report and review of the literature. J Urol. 1984;132(1):137–9.

[48] Hashimoto T, Inamoto N, Nakamura K. Triple extramammary Paget's disease. Immunohistochemical studies. Dermatologica. 1986;173(4):174–9.

[49] Van Hamme C, Marot L, Dachelet C, Dumont M, Salamon E, Lachapelle JM. Paget's extramammary disease of the axillae and perineum. Ann Dermatol Venereol. 2002;129(5 Pt 1):717–9.

[50] Hatta N, Yamada M, Hirano T, Fujimoto A, Morita R. Extramammary Paget's disease: treatment, prognostic

factors and outcome in 76 patients. Br J Dermatol. 2008;158(2):313–8.

[51] Gonzalez–Castro J, Iranzo P, Palou J, Mascaro J. Extramammary Paget's disease involving the external ear. Br J Dermatol. 1998;138(5):914–5.

[52] Inada S, Kohno T, Sakai I. A case of extramammary Paget's disease on the back. Jpn J Clin Dermatol. 1985;39:685–91.

[53] Chilukuri S, Page R, Reed JA, Friedman J, Orengo I. Ectopic extramammary Paget's disease arising on the cheek. Dermatol Surg. 2002;28(5):430–3.

[54] Cohen MA, Hanly A, Poulos E, Goldstein GD. Extramammary Paget's disease presenting on the face. Dermatol Surg. 2004;30(10):1361–3.

[55] Remond B, Aractingi S, Blanc F, Verola O, Vignon D, Dubertret L. Umbilical Paget's disease and prostatic carcinoma. Br J Dermatol. 1993;128(4):448–50.

[56] Whorton CM, Patterson JB. Carcinoma of Moll's glands with extramammary Paget's disease of the eyelid. Cancer. 1955;8(5):1009–15.

[57] Matsukuma S, Aida S, Shima S, Tamai S. Paget's disease of the esophagus. A case report with review of the literature. Am J Surg Pathol. 1995;19(8):948–55.

[58] Higashiyama M, Doi O, Kodama K, Tateishi R, Kurokawa E. Extramammary Paget's disease of the bronchial epithelium. Arch Pathol Lab Med. 1991;115(2):185–8.

[59] Changus GW, Yonan TN, Bartolome JS. Extramammary Paget's disease of the tongue. Laryngoscope. 1971;81(10):1621–5.

[60] Pierie J–PE, Choudry U, Muzikansky A, Finkelstein DM, Ott MJ. Prognosis and management of extramammary Paget's disease and the association with secondary malignancies. J Am Coll Surg. 2003;196(1):45–50.

[61] Koseki S, Mitsuhashi Y, Yoshikawa K, Kondo S. A case of triple extramammary Paget's disease. J Dermatol. 1997;24(8):535–8.

[62] Hayashibara Y, Ikeda S. Extramammary Paget's disease with internal malignancies. Gan To Kagaku Ryoho. 1988;15(4 Pt 2–3):1569–75.

[63] Nakano S, Narita R, Tabaru A, Ogami Y, Otsuki M. Bile duct cancer associated with extramammary Paget's disease. Am J Gastroenterol. 1995;90(3):507–8.

[64] Balducci L, Crawford ED, Smith GF, Lambuth B, McGehee R, Hardy C. Extramammary Paget's disease: an annotated review. Cancer Invest. 1988;6(3):293–303.

[65] Chen YH, Wong TW, Lee J. Depigmented genital extramammary Paget's disease: a possible histogenetic link to Toker's clear cells and clear cell papulosis. J Cutan Pathol. 2001;28(2):105–8.

[66] Iwenofu OH, Samie FH, Ralston J, Cheney RT, Zeitouni NC. Extramammary Paget's disease presenting as alopecia neoplastica. J Cutan Pathol. 2008;35(8):761–4.

[67] Bansal D, Bowman CA. Extramammary Paget's disease masquerading as lichen sclerosus. Int J STD AIDS. 2004;15(2):141–2.

[68] Murata Y, Kumano K, Tani M. Underpants–pattern erythema: a previously unrecognized cutaneous manifestation of extramammary Paget's disease of the genitalia with advanced metastatic spread. J Am Acad Dermatol. 1999;40(6 Pt 1):949–56.

[69] Shaco–Levy R, Bean SM, Vollmer RT, Jewell E, Jones EL, Valdes CL, et al. Paget disease of the vulva: a study of

56 cases. Eur J Obstet Gynecol Reprod Biol. 2010;149(1):86–91.

[70] Wolff K, Johnson RA. Fitzpatrick's color atlas and synopsis of clinical dermatology. New York: McGraw Hill; 2009.

[71] O'connor WJ, Lim KK, Zalla MJ, Gagnot M, Otley CC, Nguyen TH, et al. Comparison of Mohs micrographic surgery and wide excision for extramammary Paget's disease. Dermatol Surg. 2003;29(7):723–7.

[72] Bhatia P, Ahuja A, Dey P, Suri V. Vulval intraepithelial neoplasia with extra mammary pagets disease: a rare association. J Clin Pathol. 2007;60(1):110–2.

[73] Jones RE Jr, Austin C, Ackerman AB. Extramammary Paget's disease: a critical reexamination. Am J Dermatopathol. 1979;1(2):101–32.

[74] Roth LM, Lee SC, Ehrlich CE. Paget's disease of the vulva. A histogenetic study of five cases including ultrastructural observations and review of the literature. Am J Surg Pathol. 1977;1(3):193–206.

[75] Sitakalin C, Ackerman AB. Mammary and extramammary Paget's disease. Am J Dermatopathol. 1985;7(4):335–40.

[76] Ishida–Yamamoto A, Sato K, Wada T, Takahashi H, Toyota N, Shibaki T, et al. Fibroepithelioma–like changes occurring in perianal Paget's disease with rectal mucinous carcinoma: case report and review of 49 cases of extramammary Paget's disease. J Cutan Pathol. 2002;29(3):185–9.

[77] Battles OE, Page DL, Johnson JE. Cytokeratins, CEA, and mucin histochemistry in the diagnosis and characterization of extramammary Paget's disease. Am J Clin Pathol. 1997;108(1):6–12.

[78] Lundquist K, Kohler S, Rouse RV. Intraepidermal cytokeratin 7 expression is not restricted to Paget cells but is also seen in Toker cells and Merkel cells. Am J Surg Pathol. 1999;23(2):212–9.

[79] Kohler S, Smoller BR. Gross cystic disease fluid protein–15 reactivity in extramammary Paget's disease with and without associated internal malignancy. Am J Dermatopathol. 1996;18(2):118–23.

[80] Nowak MA, Guerriere–Kovach P, Pathan A, Campbell TE. Perianal Paget's disease: distinguishing primary and secondary lesions using immunohistochemical studies including gross cystic disease fluid protein–15 and cytokeratin 20 expression. Arch Pathol Lab Med. 1998;122(12):1077.

[81] Mazoujian G, Pinkus GS, Haagensen DE Jr. Extramammary Paget's disease–evidence for an apocrine origin. An immunoperoxidase study of gross cystic disease fluid protein–15, carcinoembryonic antigen, and keratin proteins. Am J Surg Pathol. 1984;8(1):43–50.

[82] Liegl B, Leibl S, Gogg–Kamerer M, Tessaro B, Horn LC, Moinfar F. Mammary and extramammary Paget's disease: an immunohistochemical study of 83 cases. Histopathology. 2007;50(4):439–47.

[83] Kuan S–F, Montag AG, Hart J, Krausz T, Recant W. Differential expression of mucin genes in mammary and extramammary Paget's disease. Am J Surg Pathol. 2001;25(12):1469–77.

[84] Yoshii N, Kitajima S, Yonezawa S, Matsukita S, Setoyama M, Kanzaki T. Expression of mucin core proteins in extramammary Paget's disease. Pathol Int. 2002;52(5–6):390–9.

[85] Alo PL, Galati GM, Sebastiani V, Ricci F, Visca P, Mariani L, et al. Fatty acid synthase expression in Paget's disease of the vulva. Int J Gynecol Pathol. 2005;24(4):404–8.

[86] Mori O, Hachisuka H, Sasai Y. Immunohistochemical demonstration of epithelial membrane antigen (EMA), carcinoembryonic antigen (CEA), and keratin on mammary and extramammary Paget's disease. Acta Histochem. 1989;85(1):93–100.

[87] Enjoji M, Noguchi K, Watanabe H, Yoshida Y, Kotoh K, Nakashima M, et al. A novel tumour marker RCAS1 in a case of extramammary Paget's disease. Clin Exp Dermatol. 2003;28(2):211–3.

[88] Liegl B, Horn LC, Moinfar F. Androgen receptors are frequently expressed in mammary and extramammary Paget's disease. Mod Pathol. 2005;18(10):1283–8.

[89] Diaz de Leon E, Carcangiu ML, Prieto VG, McCue PA, Burchette JL, To G, et al. Extramammary Paget disease is characterized by the consistent lack of estrogen and progesterone receptors but frequently expresses androgen receptor. Am J Clin Pathol. 2000;113(4):572–5.

[90] Plaza JA, Torres-Cabala C, Ivan D, Prieto VG. HER-2/neu expression in extramammary Paget disease: a clinicopathologic and immunohistochemistry study of 47 cases with and without underlying malignancy. J Cutan Pathol. 2009;36(7):729–33.

[91] Ogawa T, Nagashima Y, Wada H, Akimoto K, Chiba Y, Nagatani T, et al. Extramammary Paget's disease: analysis of growth signal pathway from the human epidermal growth factor receptor 2 protein. Hum Pathol. 2005;36(12):1273–80.

[92] Gu M, Ghafari S, Lin F. Pap smears of patients with extramammary Paget's disease of the vulva. Diagn Cytopathol. 2005;32(6):353–7.

[93] Oji M, Furue M, Tamaki K. Serum carcinoembryonic antigen level in Paget's disease. Br J Dermatol. 1984;110(2):211–3.

[94] Hammer A, Hager H, Steiniche T. Prostate-specific antigen-positive extramammary Paget's disease-association with prostate cancer. Apmis. 2008;116(1):81–8.

[95] Petković S, Jeremić K, Vidakovic S, Jeremić J, Lazović G. Paget's disease of the vulva–a review of our experience. Eur J Gynaecol Oncol. 2005;27(6):611–2.

[96] Tsutsumida A, Yamamoto Y, Minakawa H, Yoshida T, Kokubu I, Sugihara T. Indications for lymph node dissection in the treatment of extramammary Paget's disease. Dermatol Surg. 2003;29(1):21–4.

[97] Murata Y, Kumano K. Extramammary Paget's disease of the genitalia with clinically clear margins can be adequately resected with 1 cm margin. Eur J Dermatol. 2005;15(3):168–70.

[98] Hendi A, Brodland DG, Zitelli JA. Extramammary Paget's disease: surgical treatment with Mohs micrographic surgery. J Am Acad Dermatol. 2004;51(5):767–73.

[99] Appert DL, Otley CC, Phillips PK, Roenigk RK. Role of multiple scouting biopsies before Mohs micrographic surgery for extramammary Paget's disease. Dermatol Surg. 2005;31(11):1417–22.

[100] Kato T, Fujimoto N, Fujii N, Tanaka T. Mapping biopsy with punch biopsies to determine surgical margin in extramammary Paget's disease. J Dermatol. 2013;40(12):968–72.

[101] Yelamos O, Hibler BP, Cordova M, Hollmann TJ, Kose K, Marchetti MA, et al. Handheld reflectance confocal microscopy for the detection of recurrent extramammary Paget disease. JAMA Dermatol. 2017.

[102] Kim SJ, Thompson AK, Zubair AS, Otley CC, Arpey CJ, Baum CL, et al. Surgical treatment and outcomes of patients with extramammary paget disease: a cohort study. Dermatol Surg. 2017.

[103] Misas JE, Cold CJ, Hall FW. Vulvar Paget disease: fluorescein-aided visualization of margins. Obstet Gynecol. 1991;77(1):156–9.

[104] Johnson TM, Headington J, Baker SR, Lowe L. Usefulness of the staged excision for lentigo maligna and lentigo maligna melanoma: the "square" procedure. J Am Acad Dermatol. 1997;37(5:758–64.

[105] Hendi A, Perdikis G, Snow JL. Unifocality of extramammary Paget disease. J Am Acad Dermatol. 2008;59(5):811–3.

[106] Zhu Y, Ye DW, Chen ZW, Zhang SL, Qin XJ. Frozen section-guided wide local excision in the treatment of penoscrotal extramammary Paget's disease. BJU Int. 2007;100(6):1282–7.

[107] Damavandy AA, Hendi A, Zitelli JA. Surgical treatment of cutaneous extramammary Paget's disease. Curr Dermatol Rep. 2016;5(3):166–71.

[108] Fishman DA, Chambers SK, Schwartz PE, Kohorn EI, Chambers JT. Extramammary Paget's disease of the vulva. Gynecol Oncol. 1995;56(2):266–70.

[109] Gunn RA, Gallager HS. Vulvar Paget's disease. A topographic study. Cancer. 1980;46(3):590–4.

[110] Louis-Sylvestre C, Haddad B, Paniel BJ. Paget's disease of the vulva: results of different conservative treatments. Eur J Obstet Gynecol Reprod Biol. 2001;99(2):253–5.

[111] Stacy D, Burrell MO, Franklin EW 3rd. Extramammary Paget's disease of the vulva and anus: use of intraoperative frozen-section margins. Am J Obstet Gynecol. 1986;155(3):519–23.

[112] Bae JM, Choi YY, Kim H, Oh BH, Roh MR, Nam K, et al. Mohs micrographic surgery for extramammary Paget disease: a pooled analysis of individual patient data. J Am Acad Dermatol. 2013;68(4):632–7.

[113] Thomas CJ, Wood GC, Marks VJ. Mohs micrographic surgery in the treatment of rare aggressive cutaneous tumors: the Geisinger experience. Dermatol Surg. 2007;33(3):333–9.

[114] Abide JM, Nahai F, Bennett RG. The meaning of surgical margins. Plast Reconstr Surg. 1984;73(3):492–7.

[115] Coldiron BM, Goldsmith BA, Robinson JK. Surgical treatment of extramammary Paget's disease. A report of six cases and a reexamination of Mohs micrographic surgery compared with conventional surgical excision. Cancer. 1991;67(4):933–8.

[116] Bergen S, DiSaia PJ, Liao SY, Berman ML. Conservative management of extramammary Paget's disease of the vulva. Gynecol Oncol. 1989;33(2):151–6.

[117] Guerrieri M, Back MF. Extramammary Paget's disease: role of radiation therapy. Australas Radiol. 2002;46(2):204–8.

[118] Burrows NP, Jones DH, Hudson PM, Pye RJ. Treatment of extramammary Paget's disease by radiotherapy. Br J Dermatol. 1995;132(6):970–2.

[119] Moreno-Arias G, Conill C, Castells-Mas A, Arenas M, Grimalt R. Radiotherapy for genital extramammary

Paget's disease in situ. Dermatol Surg. 2001;27(6):
587–90.

[120] Yanagi T, Kato N, Yamane N, Osawa R. Radiotherapy for extramammary Paget's disease: histopathological findings after radiotherapy. Clin Exp Dermatol. 2007;32(5):506–8.

[121] Besa P, Rich TA, Delclos L, Edwards CL, Ota DM, Wharton JT. Extramammary Paget's disease of the perineal skin: role of radiotherapy. Int J Radiat Oncol Biol Phys. 1992;24(1):73–8.

[122] Luk N, Yu K, Yeung W, Choi C, Teo M. Extramammary Paget's disease: outcome of radiotherapy with curative intent. Clin Exp Dermatol. 2003;28(4):360–3.

[123] Hata M, Koike I, Wada H, Miyagi E, Kasuya T, Kaizu H, et al. Radiation therapy for extramammary Paget's disease: treatment outcomes and prognostic factors. Ann Oncol. 2013;25(1):291–7. https://doi.org/10.1093/annonc/mdt478.

[124] Brierley J, Stockdale A. Radiotherapy: an effective treatment for extramammary Paget's disease. Clin Oncol. 1991;3(1):3–5.

[125] Kwan W, Teo P, Ngar Y, Yu K, Choi P. Perineal Paget's disease: effective treatment with fractionated high dose rate brachytherapy. Clin Oncol. 1995;7(6):400–1.

[126] Korbelik M, Dougherty GJ. Photodynamic therapy-mediated immune response against subcutaneous mouse tumors. Cancer Res. 1999;59(8):1941–6.

[127] Henta T, Itoh Y, Kobayashi M, Ninomiya Y, Ishibashi A. Photodynamic therapy for inoperable vulval Paget's disease using – aminolaevulinic acid: successful management of a large skin lesion. Br J Dermatol. 1999;141:347–9.

[128] Shieh S, Dee A, Cheney R, Frawley N, Zeitouni N, Oseroff A. Photodynamic therapy for the treatment of extramammary Paget's disease. Br J Dermatol. 2002;146(6):1000–5.

[129] Housel JP, Izikson L, Zeitouni NC. Noninvasive extramammary Paget's disease treated with photodynamic therapy: case series from the Roswell Park Cancer Institute. Dermatol Surg. 2010;36(11):1718–24.

[130] Mikasa K, Watanabe D, Kondo C, Kobayashi M, Nakaseko H, Yokoo K, et al. 5–Aminolevulinic acid–based photodynamic therapy for the treatment of two patients with extramammary Paget's disease. J Dermatol. 2005;32(2):97–101.

[131] Li Q, Gao T, Jiao B, Qi X, Long HA, Qiao H, et al. Long–term follow–up of in situ extramammary Paget's disease in Asian skin types IV/V treated with photodynamic therapy. Acta Derm Venereol. 2010;90(2):159–64.

[132] Becker–Wegerich PM, Fritsch C, Schulte KW, Megahed M, Neuse W, Goerz G, et al. Carbon dioxide laser treatment of extramammary Paget's disease guided by photodynamic diagnosis. Br J Dermatol. 1998;138(1):169–72.

[133] Ewing TL. Paget's disease of the vulva treated by combined surgery and laser. Gynecol Oncol. 1991;43(2):137–40.

[134] Kurzl RG. Paget's disease. Semin Dermatol. 1996;15(1):60–6.

[135] Zampogna JC, Flowers FP, Roth WI, Hassenein AM. Treatment of primary limited cutaneous extramammary

Paget's disease with topical imiquimod monotherapy: two case reports. J Am Acad Dermatol. 2002;47(4):S229–S35.

[136] Berman B, Spencer J, Villa A, Poochareon V, Elgart G. Successful treatment of extramammary Paget's disease of the scrotum with imiquimod 5% cream. Clin Exp Dermatol. 2003;28(s1):36–8.

[137] Cohen PR, Schulze KE, Tschen JA, Hetherington GW, Nelson BR. Treatment of extramammary Paget disease with topical imiquimod cream: case report and literature review. South Med J. 2006;99(4):396–403.

[138] Wang LC, Blanchard A, Judge DE, Lorincz AA, Medenica MM, Busbey S. Successful treatment of recurrent extramammary Paget's disease of the vulva with topical imiquimod 5% cream. J Am Acad Dermatol. 2003;49(4):769–71.

[139] Luyten A, Sörgel P, Clad A, Gieseking F, Maass–Poppenhusen K, Lellé RJ, et al. Treatment of extramammary Paget disease of the vulva with imiquimod: a retrospective, multicenter study by the German Colposcopy Network. J Am Acad Dermatol. 2014;70(4):644–50.

[140] Ye JN, Rhew DC, Yip F, Edelstein L. Extramammary Paget's disease resistant to surgery and imiquimod monotherapy but responsive to imiquimod combination topical chemotherapy with 5–fluorouracil and retinoic acid: a case report. Cutis. 2006;77(4):245–50.

[141] Qian Z, Zeitoun N, Shieh S, Helm T, Oseroff A. Successful treatment of extramammary Paget's disease with imiquimod. J Drugs Dermatol JDD. 2003;2(1):73–6.

[142] Vereecken P, Awada A, Ghanem G, da Costa CM, Larsimont D, Simoens C, et al. A therapeutic approach to perianal extramammary Paget's disease: topical imiquimod can be useful to prevent or defer surgery. Med Sci Monit. 2007;13(6):CS75–CS7.

[143] Machida H, Moeini A, Roman LD, Matsuo K. Effects of imiquimod on vulvar Paget's disease: a systematic review of literature. Gynecol Oncol. 2015;139(1):165–71.

[144] Eliezri YD, Silvers DN, Horan DB. Role of preoperative topical 5–fluorouracil in preparation for Mohs micrographic surgery of extramammary Paget's disease. J Am Acad Dermatol. 1987;17(3):497–505.

[145] Del Castillo L, Garcia C, Schoendorff C, Garcia J, Torres L, Garcia AD. Spontaneous apparent clinical resolution with histologic persistence of a case of extramammary Paget's disease: response to topical 5–fluorouracil. Cutis. 2000;65(5):331–3.

[146] Watring WG, Roberts JA, Lagasse LD, Berman ML, Ballon SC, Moore JG, et al. Treatment of recurrent Paget's disease of the vulva with topical bleomycin. Cancer. 1978;41(1):10–1.

[147] Thirlby RC, Hammer CJ, Galagan KA, Travaglini JJ, Picozzi VJ. Perianal Paget's disease: successful treatment with combined chemoradiotherapy. Dis Colon Rectum. 1990;33(2):150–2.

[148] Yamazaki N. Chemotherapy for advanced adenocarcinoma of the skin: experience with combination chemotherapy and a review of the literature. Gan to kagaku ryoho Cancer & chemotherapy. 1997;24(1):30–6.

[149] Watanabe Y, Hoshiai H, Ueda H, Nakai H, Obata K, Noda K. Low–dose mitomycin C, etoposide, and cisplatin for invasive vulvar Paget's disease. Int J

Gynecol Cancer. 2002;12(3):304–7.

[150] Kariya K, Tsuji T, Schwartz RA. Trial of Low-dose 5–fluorouracil/cisplatin therapy for advanced extramammary Paget's disease. Dermatol Surg. 2004;30(s2):341–4.

[151] Oguchi S, Kaneko M, Uhara H, Saida T. Docetaxel induced durable response in advanced extramammary Paget's disease: a case report. J Dermatol. 2002;29(1): 33–7.

[152] Kao SC–H, Yap ML, Berry M, Santos L, Lin M, Goldrick A. Metastatic extramammary paget's disease responding to cisplatin, 5–fluorouracil and radiotherapy–a case report. Asia Pac J Clin Oncol. 2009;1:3.

[153] Beleznay K, Levesque M, Gill S. Response to 5–fluorouracil in metastatic extramammary Paget disease of the scrotum presenting as pancytopenia and back pain. Curr Oncol. 2009;16(5):81–3.

[154] Fujisawa Y, Umebayashi Y, Otsuka F. Metastatic extramammary Paget's disease successfully controlled with tumour dormancy therapy using docetaxel. Br J Dermatol. 2006;154(2):375–6.

[155] Mochitomi Y, Sakamoto R, Gushi A, Hashiguchi T, Mera K, Matsushita S, et al. Extramammary Paget's disease/carcinoma successfully treated with a combination chemotherapy: report of two cases. J Dermatol. 2005;32(8):632–7.

[156] Tanskanen M, Jahkola T, Asko–Seljavaara S, Jalkanen J, Isola J. HER2 oncogene amplification in extramammary Paget's disease. Histopathology. 2003;42(6):575–9.

[157] Takahagi S, Noda H, Kamegashira A, Madokoro N, Hori I, Shindo H, et al. Metastatic extramammary Paget's disease treated with paclitaxel and trastuzumab combination chemotherapy. J Dermatol. 2009;36(8): 457–61.

第 12 章 皮肤癌的诊断与治疗程序

Procedures in the Diagnosis and Treatment of Skin Cancer

Sarah Yagerman Mary L. Stevenson 著

汤 蜴 陈 翔 译 刘彤云 校

摘要：皮肤癌是美国最常见的肿瘤，对人们的健康造成了负担。皮肤癌主要由基底细胞癌、鳞状细胞癌和黑色素瘤组成，每年致约 20 000 例患者死亡。皮肤癌的早期诊断和治疗对于限制发病率和死亡率至关重要。诊断通常基于对可疑病变的仔细检查和活检。适当的治疗取决于具体的组织病理学诊断及考虑的其他因素（包括病变的面积和大小以及患者的并发症）。治疗方式包括浅表疗法（如冷冻治疗或局部疗法包括电干燥术和刮除术）及外科疗法（包括标准切除术和 Mohs 显微外科手术）。另外，对于较晚期的疾病，治疗可能需要多学科联合治疗，通常需要肿瘤内科学家和放射肿瘤学家参与，并且可能包括使用全身性药物或放射疗法。

关键词：活检；切除；黑色素瘤；非典型痣；非黑色素瘤性皮肤癌；角质形成细胞癌；基底细胞癌；皮肤鳞状细胞癌；Mohs 显微外科

一、概述

皮肤癌是美国最常见的癌症，1/5 的美国人一生中会出现某种形式的皮肤癌[1]。这些癌症中的绝大多数是角质形成细胞癌（KC），以前称为非黑色素瘤性皮肤癌（NMSC），2012 年 540 万病例中有 330 万例得到治疗[2]。基底细胞癌（一种角质形成细胞癌）是最常见的皮肤癌，其次是鳞状细胞癌[2]。

尽管黑色素瘤较为罕见，但在美国每年造成约 9000 人的死亡，并占皮肤癌相关死亡的绝大部分[3, 4]，而在美国中部和南部，皮肤鳞状细胞的死亡率却与包括黑色素瘤在内的其他肿瘤不相

上下 [5]。在对失能的多年评估中，皮肤状况在全球所有疾病中排名第四。在导致皮肤问题的排名中，角质形成细胞癌仅次于糖尿病性溃疡，居于第二 [6]。据估计，在美国，皮肤癌的治疗每年花费 81 亿美元 [7]。

常规的全身皮肤检查识别可疑病变是皮肤恶性肿瘤诊断和治疗的第一步。虽然美国预防服务工作组得出结论，并没有足够的证据支持医师进行年度皮肤检查 [6]，但美国皮肤科学院和美国癌症协会鼓励例行年度的常规全身皮肤检查，尤其是对于那些高风险罹患皮肤癌的人。最近对美国皮肤科医生的一项调查显示，大多数患者至少每 2~3 年进行 1 次筛查，而那些患皮肤癌风险较高的患者则通常每半年或每年进行 1 次筛查 [8]。帮助识别高危患者的特征包括少年时有起水疱的晒伤史、红色或金色头发、上背部明显雀斑、有黑色素瘤家族史以及间歇性高强度阳光暴晒 [9, 10]。此外，有任何皮肤癌病史的患者应进行常规随访，以评估是否复发和新发原发性皮肤癌。

检查确定可疑病变后，下一步是进行活检（详见后述）。该标本将被送至皮肤病理实验室并进行组织病理评估。根据皮肤癌的亚型，治疗方案可能包括外科手术治疗、局部破坏、放疗或在某些情况下进行局部治疗或全身化疗。在本章中，角质细胞癌的诊断和治疗将与非典型的黑色素细胞性肿瘤和恶性黑色素瘤分开讨论。尽管大多数皮肤癌可以由皮肤科医生或皮肤科外科医生治疗，但是特定类型皮肤癌的治疗可能需要初级保健医师、皮肤科医生、外科医生（包括皮肤科外科医生、耳鼻喉外科医生、整形外科医生、外科肿瘤医生）采取跨学科方法，有时还包括放射肿瘤医生和（或）内科肿瘤医生。

二、角质形成细胞癌（原称非黑色素瘤性皮肤癌）

角质形成细胞癌（KC）是指其起源细胞是角质形成细胞的任何类型的皮肤癌。角质形成细胞存在于表皮中，KC 的两种主要类型是皮肤鳞状细胞癌（CSCC）和基底细胞癌（BCC）。这些类型的癌症以前被称为非黑色素瘤性皮肤癌。然而，鉴于其上升的发病率及其对公共卫生的影响，称之为角质形成细胞癌更为恰当 [11]。这些癌症非常常见，以至于"监视，流行病学和预后"（SEER）程序数据库并未将其收录其中，因此很难确定其确切发病率。据估计，美国每年有 700 000 例 CSCC 和 200 万例 BCC [12, 13]。BCC 是美国最常见的单一癌症，比所有其他癌症的总和还要多 [14]。具有更高复发风险的侵袭型 BCC 通过包括形态、浸润性、异型性在内的组织学特点诊断，同样的还有微结节型 BCC 以及伴有神经周围浸润的 BCC。类似的，某些 CSCC 被认为更具侵略性，或具有较高的复发可能和潜在转移风险，具有公认的高风险特点，包括部位位于耳朵或嘴唇上、肿瘤浸润深度超过 2cm、直径 ≥ 2cm、细胞分化不良和神经周围浸润 [15, 16]。此外，发生在免疫抑制患者中的皮肤癌被认为风险更高。

三、组织活检

可疑的 KC 病变包括鳞屑、发红、糜烂、溃疡、出血、病变持续或不愈[17]。色素沉着的 BCC 和 CSCC 的临床特征有时可能与非典型的黑色素细胞性肿瘤重叠，因此难以识别（见下文）。发现可疑病变后，首次诊断测试是皮肤活检。皮肤活检是获取一小部分表皮和真皮并由皮肤病理学家检查，用以明确诊断。皮肤活检的风险应告知患者，包括出血、感染和瘢痕形成。合适的皮肤活检方式取决于肿瘤的大小和解剖位置。最常见的活检方式包括环钻活检、刮取活检和切除活检（后者见黑色素细胞瘤）。活检的执行需要置备良好的必要仪器设备（表 12-1，图 12-1）。

表 12-1　为成功进行活检而准备的用品及其作用的完整清单 [18]

物　品	功　能
异丙醇，碘或洗必泰	皮肤清洁准备
无菌纱布 4×4	压力止血，保持手术区域清洁
腈类手套	清洁技术
布或开孔的悬垂布	构建一个清洁的操作区域
1ml 和 3ml 的注射器	进行麻醉
18 G 和 30 G 的针头	分别抽取和注射利多卡因
1% 利多卡因与 1∶100 000 肾上腺素	麻醉患者
15 号的手术刀片或 3、4、6mm 的钻孔机	用于获取标本
组织钳	用于刮取或打孔活检
组织剪刀	用于打孔活检
持针器	用于环钻活检
20% 氯化铝	用于刮取活检中的止血
缝线	缝合活检伤口
凡士林和创可贴或敷料	包扎伤口
福尔马林瓶	收集标本

经 SpringerNature 和 Patrick C. Alguire 许可转载，引自 Skin biopsy techniques for the internist，Patrick C. Alguire，Jan 1，1998，Volume 13，Issue 1，Table 2

与其他任何程序类似，临床医生每次进行皮肤活检时都应有一份所有步骤的检查清单。一旦决定进行活检，应与患者讨论活检的原因和手术风险。获得患者口头和书面同意，且若病变

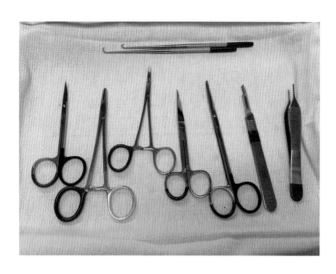

◀ 图 12-1　可用于刮取、钻孔或切除活检的有用工具

从左到右依次为弯曲的虹膜剪刀、持针器、止血钳、线剪、梅曾堡婴儿手术剪、15 号的刀片和手柄、艾迪生镊子；上面是 2 个皮肤拉钩，可帮助固定皮肤并最大限度地减少创伤

确定是皮肤癌，应采取以下措施——皮损拍照、三角测量或两者兼有，以便未来正确识别及治疗。三角测量通过患者身上的 2 个或 4 个额外的解剖标志来确定病变的相应位置。这将有助于外科医生识别活检部位，并在后期原发皮损不可见的情况下仍能准确治疗，并防止错误部位的操作 [19, 20]。

（一）刮取活检

刮取活检通常是皮肤肿瘤取样的首选方法，不需要缝合。应在手术开始之前用手术标记笔标记活检的区域，因为注射利多卡因可能会使原来皮肤变形。然后用乙醇、碘或氯己定备皮。氯己定的作用时间更长，但切勿在眼睛或耳朵附近区域使用，因为可能引起角膜炎或中耳炎 [21]。然后通过皮下注射进行局部麻醉。1% 利多卡因加肾上腺素或不加肾上腺素的使用是标准操作 [14]。尽管利多卡因的起效快，但肾上腺素需要数分钟来使周围血管收缩，故在血管丰富区域进行手术时，注射麻醉和活检手术要间隔数分钟。对于利多卡因过敏的患者，建议用酯类局部麻醉药，无菌生理盐水或 1% 苯海拉明替代。对儿童患者，在注射前局部预用利多卡因可能有益。用 30 号针头将 1% 的利多卡因与 1 ∶ 100 000 的肾上腺素以与皮肤成 30 度角的方式注射，直至达到所需的麻醉效果为止，针对小块活检通常剂量不超过 1ml，尽管在该浓度下安全剂量高达 7mg/kg（如果使用 1% 的利多卡因而不使用肾上腺素，则为 4.5mg/kg）（图 12-2）。

所得标本的形状和特性（如深度）取决于所应用的刮取活检技术。通常，15 号刀片可像铅笔一样夹在拇指和第三指之间，同时示指从上方施压以稳定刀片，从而可以在皮损周围划痕，然后将刀腹沿着水平方向划过标本下方并将其移除（图 12-3）。这种划痕技术可以精确切边，但对于某些肿瘤此可能不是必需的，并且可以跳过此步骤，转而用自由形式的刮取方法代替。曲形刀是一种可以单幅刮取标本的装置，更适用于较大的病变或易于使用（图 12-4）。重要的是要深入到网状真皮，以免残留浸润的肿瘤组织。浅表注射麻醉药或挤压皮损周围皮肤可

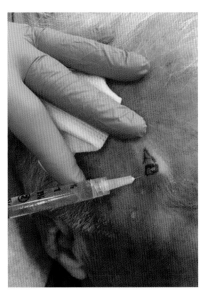

▲ 图 12-2　麻醉注射技术演示

注意 30G 针成锐角进入皮肤，在相应
病变的下方形成皮丘

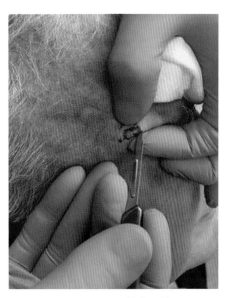

▲ 图 12-3　刮除活检

用 15 号刀片在脸上进行刮除活检，非优势
手固定皮肤以保持稳定

能会抬高扁平组织，有助于获得包括任何真皮成分在内的完整标本。也可以使用镊子向上牵拉，但施加过多压力可能会压碎标本，给皮肤病理评估造成困难，因此要谨慎操作。随后标本应放入福尔马林瓶中，并接受皮肤病理学检查。止血可通过电灼或 20% 氯化铝来实现。后者是易燃材料，因此在同时需要电灼的情况下应格外小心，通常应避免将两者同时使用，或在电灼前将其干燥。此外，应避免在眼睛附近使用该化学药品。带除颤器或起搏器的患者应使用热烧灼术。或者可以通过直接加压约 10min 止血，然后外用凡士林和创可贴或压力敷料。

（二）打孔活检

打孔活检通常用于炎症性皮肤病。但也可适用于 < 6mm 的小皮损，通过缝合可能获得更美观的术后效果。该技术通常使用小型的一次性打孔器来采集圆柱形组织样本（图 12-5）。进行与上述相同的标记，备皮和麻醉步骤。然后将打孔仪器垂直于皮肤放置，旋转至轮毂的尖端或所需深度。适用皮肤镊子夹取标本，并用皮肤剪剪下基底以游离标本。然后将标本放入福尔马林瓶中，进行皮肤病理学处理和分析。最常使用的是直径 3 或 4mm 的打孔器，6mm 的打孔器用于较大的病变，缝合 2～3 针或更多针以达到止血效果。对于 3mm 的打孔器可用凝胶泡沫止血，但不宜用于美观敏感度高的区域（如面部）。通常，面部可以使用 6-0 尼龙线或类似的缝合线、躯干使用 4-0 尼龙线或类似的缝合线、四肢和脖子使用 5-0 的尼龙线，然后用凡士林和创可贴包扎该部位。

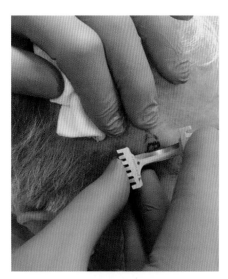

▲ 图 12-4　曲形刀是有弹性的，可在两端抓紧形成弯曲的尖锐面进行活检

用曲形刀活检，再次注意用另一只手保持皮肤稳定

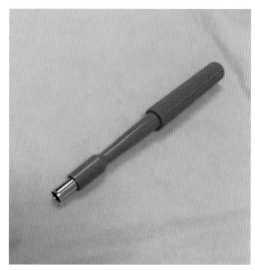

▲ 图 12-5　直径 4mm 的一次性打孔器

注意其形状是完美的圆形

四、角质形成细胞来源癌症的治疗

（一）局部治疗

电干燥和刮除术（ED & C）是一种用于治疗皮肤癌的破坏性技术。如上所述，经过备皮和麻醉后，用锋利的刮匙刮除，再进行电干燥。在特定的皮损上，此刮除和烧灼的循环最多重复 3 次。这是治疗位于低风险部位和低风险亚型角质形成细胞癌的有效选择。对于 BCC，可以用这种方法治疗浅表型和结节型 BCC。用电干燥和刮除术治疗的 BCC 患者总体 5 年治愈率可达 91%～97% [22-24]。电干燥和刮除术不建议用于硬斑病样型、浸润型或微结节型 BCC。尽管治疗 CSCC 手术是最佳的方式 [25]，但对于原位鳞状细胞癌（CSCCIS）和位于躯干或四肢的直径 < 1cm 且无高危特征的 CSCC，电干燥和刮除术也适用。该技术的缺点有两个方面，首先是没有用于病理检查的组织以确认肿瘤已完全清除；其次是伤口通过二期愈合，可能不会留下最理想的瘢痕。其优点是提供了一种快速的创伤最小化的技术。

通过皮肤病理学评估术后切缘的标准切除术步骤如下：用 15 号刀片切除活检部位和正常皮肤的切缘，并根据皮肤癌的部位和周围皮肤的松弛程度，使用深层真皮缝合线和浅层皮肤缝合线进行修复。为了获得最佳闭合效果，切除的形状一般为椭圆形 [26]。此技术适用于低风险的 BCC 和 CSCC。对于如上定义的高风险病变，应考虑延迟皮肤修复直至边缘确认清楚，以避免对边缘状态未知的周围皮肤进行过度操作。在 BCC 中，5 年无病复发率约为 95% [27]。在另一项研究中，无病复发率接近 98% [28]，这可能是为此技术选择了合适病例的结果。对于直径＜ 2cm 的 BCC，推荐 4mm 的临床切缘 [29]。对于 CSCC 的切除，建议 4mm 的边缘，而对于高风险病变，建议 6mm 的边缘 [23]。但是，下面讨论的 Mohs 显微外科手术是可用于此高风险皮肤癌和美观敏感区域（如面部）的角质细胞癌的最佳技术。在原发性 CSCC 中，使用上述建议的边缘 [30]，采用标准手术切除的五年复发率可能高达 5%。对于高风险部位（如嘴唇和耳朵），此复发率接近 10%～18%，如下所述，此为在这些病变中首选 Mohs 显微外科手术的原因 [31]。

Mohs 显微外科手术（MMS）是 20 世纪 30 年代后期 Frederic Mohs 发明的一种专门的切除术，可术中评估 100% 的癌灶边缘 [32]。该技术需要对皮肤进行分阶段或系列切除，然后通过冷冻切片的专门处理来评估切缘，从而判断角质细胞癌是否已被完整去除。两个主要优点分别是可以在闭合皮肤之前进行完整的边缘评估，属于组织保留技术，非常适合美观敏感区域。这类手术非常适用于高风险变异 BCC 和 CSCC，或者发生于在化妆品敏感区域（如面部）的肿瘤。美国皮肤科学院、美国莫氏外科学院、美国皮肤外科协会和美国莫氏外科学会于 2012 年发布的《适当使用标准》可以帮助医生确定哪些病例适合参照该成熟的切除技术 [33]。通常，MMS 用于免疫能力强的患者的原发性侵袭性 BCC，除了躯干或四肢（不包括胫前皮肤、手、脚、指甲单元和脚踝）的小病变（≤ 5mm）。结节型 BCC 也可通过 MMS 进行治疗，位于躯干和四肢直径 1cm 或更小的病变可通过标准切除术进行治疗。通过 MMS 治疗的 BCC 总体超过 5 年治愈率为 99% [27]。对于 CSCC，MMS 是合适的治疗手段，并且应该成为临床上侵袭性肿瘤的治疗标准，侵袭性特征包括前面提到的高风险大小（最大直径≥ 2cm）、高风险解剖部位（头皮、耳朵、嘴唇、面中部、生殖器和指甲单元）、生长迅速、边界不清和溃疡 [16]。此外，在具有免疫能力的患者中，除了躯干或四肢最大直径不超过 1cm 的病变（不包括胫前皮肤、手、脚、指甲单元和脚踝），MMS 是所有 CSCC 的治疗选择。MMS 也应该是复发性肿瘤的治疗选择。最后，免疫功能低下的患者（包括患有活动性 HIV 的患者、进行器官移植的患者、血液系统恶性肿瘤患者或药物免疫抑制的患者）复发风险也很高，MMS 可以为这些患者提供更明确的治疗方法 [31, 34, 35]，而对于位于躯干或四肢最大直径≤ 5mm 的小病灶，考虑采用标准切除术。

通常由放射肿瘤学家进行的放射疗法对于某些角质形成细胞癌的可能是合适的，其疗法最常通过电子束放射进行。放射治疗 BCC 和 CSCC 的因素包括不能手术的肿瘤和手术效果不佳的患者（见后述），其他选择包括系统药物的使用（可能此种方法更可取）。但由于复发率比手术高，因此在这些特殊情况下不建议将放射治疗作为主要治疗方法 [36]。对患者的不利因素是需要多次连续至放射中心随访 [37]。术语"无法操作"是主观的，因此开始放射治疗之前，听取皮肤科或 Mohs 显微外科医师的意见是明智的选择。对于 BCC 和 CSCC 的五年局部控制率、治愈率和完全缓解率为 92%～96% [38-41]。若由于侵犯骨、腮腺或深层神经而无法获得清晰的切缘，则在手术后（通常为 MMS 后）也可以使用分次放疗法作为辅助治疗[42-45]。如果存在神经周围疾病（常见于 CSCC，而在 BCC 中很少见），也可以使用辅助放疗法。

对于无法手术或存在转移的 BCC 和 CSCC，其他全身疗法也即将出现，这取决于肿瘤的基因特征以及宿主的免疫系统。其中一个这样的例子是免疫调节的小分子程序性死亡 1（PD-1）配体和受体抑制药，它们在晚期 BCC 和 CSCC 中均显示出一些初步疗效[46, 47]。尽管将基因组信息用于治疗皮肤癌的前景令人振奋，但这些方法的合理应用仍需进一步研究。

（二）浅表疗法

浅表疗法已用于角质形成细胞癌的治疗，包括局部用药、光动力疗法和冷冻疗法。一般而言，由于治愈率较低，这些方式通常用于有手术或放疗禁忌证的患者[28]。此外，患者有权做出明智的选择且可能拒绝更具侵入性的治疗方法。

冷冻治疗是一种破坏性技术，利用温度为 -196℃的液氮使恶性细胞达到 -50℃的破坏性温度[17]。这种技术可能会造成瘢痕、色素沉着或色素减退，并且皮肤科医生可能无法评估其复发情况。对于 BCC，应将冷冻治疗应用于浅表型。在一项小型的前瞻性试验中，针对 BCC 的冷冻疗法显示有 15% 的复发率[48]。而对于 CSCC，尽管不是首选的治疗方式，临床上低侵袭性的CSCC（例如原位病变）的冷冻治疗治愈率为 97%～99%[49]。

咪喹莫特是一种用于治疗角质形成细胞癌的局部化学药品，其通过 TLR7 激活免疫系统起作用，产生的炎症反应可清除非典型分裂的癌细胞。咪喹莫特可用于浅表型 BCC。研究表明 5年无病率达到 84%～85%[50, 51]。尽管治愈率较低，但由于改善了美容效果，一些患者仍可能选择这种方式而不是切除[50]。在 CSCC 中，使用咪喹莫特治疗原位疾病。在这些原位 CSCC 中，一项小型的双盲、安慰剂对照的随机试验证明其治愈率为 73%[52]。

氟尿嘧啶（5-FU）是一种局部使用的乳膏，可通过作为嘧啶核苷酸合成的抗代谢药直接引起细胞破坏，这种破坏优先发生在迅速分裂的细胞中，从而导致其死亡。它已表明与咪喹莫特治疗 BCC 相似的疗效率[53]。它在 CSCCIS 中的使用存在异议，据报道其清除率为 40%～100%，复发率为 9%～42%[54]。此外还可考虑将此类药物局部封包或与腿上的 Unna 靴一起配合使用。

（三）光化损伤的局部处理

在伴有重大危险因素的非黑色素瘤性皮肤癌患者中，通常会发现许多可疑病变，尤其是在大量日光暴晒的区域（如面部、头皮、手背和手臂）。这些可疑病变中的许多部分，尤其是小红斑或具有较硬鳞屑的丘疹，可能意味着光化性角化病（AK）。从 AK 转化为真正的 CSCC 的概率和可能性存在争议。然而，在 10 年的时间范围内，每个病变从 AK 到 CSCC 的转化率估计为 6%～20%[55]。在具有多个 AK 型病变的广泛光损伤病例中，早期局部治疗从而防止或降低发展为真正的 CSCC 的风险可能是明智的抉择。局部治疗包括咪喹莫特、氟尿嘧啶或光动力疗法（PDT）。患者根据制造商的说明书在家中外用咪喹莫特和氟尿嘧啶乳膏 2～4 周。一种更新的制剂 – 丁二醇甲酸酯，可将居家治疗时间减少至 3 天。光动力疗法利用化学光敏剂（如氨基乙酰丙酸甲酯和 5– 氨基酮戊酸），通常用红色或蓝色的光源照射。这种治疗的优点是整个过程都在医师办公室内进行，从而增加了依从性。缺点是手术可能引起即刻的疼痛且需要专门的设备。病灶数可减少 80%～90%[56]。完全清除率为 43%～100%，反映了个体表型、宿主反应和应用方法的差异性[57]。

五、黑色素瘤和黑色素细胞痣伴异型性

源自黑色素细胞的恶性黑色素瘤（MM）是占皮肤癌死亡大多数的皮肤癌类型。在美国，每年约有 60 000 例 MM 病例，其中 9000 例死亡[3, 4, 58]。2011 年，黑色素瘤的发生率为每 10 万人中 19.7 例，死亡率为每 100 000 中 2.7 例[3]。近年来，MM 的发病率继续以每年约 1.4% 的速度增长[59]。在某些情况下，这种增加的速率可能归因于紫外线暴露的增加[60]。

为了识别可疑的黑色素细胞病变，可以回顾一下黑色素瘤的 ABCDE 征象，如不对称、边界不规则、颜色不均匀、直径超过 6mm 并不断进展[8, 9]。在确定可疑的色素性病变以进行活检时，除了恶性的临床特征外，可以使用皮肤镜检查进一步获得有关病变的异型性。皮肤镜是一种手持式设备，通过放大倍率和偏振光源两者的结合以观察色素性皮肤病变的特征，经过适当的训练可以提高诊断的准确性。该技术还可以与数字成像相结合，用于单个病变的短期监测[61]。短期监测适用于扁平且没有任何已发表的黑色素瘤特定标准的皮肤镜表现，包括非典型网格、无网格、条纹、晶体结构、非典型点和小球、不规则斑点、蓝白色半透明覆盖物、退化结构、外围棕色结构较少的区域和非典型血管[62]。对于多发黑色素细胞性肿瘤患者的全身扫描也可能有助于识别需要活检的可疑或变化的皮损[63]。

有黑色素瘤个人病史的患者应继续定期与皮肤科医生随访，以监测复发或第二次原发性黑色素瘤发生。

六、活检

与角质形成细胞癌不同，任何时候都应尽可能对黑色素细胞病变进行完整取样。如果临床

上对黑色素瘤的怀疑很高，则初始活检应该针对整个病变在宽度和深度上的狭窄切除活检[64]。刮取或打孔活检不完整会导致黑色素瘤的误诊和错误分期，这可能会对患者的预后产生重要影响[65]。通常，对于可疑的色素性病变，对正常皮肤的 2mm 临床切缘进行活检，包括可见病变和足够的真皮深度以去除所有可见色素[66, 67]。如上所述，这可以在正确的解剖位置并且病变足够小的情况下，使用刮取活检或穿孔活检技术完成。在某些情况下，可能需要进行切除活检。

对于黑色素细胞性肿瘤的活检，重要的是要为病理医生提供信息，如患者的年龄和性别、活检的位置、活检的技术方法、病变的大小以及病变的特征[69]。尽管围绕前哨淋巴结的定位和继发于切除的淋巴管改变存在争议，但目前尚无证据表明进行小的原发切除活检会导致预后恶化[70]。但是，对于可疑黑色素瘤病变的大的活检组织切除，如果需要进行前哨淋巴结活检，其可能会影响淋巴引流，因此应与外科肿瘤科医生提前沟通。

七、黑色素细胞肿瘤分期

在活检并将组织交给皮肤病理学家之后，临床医生将收到病理报告。本书中我们描述了可能会出现的一些术语，以辅助确定患者患有哪种类型的肿瘤以及下一步需要采取哪些适当的治疗措施。

非典型性和非典型性程度历史上被描述为发育不良痣，收到描述为"非典型"痣的病理报告正变得越来越普遍。无论哪种方式，决策管理都是根据残留的临床病变以及轻度、中度或重度细胞和结构异型性的病理学分级进行的。共识指南确定了以下内容：①边缘清晰的轻度非典型痣不需要重新切除；②轻度非典型痣组织学切缘阳性，没有临床残留色素沉着，可以安全观察而不选择将其切除。尽管指南不建议再切除中度非典型痣，但仍存在一些问题（包括活检本身以及组织病理学处理中的取样误差，病变的进展以及残留细胞可能的非典型进展）支持 2～3mm 的正常皮肤边缘再次切除中度非典型痣，是否重新切除中度切除的痣取决于初次活检的边缘，组织病理学和临床判断。重度不典型的病变应重新切除，通常为正常皮肤的边缘 5mm[71]。

黑色素瘤的厚度也称为 Breslow 深度，是影响黑色素瘤患者分期和预后的单个最重要因素[72]。第 7 届美国癌症联合委员会（AJCC）认为 TNM 1A 期为薄黑色素瘤、Breslow 厚度 $\leq$ 1mm、无溃疡且有丝分裂率 < $1/mm^2$、预后良好[73, 74]。但是，考虑到黑色素瘤 $\geq$ 0.76mm、有丝分裂率 $\geq$ $1/mm^{[2]}$ 或溃疡的患者淋巴结隐匿转移率为 10%，这些确切参数在即将到来的第 8 届 AJCC 中可能会发生变化，因此 0.75～1mm 的黑色素瘤可能被认为是较高的 TNM 分期[75, 76]。MM 的组织学亚型也可能被报道，包括浅表性扩散型黑色素瘤、结节型黑色素瘤、恶性雀斑样痣黑色素瘤和肢端雀斑样黑色素瘤，其中最常见的是浅表性扩散型黑色素瘤[77]。

八、治疗

（一）外科

局限性原发性 MM 的手术治疗主要取决于肿瘤的厚度。传统上原位恶性黑色素瘤（MMIS）切除的边缘为 5mm，但现在通常以 0.5～1cm 的边缘切除。通过 MMS 治疗黑色素瘤的研究表明 6mm 可能不够，最近的一项包含 1120 例 MMIS 病例的系列研究显示 9mm 的肿瘤清除优于6mm [78]。特别是，如 Nehal 等对 91 例活检的"原位"LM 进行的回顾性分析所证明的那样，发生于晒伤皮肤上或恶性雀斑样痣型的恶性黑色素瘤可能需要接近 1cm 的边缘来清除。该研究还表明 16% 的病例发生了意料之外的侵袭 [79]。

对于浸润性黑色素瘤，治疗取决于肿瘤的阶段。为减少局部复发，深度≤ 1.00mm（从颗粒层到最深的非典型黑色素细胞的深度）的黑色素瘤应切除 1cm 临床正常边缘皮肤 [80]。厚度＞ 1.01mm 的黑色素瘤需要 1～2cm 的边缘，这取决于原发性黑色素瘤的位置和大小，通常将 1cm 的边缘适于厚度＜ 2mm 的黑色素瘤，而 2cm 的边缘适于厚度≥ 2mm 的肿瘤。对于厚度＞ 4mm 的黑色素瘤，甚至可以采用范围更宽的切除术 [81, 82]。

由于黑色素瘤的前哨淋巴结活检（SLNB）没有生存优势，因此是一个有争议的话题。但是，SLNB 确实为特定疾病的生存提供了重要的预后信息 [83-85]。这项技术被广泛接受用于 Breslow深度＞ 1.00mm 的黑色素瘤的分期和预后。此外，SLNB 可能适用于≥ 0.75mm 的伴有高有丝分裂指数或溃疡等其他风险特征的薄层黑色素瘤 [86]。对于患有这些薄层黑色素瘤的患者，作者建议转诊给具有黑色素瘤 SLNB 专业知识的外科肿瘤学家。未出版的 AJCC 第 8 版可能会修改当前的建议，并鼓励读者参考最新的 AJCC 指南，因为有关 SLNB 的用途和适应证的研究正在进行中（见第 6 章，黑色素瘤）。

（二）系统治疗

转移性黑色素瘤的全身治疗是一个快速发展的领域，即将出现许多有发展潜力的单一药物和联合治疗方案。针对 RAF-MEK-ERK 途径中控制细胞对生长刺激反应的驱动子突变的靶向小分子疗法已被批准用于晚期黑色素瘤。BRAF 在约 66% 的黑色素瘤中发生突变，并且靶向治疗 BRAF 抑制药维莫非尼在缩小肿瘤方面显示出优异的效果 [87]。然而，这些反应缺乏持久性，并且 MEK 抑制药例如曲美替尼的添加以增加反应的持久性正在研究中。靶向治疗晚期黑色素瘤的另一种机制是通过调节免疫系统发挥作用。抑制 CTLA-4 的伊匹单抗可增加针对黑色素瘤的 T 细胞免疫应答。较新的免疫调节药如纳武利尤单抗和派姆单抗也已显示出巨大的应用前景，它们通过抑制 PD-1 发挥作用，并且可能恢复针对黑色素瘤的免疫系统的抗肿瘤特性。这些试剂的进一步研究正在进行中，并且该领域正持续发展和变化。

九、结论

皮肤癌在美国是一个很大的公共卫生问题。从 KC 到 MM，皮肤癌的异质性、临床和组织病理学亚型以及某些患者特征将在大多数情况下针对特定皮肤癌提供适当的治疗指导。本章重点介绍最常见的皮肤活检和治疗方法。临床医生可根据个体病例和患者情况选择使用常规破坏性治疗、外科治疗、放射治疗或化学疗法。

参考文献

[1] Robinson JK. Sun exposure, sun protection, and vitamin D. JAMA. 2005;294(12):1541–3.

[2] Rogers HW, Weinstock MA, Feldman SR, Coldiron BM. Incidence estimate of nonmelanoma skin cancer (keratinocyte carcinomas) in the U.S. population, 2012. JAMA Dermatol. 2015;151(10):1081–6.

[3] Guy GP, Thomas CC, Thompson T, Watson M, Massetti GM, Richardson LC, et al. Vital signs: melanoma incidence and mortality trends and projections – United States, 1982–2030. MMWR Morb Mortal Wkly Rep. 2015;64(21):591–6.

[4] American Cancer Society. Cancer facts and figures 2016 [Internet]. Cited 19 Nov 2016. Available from: http://www.cancer.org/acs/groups/content/@research/documents/document/acspc–047079.pdf

[5] Karia PS, Han J, Schmults CD. Cutaneous squamous cell carcinoma: estimated incidence of disease, nodal metastasis, and deaths from disease in the United States, 2012. J Am Acad Dermatol. 2013;68(6):957–66.

[6] Hay RJ, Johns NE, Williams HC, Bolliger IW, Dellavalle RP, Margolis DJ, et al. The global burden of skin disease in 2010: an analysis of the prevalence and impact of skin conditions. J Invest Dermatol. 2014;134(6):1527–34.

[7] Guy GP, Machlin SR, Ekwueme DU, Yabroff KR. Prevalence and costs of skin cancer treatment in the U.S., 2002–2006 and 2007–2011. Am J Prev Med. 2015;48(2):183–7.

[8] Stevenson ML, Glazer AM, Cohen DE, Rigel DS, Rieder EA. Frequency of total body skin examinations among US dermatologists. J Am Acad Dermatol. 2017;76(2):343–4.

[9] Russak JE, Rigel DS. Risk factors for the development of primary cutaneous melanoma. Dermatol Clin. 2012;30(3):363–8.

[10] Etzkorn JR, Parikh RP, Marzban SS, Law K, Davis AH, Rawal B, et al. Identifying risk factors using a skin cancer screening program. Cancer Control. 2013;20(4):248–54.

[11] Karimkhani C, Boyers LN, Dellavalle RP, Weinstock MA. It's time for "keratinocyte carcinoma" to replace the term "nonmelanoma skin cancer". J Am Acad Dermatol. 2015;72(1):186–7.

[12] Rogers HW, Weinstock MA, Harris AR, Hinckley MR, Feldman SR, Fleischer AB, et al. Incidence estimate of nonmelanoma skin cancer in the United States, 2006. Arch Dermatol. 2010;146(3):283–7.

[13] Asgari MM, Moffet HH, Ray GT, Quesenberry CP. Trends in basal cell carcinoma incidence and identification of high–risk subgroups, 1998–2012. JAMA Dermatol. 2015;151(9):976–81.

[14] Miller DL, Weinstock MA. Nonmelanoma skin cancer in the United States: incidence. J Am Acad Dermatol. 1994;30(5 Pt 1):774–8.

[15] Jambusaria–Pahlajani A, Kanetsky PA, Karia PS, Hwang W–T, Gelfand JM, Whalen FM, et al. Evaluation of AJCC tumor staging for cutaneous squamous cell carcinoma and a proposed alternative tumor staging system. JAMA Dermatol. 2013;149(4):402–10.

[16] Stevenson ML, Kim R, Meehan SA, Pavlick AC, Carucci JA. Metastatic cutaneous squamous cell carcinoma: the importance of T2 stratification and hematologic malignancy in prognostication. Dermatol Surg. 2016;42(8):932–5.

[17] Bolognia JL, Jorizzo JL, Schaffer JV. Dermatology. 3rd ed. Philadelphia: Elsevier Saunders; 2012.

[18] Alguire PC, Mathes BM. Skin biopsy techniques for the internist. J Gen Intern Med. 1998;13(1):46–54.

[19] Miedema J, Zedek DC, Rayala BZ, Bain EE. 9 tips to help prevent derm biopsy mistakes. J Fam Pract. 2014;63(10):559–64.

[20] Stratman EJ, Elston DM, Miller SJ. Skin biopsy: identifying and overcoming errors in the skin biopsy pathway. J Am Acad Dermatol. 2016;74(1):19–25. quiz 25

[21] Steinsapir KD, Woodward JA. Chlorhexidine keratitis: safety of chlorhexidine as a facial antiseptic. Dermatol Surg. 2017;43(1):1–6.

[22] Rowe DE, Carroll RJ, Day CL. Long–term recurrence rates in previously untreated (primary) basal cell carcinoma: implications for patient follow–up. J Dermatol Surg Oncol. 1989;15(3):315–28.

[23] Barlow JO, Zalla MJ, Kyle A, DiCaudo DJ, Lim KK, Yiannias JA. Treatment of basal cell carcinoma with curettage alone. J Am Acad Dermatol. 2006;54(6):1039–45.

[24] Goldman G. The current status of curettage and electrodesiccation. Dermatol Clin. 2002;20(3):569–78. ix

[25] Kauvar ANB, Arpey CJ, Hruza G, Olbricht SM, Bennett R, Mahmoud BH. Consensus for nonmelanoma skin cancer treatment, part II: squamous cell carcinoma, including a cost analysis of treatment methods. Dermatol Surg. 2015;41(11):1214–40.

[26] Zitelli JA. TIPS for a better ellipse. J Am Acad Dermatol. 1990;22(1):101–3.

[27] Thissen MR, Neumann MH, Schouten LJ. A systematic review of treatment modalities for primary basal cell carcinomas. Arch Dermatol. 1999;135(10):1177–83.

[28] Bichakjian CK, Olencki T, Aasi SZ, Alam M, Andersen JS, Berg D, et al. Basal cell skin cancer, version 1.2016, NCCN clinical practice guidelines in oncology. J Natl Compr Canc Netw. 2016;14(5):574–97.

[29] Wolf DJ, Zitelli JA. Surgical margins for basal cell carcinoma. Arch Dermatol. 1987;123(3):340–4.

[30] Brodland DG, Zitelli JA. Surgical margins for excision of primary cutaneous squamous cell carcinoma. J Am Acad Dermatol. 1992;27(2 Pt 1):241–8.

[31] Rowe DE, Carroll RJ, Day CL. Prognostic factors for local recurrence, metastasis, and survival rates in squamous cell carcinoma of the skin, ear, and lip. Implications for treatment modality selection. J Am Acad Dermatol. 1992;26(6):976–90.

[32] Patel TN, Patel SB, Franca K, Chacon AH, Nouri K. Mohs micrographic surgery: history, technique, and advancements. Skinmed. 2014;12(5):289–92.

[33] Force AHT, Connolly SM, Baker DR, Coldiron BM, Fazio MJ, Storrs PA, et al. AAD/ACMS/ASDSA/ASMS 2012 appropriate use criteria for Mohs micrographic surgery: a report of the American Academy of Dermatology, American College of Mohs Surgery, American Society for Dermatologic Surgery Association, and the American Society for Mohs Surgery. J Am Acad Dermatol. 2012;67(4):531–50.

[34] Leslie DF, Greenway HT. Mohs micrographic surgery for skin cancer. Australas J Dermatol. 1991;32(3):159–64.

[35] Nguyen TH, Ho DQ–D. Nonmelanoma skin cancer. Curr Treat Options Oncol. 2002;3(3):193–203.

[36] Cognetta AB, Howard BM, Heaton HP, Stoddard ER, Hong HG, Green WH. Superficial x–ray in the treatment of basal and squamous cell carcinomas: a viable option in select patients. J Am Acad Dermatol. 2012;67(6):1235–41.

[37] Alam M, Ratner D. Cutaneous squamous–cell carcinoma. N Engl J Med. 2001;344(13):975–83.

[38] Hernández–Machin B, Borrego L, Gil–García M, Hernández BH. Office–based radiation therapy for cutaneous carcinoma: evaluation of 710 treatments. Int J Dermatol. 2007;46(5):453–9.

[39] Wilder RB, Kittelson JM, Shimm DS. Basal cell carcinoma treated with radiation therapy. Cancer. 1991;68(10):2134–7.

[40] Wilder RB, Shimm DS, Kittelson JM, Rogoff EE, Cassady JR. Recurrent basal cell carcinoma treated with radiation therapy. Arch Dermatol. 1991;127(11):1668–72.

[41] Childers BJ, Goldwyn RM, Ramos D, Chaffey J, Harris JR. Long–term results of irradiation for basal cell carcinoma of the skin of the nose. Plast Reconstr Surg. 1994;93(6):1169–73.

[42] Han A, Ratner D. What is the role of adjuvant radiotherapy in the treatment of cutaneous squamous cell carcinoma with perineural invasion? Cancer. 2007;109(6):1053–9.

[43] Mendenhall WM, Ferlito A, Takes RP, Bradford CR, Corry J, Fagan JJ, et al. Cutaneous head and neck basal and squamous cell carcinomas with perineural invasion. Oral Oncol. 2012;48(10):918–22.

[44] Jambusaria–Pahlajani A, Miller CJ, Quon H, Smith N, Klein RQ, Schmults CD. Surgical monotherapy versus surgery plus adjuvant radiotherapy in high–risk cutaneous squamous cell carcinoma: a systematic review of outcomes. Dermatol Surg. 2009;35(4):574–85.

[45] Geist DE, Garcia–Moliner M, Fitzek MM, Cho H, Rogers GS. Perineural invasion of cutaneous squamous cell carcinoma and basal cell carcinoma: raising awareness and optimizing management. Dermatol Surg. 2008 Dec;34(12):1642–51.

[46] Falchook GS, Leidner R, Stankevich E, Piening B, Bifulco C, Lowy I, et al. Responses of metastatic basal cell and cutaneous squamous cell carcinomas to anti–PD1 monoclonal antibody REGN2810. J Immunother Cancer. 2016;4:70.

[47] Chang J, Zhu GA, Cheung C, Li S, Kim J, Chang ALS. Association between programmed death ligand 1 expression in patients with basal cell carcinomas and the number of treatment modalities. JAMA Dermatol. 2017;153(4):285–90.

[48] Wang I, Bendsoe N, Klinteberg CA, Enejder AM, Andersson–Engels S, Svanberg S, et al. Photodynamic therapy vs. cryosurgery of basal cell carcinomas: results of a phase III clinical trial. Br J Dermatol. 2001;144(4):832–40.

[49] Sinclair RD, Dawber RP. Cryosurgery of malignant and premalignant diseases of the skin: a simple approach. Australas J Dermatol. 1995;36(3):133–42.

[50] Bath–Hextall F, Ozolins M, Armstrong SJ, Colver GB, Perkins W, Miller PSJ, et al. Surgical excision versus imiquimod 5% cream for nodular and superficial basal–cell carcinoma (SINS): a multicentre, non–inferiority, randomised controlled trial. Lancet Oncol. 2014;15(1):96–105.

[51] Quirk C, Gebauer K, De'Ambrosis B, Slade HB, Meng T–C. Sustained clearance of superficial basal cell carcinomas treated with imiquimod cream 5%: results of a prospective 5–year study. Cutis. 2010;85(6):318–24.

[52] Patel GK, Goodwin R, Chawla M, Laidler P, Price PE, Finlay AY, et al. Imiquimod 5% cream monotherapy for cutaneous squamous cell carcinoma in situ (Bowen's disease): a randomized, double–blind, placebo–controlled trial. J Am Acad Dermatol. 2006;54(6):1025–32.

[53] Arits AHMM, Mosterd K, Essers BA, Spoorenberg E, Sommer A, De Rooij MJM, et al. Photodynamic therapy versus topical imiquimod versus topical fluorouracil for treatment of superficial basal–cell carcinoma: a single blind, non–inferiority, randomised controlled trial. Lancet Oncol. 2013;14(7):647–54.

[54] Shimizu I, Cruz A, Chang KH, Dufresne RG. Treatment of squamous cell carcinoma in situ: a review. Dermatol Surg. 2011;37(10):1394–411.

[55] Anwar J, Wrone DA, Kimyai–Asadi A, Alam M. The development of actinic keratosis into invasive squamous cell carcinoma: evidence and evolving classification schemes. Clin Dermatol. 2004;22(3):189–96.

[56] Stockfleth E, Gupta G, Peris K, Aractingi S, Dakovic R, Alomar A. Reduction in lesions from Lmax: a new concept for assessing efficacy of field–directed therapy for actinic keratosis. Results with imiquimod 3.75%. Eur J Dermatol. 2014;24(1):23–7.

[57] Dodds A, Chia A, Shumack S. Actinic keratosis: rationale and management. Dermatol Ther (Heidelb). 2014;4(1):11–31.

[58] U.S. Cancer Statistics Working Group. United States cancer statistics: 1999–2010 incidence and mortality web–based report. [Internet]. Atlanta: Department of Health and Human Services, Centers for Disease Control and Prevention, and National Cancer Institute. 2013. Cited 18 Nov 2016. Available from: http://www.cdc.gov/uscs.

[59] National Cancer Institute. Cancer Stat Facts: melanoma of the Skin [Internet]. Surveillance, Epidemiology, and End Results Program (SEER). Cited 27 Feb 2017. Available from: https://seer.cancer.gov/statfacts/html/melan.htmlSurv

[60] Jemal A, Saraiya M, Patel P, Cherala SS, Barnholtz–Sloan J, Kim J, et al. Recent trends in cutaneous melanoma incidence and death rates in the United States, 1992–2006. J Am Acad Dermatol. 2011;65(5 Suppl 1):S17–25.e1.

[61] Menzies SW, Emery J, Staples M, Davies S, McAvoy B, Fletcher J, et al. Impact of dermoscopy and short–term sequential digital dermoscopy imaging for the management of pigmented lesions in primary care: a sequential intervention trial. Br J Dermatol. 2009;161(6):1270–7.

[62] Haliasos EC, Kerner M, Jaimes N, Zalaudek I, Malvehy J, Hofmann–Wellenhof R, et al. Dermoscopy for the pediatric dermatologist part III: dermoscopy of melanocytic lesions. Pediatr Dermatol. 2013;30(3):281–93.

[63] Malvehy J, Puig S. Follow–up of melanocytic skin lesions with digital total–body photography and digital dermoscopy: a two–step method. Clin Dermatol. 2002;20(3):297–304.

[64] Stell VH, Norton HJ, Smith KS, Salo JC, White RL. Method of biopsy and incidence of positive margins in primary melanoma. Ann Surg Oncol. 2007;14(2):893–8.

[65] McCarthy SW, Scolyer RA. Pitfalls and important issues in the pathologic diagnosis of melanocytic tumors. Ochsner J. 2010;10(2):66–74.

[66] Coit DG, Thompson JA, Andtbacka R, Anker CJ, Bichakjian CK, Carson WE, et al. Melanoma, version 4.2014. J Natl Compr Canc Netw. 2014;12(5):621–9.

[67] Fong ZV, Tanabe KK. Comparison of melanoma guidelines in the U.S.A., Canada, Europe, Australia and New Zealand: a critical appraisal and comprehensive review. Br J Dermatol. 2014;170(1):20–30.

[68] Ng JC, Swain S, Dowling JP, Wolfe R, Simpson P, Kelly JW. The impact of partial biopsy on histopathologic diagnosis of cutaneous melanoma: experience of an Australian tertiary referral service. Arch Dermatol. 2010;146(3):234–9.

[69] Bichakjian CK, Halpern AC, Johnson TM, Foote Hood A, Grichnik JM, Swetter SM, et al. Guidelines of care for the management of primary cutaneous melanoma. Am Acad Dermatol J Am Acad Dermatol. 2011;65(5):1032–47.

[70] Gauwerky KJ, Kunte C, Geimer T, Baumert J, Flaig MJ, Ruzicka T, et al. The outcome of patients with melanoma is not associated with the time point of lymphatic mapping with respect to excisional biopsy of the primary tumor. Dermatology (Basel). 2010;220(4):355–62.

[71] Kim CC, Swetter SM, Curiel–Lewandrowski C, Grichnik JM, Grossman D, Halpern AC, et al. Addressing the knowledge gap in clinical recommendations for management and complete excision of clinically atypical nevi/dysplastic nevi: pigmented lesion subcommittee consensus statement. JAMA Dermatol. 2015;151(2):212–8.

[72] Marghoob AA, Koenig K, Bittencourt FV, Kopf AW, Bart RS. Breslow thickness and clark level in melanoma: support for including level in pathology reports and in American Joint Committee on Cancer Staging. Cancer. 2000;88(3):589–95.

[73] Caldarella A, Fancelli L, Manneschi G, Chiarugi A, Nardini P, Crocetti E. How staging of thin melanoma is changed after the introduction of TNM 7th edition: a population–based analysis. J Cancer Res Clin Oncol. 2016;142(1):73–6.

[74] Oude Ophuis CMC, Louwman MWJ, Grünhagen DJ, Verhoef K, van Akkooi ACJ. Implementation of the 7th edition AJCC staging system: effects on staging and survival for pT1 melanoma. A Dutch population based study. Int J Cancer. 2017;140(8):1802–8.

[75] Ivan D, Prieto VG. An update on reporting histopathologic prognostic factors in melanoma. Arch Pathol Lab Med. 2011;135(7):825–9.

[76] Burton AL, Egger ME, Gilbert JE, Stromberg AJ, Hagendoorn L, Martin RCG, et al. Assessment of mitotic rate reporting in melanoma. Am J Surg. 2012;204(6):969–74. discussion 974

[77] Feng Z, Zhang Z, Wu X–C. Lifetime risks of cutaneous melanoma by histological subtype and race/ethnicity in the United States. J La State Med Soc. 2013;165(4):201–8.

[78] Kunishige JH, Brodland DG, Zitelli JA. Surgical margins for melanoma in situ. J Am Acad Dermatol. 2012;66(3):438–44.

[79] Hazan C, Dusza SW, Delgado R, Busam KJ, Halpern AC, Nehal KS. Staged excision for lentigo maligna and lentigo maligna melanoma: a retrospective analysis of 117 cases. J Am Acad Dermatol. 2008;58(1):142–8.

[80] MacKenzie Ross AD, Haydu LE, Quinn MJ, Saw RPM, Shannon KF, Spillane AJ, et al. The association between excision margins and local recurrence in 11,290 thin (T1) primary cutaneous melanomas: a case–control study. Ann Surg Oncol. 2016;23(4):1082–9.

[81] Balch CM, Urist MM, Karakousis CP, Smith TJ, Temple WJ, Drzewiecki K, et al. Efficacy of 2–cm surgical margins for intermediate–thickness melanomas (1 to 4 mm). Results of a multi–institutional randomized surgical trial. Ann Surg. 1993;218(3):262–7. discussion 267

[82] Zitelli JA, Brown CD, Hanusa BH. Surgical margins for excision of primary cutaneous melanoma. J Am Acad Dermatol. 1997;37(3 Pt 1):422–9.

[83] Morton DL, Cochran AJ, Thompson JF, Elashoff R, Essner R, Glass EC, et al. Sentinel node biopsy for early–stage melanoma. Transactions of the meeting of the American Surgical Association. 2005;123(&NA):10–20.

[84] Gershenwald JE, Mansfield PF, Lee JE, Ross MI. Role for lymphatic mapping and sentinel lymph node biopsy in patients with thick (> or = 4 mm) primary melanoma. Ann Surg Oncol. 2000;7(2):160–5.

[85] Ferrone CR, Panageas KS, Busam K, Brady MS, Coit DG. Multivariate prognostic model for patients with thick cutaneous melanoma: importance of sentinel lymph node status. Ann Surg Oncol. 2002;9(7):637–45.

[86] Wong SL, Brady MS, Busam KJ, Coit DG. Results of sentinel lymph node biopsy in patients with thin melanoma. Ann Surg Oncol. 2006;13(3):302–9.

[87] Davies H, Bignell GR, Cox C, Stephens P, Edkins S, Clegg S, et al. Mutations of the BRAF gene in human cancer. Nature. 2002;417(6892):949–54.